AF591577

HOPITAL DE LA PITIÉ

CONFÉRENCES PRATIQUES

SUR LES

MALADIES DU CŒUR ET DES POUMONS

PAR

LE Dr LOUIS RÉNON
PROFESSEUR AGRÉGÉ A LA FACULTÉ DE MÉDECINE DE PARIS
MÉDECIN DE L'HOPITAL DE LA PITIÉ
MEMBRE DE LA SOCIÉTÉ DE BIOLOGIE

PARIS
MASSON ET Cie, ÉDITEURS
LIBRAIRES DE L'ACADÉMIE DE MÉDECINE
120, BOULEVARD SAINT-GERMAIN

1906

CONFÉRENCES PRATIQUES

SUR LES

MALADIES DU CŒUR

ET DES POUMONS

DU MÊME AUTEUR

Recherches cliniques et expérimentales sur la pseudo-tuberculose aspergillaire. Paris, 1893.

Étude sur l'aspergillosé chez les animaux et chez l'homme, 1 vol. in-8, avec figures dans le texte.. 5 fr.

Les maladies populaires, *maladies vénériennes, alcoolisme, tuberculose* (*Étude médico-sociale*), 1 vol. in-8........................... (*Épuisé.*)

Le diagnostic précoce de la tuberculose pulmonaire chronique. Paris, 1906.

6937-06. — CORBEIL. Imprimerie Éd. CRÉTÉ.

HOPITAL DE LA PITIÉ

CONFÉRENCES PRATIQUES

SUR LES

MALADIES DU CŒUR ET DES POUMONS

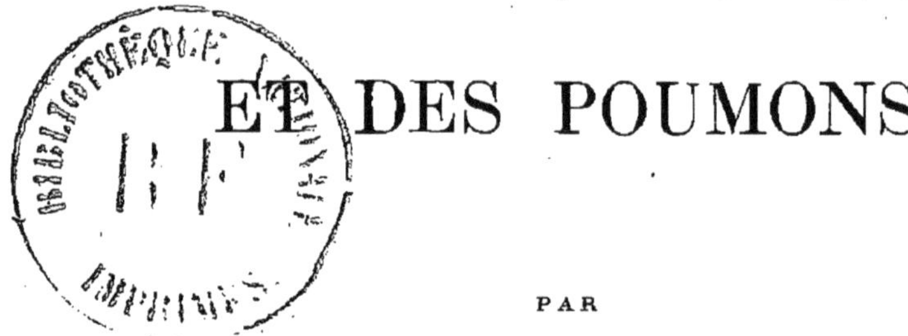

PAR

Le Dr Louis RÉNON

PROFESSEUR AGRÉGÉ A LA FACULTÉ DE MÉDECINE DE PARIS
MÉDECIN DE L'HOPITAL DE LA PITIÉ
MEMBRE DE LA SOCIÉTÉ DE BIOLOGIE

PARIS
MASSON ET Cie, ÉDITEURS
LIBRAIRES DE L'ACADÉMIE DE MÉDECINE
120, BOULEVARD SAINT-GERMAIN

1906

AVANT-PROPOS

M. le Doyen Debove a bien voulu, au nom de la Faculté de médecine, me confier l'enseignement médical des stagiaires à l'hôpital de la Pitié, depuis le mois de décembre 1903 : qu'il me soit permis, tout d'abord, de lui adresser mes bien vifs remerciements.

Dans mon programme d'enseignement médical élémentaire, outre l'éducation clinique au lit du malade et les démonstrations pratiques de laboratoire, j'ai compris, chaque semaine, une conférence sur un sujet de médecine pratique. Plusieurs de ces conférences ont été publiées. On m'a demandé de réunir, en un volume, toutes celles concernant les *Maladies du cœur et des poumons*. Trente et une conférences composent cet ouvrage : quinze traitent des maladies du cœur et des vaisseaux, et quinze des maladies des poumons et de la plèvre.

J'ai cru devoir placer au début une leçon faite sur « Le médecin dans la société moderne », où j'expose mes idées sur le rôle du médecin et de la médecine à notre époque.

L'enseignement de la clinique, du diagnostic et de la thérapeutique, cette raison d'être de la médecine, tel est le but de ces conférences essentiellement élémentaires. Elles n'ont aucune prétention scientifique, mais elles s'inspirent de l'aide que le laboratoire doit toujours donner à la clinique. Je me suis surtout efforcé de leur conserver un caractère pratique, tout en les tenant au courant du mouvement médical actuel.

(15 avril 1906.)

Louis Rénon.

CONFÉRENCES PRATIQUES

SUR LES

MALADIES DU CŒUR ET DES POUMONS

I

LE MÉDECIN DANS LA SOCIÉTÉ MODERNE

Difficultés de l'existence médicale à l'heure actuelle.
Ses causes multiples. — Ses divers remèdes.
L'évolution fatale du médecin vers la médecine préventive.
Le rôle idéal du médecin dans la société moderne.
La défense de la profession médicale.
Les rapports du médecin avec ses malades.
Le rôle thérapeutique bienfaisant et moral du médecin.
Les rapports du médecin avec ses confrères.
Les principales règles de la déontologie professionnelle.
L'indépendance du médecin.

MESSIEURS,

Au début de ce cours d'enseignement pratique de la médecine, je crois utile de vous présenter quelques considérations sur le rôle du médecin dans la société moderne.

Dans une conférence faite ici l'année dernière (1), j'ai examiné les *Rapports professionnels du médecin avec ses malades et avec ses confrères*. Beaucoup ont approuvé ma manière de voir ; quelques-uns l'ont combattue, crai-

(1) LOUIS RÉNON, Les rapports professionnels du médecin avec ses malades et avec ses confrères. *Journal des Praticiens*, 15 juillet 1905.

gnant que je ne donne au médecin un grand travail pour un maigre résultat. Je pense qu'il y a eu malentendu, et je vais essayer de vous faire partager mes idées, n'ayant qu'un seul but : relever le niveau matériel et moral de notre profession.

A l'heure actuelle, le rôle du médecin est assez effacé dans la société, et notre profession ne paraît guère brillante. Presque tous les entretiens avec les confrères ne portent que sur les difficultés de plus en plus grandes de l'existence médicale.

Cependant, le médecin doit vivre de sa profession. C'est là un axiome indiscutable et de moins en moins aisé à mettre en pratique, car tout le monde tire à boulet rouge sur le budget du médecin. C'est d'abord l'État, puisqu'il faut payer patente pour avoir droit au travail; il nous accable d'impôts, en nous demandant toute une série de services gratuits, et en nous faisant redouter l'impôt sur le revenu, dont le médecin, à cause de sa représentation extérieure obligatoire, sera une des premières victimes; il ne craint pas de faire pratiquer la vaccination par les instituteurs, au grand détriment des médecins. Ce sont ensuite les communes avec leurs centimes additionnels, puis les associations, les sociétés de secours mutuels et les compagnies d'assurance qui offrent souvent au médecin un salaire dérisoire. Puis, ce sont les malades qui, sans aucun scrupule, vont, sans être indigents, se faire soigner dans les hôpitaux, dans les cliniques et dans les dispensaires. Ce sont encore de riches personnalités, membres de sociétés de secours mutuels, qui auraient honte d'aller au spectacle dans de mauvaises places, et qui ne rougissent pas de s'acquitter des soins médicaux à prix réduits, comme ceux dont les ressources sont insuffisantes. Ce sont aussi les médecins qui, inconscients de l'intérêt général, avides d'un peu de notoriété, ont enseigné et enseignent encore au public la manière de soigner telle maladie ou de panser telle blessure. Ce sont tous les auxiliaires de la profession médicale qui donnent des conseils médicaux, et vous ne serez pas surpris de voir un malade traité pour une maladie sérieuse par un masseur, un ventouseur, un herboriste, un pharmacien, parfois même par... un horloger, comme je l'ai constaté, il y a quelques années, dans un cas de fièvre typhoïde. L'exercice illégal de la médecine s'étale partout à notre époque, sur nos murs, à la quatrième page des journaux, etc., et la justice, peu bienveillante en général pour les médecins, laisse faire, osant à peine élever de temps en temps une timide voix.

C'est enfin le développement extraordinaire de l'hygiène sociale depuis quelques années. On ne parle plus que de ligues, d'associations contre l'alcoolisme, la tuberculose, la grande et la petite avarie, la mortalité infantile, etc.; c'est, en un mot, dans toute la société, une levée générale de boucliers contre les maladies évitables. Des expositions presque permanentes, des articles vulgarisateurs de la presse politique quotidienne la plus répandue font pénétrer toutes les notions d'hygiène prophylactique dans les masses, notions d'ailleurs souvent mal interprétées et mal comprises. Le grand public, tenu au courant de tout ce qui se fait, est avide de connaître les mesures prises contre les toxi-infections, et il est parfois plus au courant que les médecins des derniers comptes rendus de l'Académie de médecine et des recherches entreprises dans les laboratoires de l'Institut Pasteur et de la Faculté. Constatons le fait, pour en tirer toutes les conclusions. La conséquence, Messieurs, la voici : La morbidité et la mortalité diminuent sans cesse, comme en témoignent presque chaque semaine les statistiques municipales. Pendant ce temps, le nombre des médecins augmente sans discontinuer, et, en présence de ces deux faits, si contraires dans leur raison d'être, la diminution du nombre des malades d'une part, et l'augmentation du nombre des médecins d'autre part, le praticien peut très légitimement craindre pour sa situation matérielle. En effet, « à notre époque, où chacun cherche des débouchés nouveaux pour agrandir sa sphère d'action et les limites de son activité, le médecin est le seul homme qui les restreigne chaque jour davantage ; mais, s'il agit ainsi, c'est qu'il sacrifie volontairement son intérêt privé à l'intérêt général » (1). Oui, le médecin a raison de craindre pour sa situation matérielle. Si l'axe de la médecine ne se déplace pas, le médecin n'aura plus, d'ici peu, de raison d'être, puisqu'il n'y aura plus de malades; son rôle de thérapeute sera terminé.

*
* *

Que ce sombre tableau ne vous effraye pas trop, Messieurs ! S'il le veut, le médecin peut avoir dans la société une place prépondérante. Mais, pour cela, il doit subir une complète évolution et se défendre énergiquement.

De toute nécessité, il faut que le médecin évolue, s'il veut maintenir son existence. Il faut qu'il soit à la tête du mouvement de l'hygiène sociale et qu'il en tire parti, au lieu de le déplorer. « D'ailleurs, Messieurs, prenez-y garde. Si vous ne dirigez pas le mouvement, si vous ne vous y associez pas, il se fera quand même, en dehors de vous et contre vous, et vous aurez perdu la situation matérielle et

(1) Louis Rénon, *Les maladies populaires*. Paris, Masson, 1905, p. 468.

morale à laquelle vous, les guides naturels de l'hygiène sociale, vous avez droit. » (Rénon, *loco citato*, p. 19.) La situation nouvelle du médecin dans la société moderne est considérable, s'il veut faire tous ses efforts pour prévenir les maladies. Le médecin « vivicole », selon la belle expression de mon ami Triboulet, sera l'éducateur de la santé publique, et son rôle dans tous les milieux sociaux et dans la famille nous apparaît si grand, que nous assisterons à une véritable renaissance de la médecine. Songez au rôle du médecin puériculteur, du médecin protecteur de l'enfance dans les asiles, les crèches et les collèges, comme en témoigne l'étendue des discussions du deuxième Congrès français d'hygiène scolaire et de pédagogie physiologique. Voyez ce que peut faire le médecin dans l'armée, dans les ateliers, pour l'hygiène du travail et la réparation des accidents professionnels. Le médecin sera le directeur de l'hygiène urbaine ; il donnera son avis autorisé sur les cas morbides révélés par le casier sanitaire des maisons de la ville; il s'occupera des désinfections rigoureuses et scientifiques, et non illusoires, comme celles que nous voyons pratiquer actuellement dans les grandes cités ; il surveillera la potabilité des eaux, l'épuration des matières usées, et réglementera l'hygiène des transports en commun. N'oubliez pas le rôle du médecin dans les compagnies multiples d'assurances, dans les hôpitaux, dans les institutions de prévoyance, dans les ligues, dans les sociétés, dans tout ce que réclamera de lui l'application intégrale de la loi sur la santé publique, et vous vous rendrez facilement compte que le médecin ne sera pas un oisif dans la société. Dans la famille, le médecin reprendra la place occupée jadis et perdue depuis une quinzaine d'années. Il sera chargé de diriger l'hygiène de la maison, et, bien que cela puisse vous paraître singulier, je ne vois pas pourquoi on ne lui demanderait pas son avis sur le choix de la demeure familiale, selon les règles de la climatologie médicale, sur l'éducation physique des enfants, sur leur mariage ; mon excellent confrère, M. Cazalis, l'apôtre de la zootechnie humaine, verrait son rêve généreux réalisé. Le médecin sera consulté avec fruit pour chaque déplacement lointain ; j'ai récemment donné des conseils d'hygiène préventive pour des voyages en Tunisie, en Égypte et dans le sud de l'Afrique. En un mot, dans la famille, le médecin aura à donner son avis sur chaque acte important de la vie.

L'hygiène prenant une place prépondérante, le médecin sera appelé aussi souvent et même plus souvent qu'autrefois, mais pour des choses différentes.

Mais, Messieurs, il faut que vous sachiez bien ceci, c'est que le médecin a le droit de voir sa vie de chaque jour assurée dans l'exercice de la médecine préventive, et il faut instruire le grand public de cette évolution nécessaire des mœurs médicales. Dans les conférences publiques qui me sont réclamées un peu partout depuis quelques mois sur la tuberculose, je n'ai jamais failli à ce devoir. L'instruction du médecin a nécessité de nombreux et souvent de douloureux sacrifices, et il a le droit de voir sa situation matérielle sauvegardée, en voulant éviter les fléaux morbides à ses concitoyens. Aussi je m'associe pleinement à ces paroles du Dr Béco (de Bruxelles) dans un remarquable rapport présenté au dernier Congrès de la tuberculose : « On doit régler avec plus de justice le sort du médecin appelé à propager l'hygiène générale par le concours qu'il prête, dans toutes les occasions, aux autorités sanitaires. Dans l'exercice de sa profession, il est naturellement amené à protéger l'entourage du malade et à suggérer les mesures qui doivent sauvegarder la santé générale ; c'est sa mentalité ; il n'a pas même la pensée de vouloir se soustraire à ce devoir d'humanité. Mais quand il rend des services déterminés aux administrations publiques, pourquoi ne recevrait-il pas, de ce chef, une certaine rémunération ? Le médecin doit pouvoir vivre, non seulement de médecine curative, mais de prophylaxie... Il n'est pas juste de faire reposer, en permanence, les œuvres sociales sur le désintéressement du médecin. » On ne saurait mieux dire, et nous devons nous efforcer de faire pénétrer ces idées théoriques dans notre pratique professionnelle.

Je pense, comme le Dr Wiley (de Washington), que le médecin de l'avenir « le plus honoré » sera celui qui aura le moins de malades dans sa commune.

Telle est, Messieurs, la conception que je me fais du rôle social du médecin, ce rôle lui donne une place absolument prépondérante dans la société. Cette place, le médecin pourra la conserver, et l'augmenter encore, s'il sait se défendre.

Il doit se défendre énergiquement contre les charlatans, souvent plus écoutés que lui, et j'applaudis d'avance au prochain Congrès pour la répression de l'exercice illégal de la médecine. Il doit se défendre, en étendant sa sphère médicale d'activité. Que de débouchés nouveaux nous pourrions trouver en « médicalisant » pour ainsi dire certaines spécialités, situées actuellement à côté ou en dehors de la médecine. On conçoit très bien le médecin bandagiste, le médecin pédicure et manicure, comme on admet le médecin dentiste, le médecin masseur, et on aurait l'avantage de supprimer radicalement toute une source de dangers d'infection suraiguë, comme j'en ai observé un récent exemple qui m'a si douloureusement frappé. Le médecin doit se défendre en s'affiliant aux syndicats, dont les efforts vraiment louables sont si souvent couronnés de succès. Il doit se défendre en n'acceptant pas une rémunération insuffisante refusée déjà par un confrère, et en sacrifiant son intérêt particulier à l'intérêt général. Nos confrères d'une commune des environs de Paris viennent de donner un bel exemple de solidarité, en s'engageant par un acte collectif à ne pas accepter les honoraires d'une société de secours mutuels, et en spécifiant, s'ils dérogeaient à cet engagement, une forte indemnité à verser à la société médicale de la localité. Qu'une telle conduite soit suivie partout, et vous verrez immédiatement la situation matérielle et morale des médecins se relever. Le médecin doit encore se défendre, en n'hésitant pas à dire ouvertement qu'il existe une pléthore médicale considérable, et en déconseillant la carrière médicale aux jeunes gens sans fortune ou dépourvus des qualités de travail et d'énergie, seules capables de leur assurer un avenir.

Toutes ces mesures de défense ne doivent en aucun cas relever le médecin de son rôle d'humanité. Le médecin sait qu'il doit sa part de solidarité dans le monde, et il ne la marchande jamais; les malheureux ne frappent pas en vain à sa porte. La loi n'a pas institué l'assistance médicale gratuite; elle était faite depuis longtemps déjà, et d'une façon volontaire, par les médecins.

*
* *

Dans la société, le médecin a des devoirs envers ses malades, et il en a aussi envers ses confrères.

Si le rôle préventif du médecin devient insuffisant, si la maladie passe au travers des mailles du filet protecteur établi par lui, alors nous verrons, à nouveau, le rôle thérapeutique du médecin intervenir comme à présent.

Le médecin thérapeute, s'il est instruit, dévoué, patient,

convaincu de son rôle bienfaisant, a encore des chances sérieuses de réussir, et cela, malgré l'encombrement médical actuel. Je connais des praticiens exerçant dans des quartiers très populeux de Paris, où il y a un confrère pour ainsi dire dans chaque maison, à qui les qualités énumérées plus haut, sans titre et sans grade aucun, ont valu des situations médicales de tout premier ordre. Mais, pour cela, Messieurs, soyez des convaincus; ayez foi au rôle du médecin, ne vous laissez jamais abattre par le « septicisme dénigrant et stérile » si justement flétri par Pasteur. Vous aurez sur vos malades une influence des plus heureuses. Vous les soulagerez toujours, si vous ne pouvez les guérir. Vous leur apporterez l'espérance, ce bien inestimable qui donne aux malheureux l'illusion d'un avenir qu'ils ne verront peut-être plus; vous leur épargnerez la cruauté de voir le chemin de la vie sans issue devant eux, et votre venue sera saluée avec bonheur. Ne dédaignez pas les moyens petits ou grands que la thérapeutique met à votre disposition. Ne dites jamais : A quoi bon ? Il suffit d'avoir été atteint soi-même par la douleur pour savoir combien on est heureux d'être soulagé, même par de petits moyens, quand on souffre.

Messieurs, dans notre société, le rôle moral du médecin sur son malade est primordial et sa puissance sans limite. Dans les angoisses de la douleur, c'est à lui que le patient s'adresse en suppliant. Notre vie physique intensive a besoin du médecin pour la régler et pour en corriger les défauts. Si donc souvent le médecin est une idole, il lui arrivera parfois, comme à toutes les idoles, d'être renversé. C'est que tous les actes du médecin sont épiés, surveillés et surtout dénaturés; nous les voyons même portés devant les tribunaux avec une fréquence qui devient de plus en plus désolante de jour en jour. Certes, personne ne se croirait le droit de discourir des choses qu'il ignore, comme de la serrurerie, de l'algèbre ou des littératures étrangères, par exemple; mais tout le monde raisonne de la médecine et donne son avis sur un malade. Aussi serez-vous surveillés de très près, non dans votre diagnostic — le contrôle est impossible, — mais dans votre thérapeutique et surtout dans votre pronostic. Les chances de survie ou de disparition d'un malade ont une telle importance, soit pour raison de pure affection, soit le plus souvent pour questions d'intérêts !

Méfiez-vous donc du pronostic. Réservez-le, quand vous le croirez utile; mais, je vous en prie, ne l'assombrissez pas par principe. Si vous faites d'une simple angine une diphtérie grave, d'un embarras gastrique une fièvre typhoïde maligne ou d'une migraine une méningite, vous aurez la tâche facile pour sauver le malade. On chantera vos louanges sur tous les modes pendant un temps plus ou moins long; mais cela ne durera pas, soyez-en persuadés. Après avoir été le « bon docteur », vous ne resterez plus que le « médecin tant pis ». Ne semez donc pas de vaines alarmes pour avoir le bénéfice de la guérison. Ici, comme toujours, comme partout, c'est la ligne droite qui conduit le plus rapidement d'un point à un autre, et l'honnêteté scrupuleuse est le meilleur gage de réussite.

Le médecin est tenu au secret professionnel par l'article 378 du Code pénal. Je ne puis insister sur ce chapitre qui nécessiterait à lui seul plusieurs leçons. Je vous renvoie aux ouvrages courants sur le sujet, et notamment au traité de M. Brouardel. Qu'il me suffise de vous dire qu'en toutes choses, même au point de vue mariage, le secret médical est absolu et que vous ne devez en aucun cas y déroger.

*
* *

Examinons maintenant les rapports du médecin avec ses confrères.

Deux principales raisons, la concurrence résultant du grand nombre de médecins et la liberté absolue pour le malade de choisir le médecin de son gré, rendent compte des conflits fréquents entre médecins, conflits d'intérêts et d'amour-propre toujours sérieux, puisque l'ancien adage « *invidia medicorum...* » est de plus en plus d'actualité. Aussi me paraît-il utile de vous indiquer quelques règles de bonne confraternité, quelques règles transactionnelles, pourrais-je dire, capables d'aplanir les difficultés de la pratique courante.

Vous ignorez, Messieurs, pour la plupart, les plus élémentaires notions des rapports professionnels des médecins entre eux. Permettez-moi de vous en donner la preuve. Il y a deux ans, un des stagiaires de mon service me prie d'aller voir avec lui un de ses parents malade, auquel, m'avait-il dit, il donnait ses soins. En arrivant, avant même de voir le malade, on me présente une série d'ordonnances. « Voilà, me dit-on, les diverses prescriptions du Dr X... » Je fis comprendre à mon élève l'incorrection de sa conduite, je partis sans regarder le malade, et je demandai qu'on prévînt le Dr X... et qu'on le priât de m'appeler en consultation, ce qui fut fait le lendemain. Je vis alors le malade avec le Dr X..., qui se trouvait par hasard être un de mes amis, et je lui racontai toute l'histoire, me promettant d'attirer sur elle l'attention de mes élèves. Oui, Messieurs, il est incorrect d'aller voir le malade d'un confrère sans qu'il soit là, et vous ne devez jamais répondre aux demandes fréquentes des familles sollicitant vos conseils en dehors du médecin traitant : c'est pour vous une obligation des plus strictes.

Il arrive parfois que le malade n'a plus confiance en son médecin et on vous priera, au cours d'un traitement, de remplacer un confrère. Que devez-vous faire alors ? Vous devez d'abord vous efforcer de faire revenir le malade sur sa décision, en soutenant votre confrère au point de vue professionnel. Mais si le malade persiste dans son intention, vous n'avez pas le droit de refuser, et vous devez accepter, sous certaines conditions. Quelles sont ces conditions ? C'est d'abord de prévenir le confrère. La mission est désagréable, j'en conviens ; mais vous devez passer sur les questions de susceptibilité pour le tenir au courant de la situation et lui faire régler ses honoraires. Vous devez, dans les soins ultérieurs donnés au malade, vous abstenir scrupuleusement de toute appréciation sur le traitement suivi antérieurement, et ne pas vous associer aux doléances de la famille, si elle en formulait.

Telle était ma manière de comprendre la question du remplacement d'un confrère, quand j'ai reçu une lettre très intéressante d'un de nos confrères de Seine-et-Marne, le Dr Dupont, m'annonçant que la Société des médecins de l'arrondissement de Melun, Fontainebleau, Provins avait voté les conclusions suivantes :

« Aucun médecin ne peut intervenir chez un malade aigu en cours de traitement, autrement qu'en consultation.

« Sont exceptés, les cas d'urgence, d'absence du médecin traitant, ou certains cas exceptionnels impossibles à préciser d'avance.

« On doit assimiler aux maladies aiguës les épisodes aigus des maladies chroniques et les traumatismes jusqu'à la consolidation de la blessure. »

Cette pratique a semblé plus facile, plus favorable aux

confrères consciencieux, la moins propice à ceux qui ne le sont pas, enfin et surtout, la plus conforme à la dignité médicale.

Si vous êtes appelés d'urgence près d'un malade d'un de vos confrères absent, votre devoir est de lui donner vos soins ; mais vous devez en référer de suite au confrère et ne pas renouveler votre visite.

Il est convenu que le cabinet du médecin est un terrain neutre où tout malade a le droit de demander un avis. Certains malades abusent même de cette facilité, en consultant plusieurs médecins en même temps. Les uns veulent savoir la vérité sur leur cas ; les autres ont le secret désir de voir si M. X... ne trouvera pas ce qu'a découvert M. Z..., et vous pourrez être victimes de certains monomanes qui, après une longue consultation, vous parleront d'un signe observé par un confrère et que vous n'aurez pas recherché, ou vous sortiront de leur poche une analyse d'urine que vous n'aurez pas réclamée. Souvent aussi, on vous fera remarquer que M. Y... ou M. Z... n'a pas fait un examen aussi minutieux que vous. Si l'on insistait sur ce sujet délicat, je vous engage à faire observer que les symptômes ne sont plus les mêmes et que la maladie a évolué.

Si vous êtes appelés en consultation par un confrère, votre devoir est de vous rendre près du malade avec lui. Si c'est la famille qui réclame votre avis, vous devrez faire prévenir le médecin traitant, en vous assurant que votre heure pourra lui agréer. Vous devez accepter tout consultant même inférieur à vous en âge, en réputation et en titres, pourvu que ce soit un homme honorable. Qui sait? Un conseil de bon sens peut parfois permettre de débrouiller une situation restée obscure, malgré les examens les plus au courant des dernières découvertes de la science. La consultation finie, le rôle du médecin consultant est terminé; il ne doit jamais revenir voir le malade qu'avec le médecin traitant.

Si vous êtes prié par un confrère de le remplacer, vous devez le faire. Mais à moins d'un changement notable ou d'urgence imprévue dans les symptômes de la maladie, vous devez continuer la médication prescrite jusqu'ici. Au retour du confrère, vous lui remettrez le malade.

En un mot, Messieurs, dans vos rapports avec vos confrères, mettez autant de courtoisie et de délicatesse que vous désireriez qu'ils en mettent envers vous.

*
* *

Tels sont les conseils que j'ai cru utile de vous exposer, espérant qu'ils pourront vous être de quelque utilité.

Si pénible dans beaucoup de cas, la situation du médecin peut, en faisant tous nos efforts pour relever la profession médicale, — et je vous en ai montré les moyens, — elle peut, dis-je, devenir une situation admirable et unique au monde. « Le médecin, — et peu d'hommes peuvent en dire autant, — connaît à fond toutes les classes de la société; il appartient à tous; il est à la disposition de tous ceux qui souffrent, quel que soit le degré de l'échelle sociale qu'ils occupent. Il pénètre dans tous les milieux sociaux à une heure où la maladie et la douleur éloignent toute dissimulation...; il n'ignore pas la rançon des situations enviées, rançon inconnue de presque tous, mais qui sème la ruine et l'affliction derrière des façades de bonheur et de prospérité. Sachant tout cela, comment voulez-vous qu'il ne devienne pas dès lors l'arbitre naturel, seul capable, dans la lutte grandissante des classes, d'amortir les chocs sociaux? » (Rénon, *Maladies populaires*, p. 469.) Toutes ces considérations rendent compte de l'indépendance du médecin. Oui, Messieurs, le médecin est indépendant, et cette indépendance qui est le plus clair de ses biens, il ne doit jamais la sacrifier.

Si une épidémie se déclare, votre devoir est de faire connaître les premiers cas. Ne laissez jamais étouffer votre voix par des considérations secondaires. Sans doute, en déclarant que l'hygiène est défectueuse, vous pourrez, comme tel de nos collègues, être injustement frappé. Sans doute, en révélant les premiers faits de fièvre typhoïde, de peste ou de choléra, vous léserez des intérêts, c'est indiscutable ; vous pourrez subir la colère aveugle de la foule, c'est possible ; vous troublerez la quiétude de hautes personnalités, c'est absolument certain. Sans doute, en divulguant des cas de diphtérie soigneusement cachés par une municipalité, vous pourrez, comme un de nos confrères, être traités en « ennemis du peuple », et obligés de quitter nuitamment votre demeure, sous les menaces des hordes ameutées par un magistrat municipal inconscient de ses élémentaires devoirs et des véritables intérêts de ses concitoyens. Mais qu'importe ! Vous aurez, par votre indépendance et votre courage, sauvé la cité et le pays de désastres irréparables, et soyez persuadés que le moment viendra où tout le monde vous rendra pleinement justice.

Voyez, Messieurs, si j'avais raison de vous dire que le médecin peut avoir, à l'heure actuelle, une situation prépondérante dans la société. Cette situation, n'y renoncez jamais. Faites tous vos efforts pour la maintenir et l'augmenter encore, pour le prestige et l'honneur de notre profession.

MALADIES

DU CŒUR ET DES VAISSEAUX

II

LA QUESTION DES CHLORURES

Le rôle biologique du chlorure de sodium.
Son action sur le mécanisme régulateur de la composition du sang.
Son action sur l'organisme sain.
Le chlorure de sodium dans les maladies et la rétention des chlorures.
Les expériences de MM. Widal et Lemierre. — Action de la rétention chlorurée sur l'œdème, la tension artérielle, l'albuminurie. — La rétention chlorurée sèche. — La rétention azotée et la rétention chlorurée.
La recherche du bilan des chlorures.
La cure de déchloruration de M. Widal.
Influence du régime déchloruré dans les néphrites. — Les menus déchlorurés. — La médication diurétique. — Avantages et inconvénients du régime déchloruré.
Indications de la cure de déchloruration.

Messieurs,

Je viens vous exposer aujourd'hui un sujet très important, que vous me voyez ébaucher souvent dans nos salles à propos de nos cardiaques, mais que je n'ai pas le temps de vous développer au lit des malades. Je veux parler de la question des chlorures.

C'est une question neuve, car, il y a quatre ans, le public médical l'ignorait complètement. Elle restait l'apanage des savants qui, dans les laboratoires, établissaient les actions moléculaires curieuses du chlorure de sodium, et préparaient, pour ainsi dire, l'importance du rôle de ce sel en physiologie, en pathologie et en thérapeutique. M. Achard et ses élèves firent beaucoup pour cette préparation. Mais c'est M. Widal qui fit entrer réellement la question des chlorures dans la voie pratique où nous la trouvons actuellement.

Ce sont là des choses neuves, vous disais-je. C'est par conséquent une question sans cesse en évolution, cherchant à se dégager chaque jour des obscurités qui l'enveloppent encore. Je vous exposerai ce que nous en savons à l'heure actuelle, et je mettrai largement à contribution le remarquable rapport de M. Widal au *Congrès de Liège* (26 septembre 1905) sur les « régimes déchlorurés ».

*
* *

Messieurs, dans toute cette conférence, je ne vous parlerai que du chlorure de sodium, le plus important de tous les chlorures.

Le chlorure de sodium existe dans la nature, dans la mer, dans les mines de sel gemme, d'où nous le retirons, dans certaines eaux minérales et dans tous les êtres vivants. M. Quinton, depuis une dizaine d'années, a repris l'idée de l'origine marine de la vie ancestrale, et vous trouverez toutes ses intéressantes recherches résumées dans son livre : *De l'eau de mer, milieu organique* (Paris 1904).

Le chlorure de sodium est le milieu intérieur de tous les êtres vivants. Si ce milieu intérieur chloruré existe, il doit avoir un *rôle biologique*. Ce rôle, quel est-il ?

Messieurs, le chlorure de sodium a un double rôle, il a un rôle chimique et un rôle physique.

En chimie biologique, le chlorure de sodium sert à la production de la sécrétion chlorhydrique de l'estomac. Il est ensuite repris par l'organisme au cours de la digestion. Car la nature est avare des chlorures ; vous verrez combien jalousement elle les garde, et avec raison, à cause de leur rôle physique d'une importance capitale.

Ce rôle physique est considérable. Il sert, comme l'ont bien montré MM. Achard et Lœper, au *mécanisme régulateur de la composition du sang*. Le sang, Messieurs, a toujours la même composition. Enlevez à l'organisme une certaine quantité de liquide, le sang change peu ; donnez à l'organisme une certaine quantité de liquide, c'est la même chose ; la balance s'établit très vite, la composition du sang ne change pas. Pourquoi cette stabilité du milieu sanguin ? Parce que le sang a toujours la même teneur en chlorures : il en contient 9 grammes et demi par litre. Et pourquoi cette même teneur en chlorures ? Parce que les globules rouges ne peuvent rester indemnes et sans altérations dans une solution contenant plus ou contenant moins de chlorure de sodium, dans une solution, selon les expressions techniques, hypertonique ou hypotonique. C'est qu'il existe une force physique, une « tension osmotique », qui maintient les substances protoplasmiques des globules en équilibre dans le sang ayant la même tension osmotique qu'elles-mêmes, dans le sang « isotonique ». Sinon, les globules rouges s'altèrent, l'hémoglobine du globule passe dans le sérum, et on constate le « laquage » du sang. Les lois physiques nous apprennent qu'il existe un rapport entre le point de congélation d'un liquide et le nombre des molécules qu'il contient. Le point de congélation du sérum sanguin, déterminé par la cryoscopie, est — 0,55. Ce point cryoscopique normal, l'organisme s'efforce toujours de le conserver, et la fixité de cette concentration sanguine s'opère grâce à la petitesse des molécules du chlorure de sodium. Celles-ci se déplacent facilement et vont sans cesse du sang aux tissus et des tissus au sang.

Tel est, Messieurs, le grand rôle biologique du chlorure de sodium. Il est le sel régulateur de la pression osmotique et de la composition fixe du sang. Aussi les tissus ont-ils une grande fixité en chlorures. Chez un homme sain, donnez du sel en excès dans l'alimentation, vous en trouverez davantage dans les urines. Au contraire, donnez-en moins, il en passera moins à travers le filtre rénal; l'organisme gardera celui qu'il possède déjà. L'exemple du jeûneur Succi est la preuve de ce que je vous avance. Après quinze jours de jeûne, ses urines ne contenaient plus en vingt-quatre heures que 20 centigrammes de chlorures, au lieu de 11 à 12 grammes, quantité normale. A l'état de santé, la grande voie d'élimination des chlorures est la voie rénale ; il s'en écoule encore un peu, mais en très minimes quantités, par les sueurs, les larmes et le lait chez les nourrices.

*
* *

A l'état *pathologique*, dans beaucoup de cas aujourd'hui bien déterminés, le chlorure de sodium peut être accumulé en excès dans l'organisme, celui-ci ne pouvant se débarrasser de la quantité supplémentaire supérieure aux besoins normaux d'équilibre du sérum sanguin. Il existe alors de la *rétention des chlorures*, rétention qui, par elle-même, cause des désordres très importants, comme en témoigne la communication de MM. Widal et Lemierre, faite à la *Société médicale des hôpitaux*, le 12 juin 1903.

MM. Widal et Lemierre alimentent avec le régime lacté des malades atteints de néphrite épithéliale présentant de l'œdème des jambes et une albuminurie intense. Ce régime lacté fait ingérer aux malades environ 7 grammes de chlorure de sodium par vingt-quatre heures. Les auteurs donnent alors à ces malades 10 grammes de sel en cachets, ce qui, en plus des 7 grammes alimentaires, fait 17 grammes de chlorures ingérés. Immédiatement, les malades sont pris d'un œdème intense et généralisé. On constate de l'œdème de tout le corps, de l'œdème pulmonaire et des signes d'œdème cérébral. Les malades sont entièrement boursouflés.

Pourquoi, Messieurs, l'apparition de cet œdème intense surajouté compliquant l'œdème déjà existant? Pourquoi? Parce qu'il y a rétention des chlorures dans l'organisme, par suite de l'imperméabilité rénale. En effet, si on examine les urines d'un des malades (la constatation a été la même pour les autres) au point de vue des chlorures, on voit que les chlorures rendus sont en quantité moindre que les chlorures ingérés : il y a rétention des chlorures. Dans l'exemple choisi, sur 17 grammes de chlorure de sodium ingéré, le malade en rendait $3^{gr},55$ et il retenait la différence, soit $13^{gr},45$. Et que faisaient, Messieurs, ces $13^{gr},45$ de chlorures en trop? Ils n'allaient pas dans la circulation sanguine, puisque le sang a toujours une teneur fixe en chlorures. Ils allaient dans les tissus et, pour s'y dissoudre, ils attiraient l'eau, d'où formation d'un œdème s'ajoutant déjà à l'œdème existant. Donc, Messieurs, l'expérience voulue et raisonnée de M. Widal et Lemierre vous montre que le chlorure de sodium crée des œdèmes quand il est en rétention.

Cela veut-il dire que tous les œdèmes ressortissent à cette pathogénie? Il n'y a pas, Messieurs, de cause univoque de l'œdème. Il existe des œdèmes nerveux, des œdèmes mécaniques, comme dans les affections du cœur et dans les oblitérations veineuses. Mais, dans presque tous les œdèmes, la rétention des chlorures intervient pour une part, petite ou grande, selon les cas. Elle est indéniable dans les œdèmes consécutifs à la phlegmatia alba dolens, et dans ceux des cardiopathies, et nous verrons plus tard les conclusions thérapeutiques à tirer de ces constatations.

Mais l'œdème par rétention chlorurée, avant de devenir très apparent, infiltre d'abord les tissus profonds. C'est le

« préœdème » de MM. Widal et Javal. En pesant le malade, on le voit augmenter de poids sans œdème apparent, car il existe un rapport net entre le développement d'un œdème et l'augmentation de poids. La balance décèle donc le « préœdème », véritable œdème histologique des organes, précurseur de l'œdème patent et évident.

En plus de la production de l'œdème, la rétention des chlorures a d'*autres effets*. Elle augmente la tension artérielle, d'après les remarques de MM. Ambard et Beaujard. Elle a une action sur l'albumine, et M. Widal a bien montré l'influence de la chloruration du régime sur la production de ce symptôme. Chez certains malades, la quantité d'albumine augmente ou diminue selon la chloruration plus ou moins forte des aliments. M. Widal explique cette action par la présence d'un œdème rénal plus ou moins marqué, augmentant ainsi à la fois l'albuminurie et le degré de la rétention chlorurée.

Parfois, la rétention des chlorures n'amène pas d'œdèmes. C'est la « rétention chlorurée sèche » de MM. Ambard et Beaujard. Cette variété de rétention existe dans la néphrite interstitielle, où la chloruration excessive, sans œdème, augmente considérablement la tension artérielle. Les causes de cette curieuse entité morbide sont encore difficiles à expliquer. Peut-être s'agit-il d'une combinaison de chlorures et d'albuminoïdes.

La « rétention chlorurée sèche » permet de comprendre l' « azotémie », ou rétention de l'urée, bien étudiée par M. Widal et ses élèves, et dans la thèse récente de M. Paisseau (1). La rétention de l'urée dans le sang donne des symptômes d'urémie sèche avec torpeur, narcose allant

(1) G. Paisseau, L'élimination et la rétention de l'urée dans l'organisme malade. *Thèse de Paris*, 1906.

jusqu'au coma, en un mot avec la plupart des signes cliniques que j'ai décrits sous le nom de *cachexie cardio-rénale* et que vous trouverez exposés dans une conférence prochaine. Cette urémie sèche est opposée par M. Widal à l'urémie hydropique, avec ses œdèmes et sa rétention chlorurée manifeste.

Messieurs, le *champ de la rétention chlorurée* est très vaste.

On l'observe dans des maladies aiguës et dans des maladies chroniques. Parmi les maladies aiguës, je vous citerai la pneumonie, la broncho-pneumonie, la fièvre typhoïde, les fièvres éruptives, la diphtérie, l'angine herpétique, les ictères infectieux, où, dès 1900, M. Chauffard a créé de l'œdème thérapeutique, en injectant au malade du sérum artificiel. Mais la rétention des chlorures n'a pas l'importance qu'elle possède dans les maladies chroniques. Vous l'observerez dans les néphrites chroniques, dans les néphrites épithéliales, dans les cardiopathies valvulaires et artérielles, dans les cirrhoses avec ascite, dans la péritonite tuberculeuse, dans les phlébites, etc. On l'a rencontrée même dans l'obésité, où MM. Henri Labbé et Louis Furet ont préconisé le régime déchloruré.

Telle est, Messieurs, la rétention des chlorures, et tels sont ses effets.

Comment peut-on reconnaître cette rétention chlorurée?

On peut la déterminer par la recherche du *bilan des chlorures*, et par la méthode des *pesées successives*.

La recherche du bilan des chlorures consiste à doser l'entrée et la sortie de ces chlorures, et à voir si elles sont égales.

La sortie est facile à doser : on peut se servir de divers procédés chimiques, celui de Mohr, par une solution titrée de nitrate d'argent, en ajoutant à l'uriue un peu de chromate de potasse ; celui Volhardt, par le nitrate d'argent et le sulfocyanate d'ammoniaque en présence de l'alun de fer. MM. Achard et Thomas ont proposé un procédé approximatif utilisant un tube gradué, comme pour la recherche de l'albumine par la méthode d'Esbach.

L'entrée des chlorures est plus difficile à déterminer. On peut, soit mettre les malades au régime ordinaire, en pesant le sel qu'on y ajoute, soit les soumettre au régime lacté, en déterminant la quantité de chlorure de sodium du lait. Mais, il vous faut bien savoir que dans le régime strictement déchloruré, il existe toujours près de 1gr,50 de chlorure de sodium naturel. Il suffit alors de voir combien le malade ingère de chlorure et combien il en rend, pour être fixé sur la teneur exacte de son organisme en chlorure.

Le bilan des chlorures peut encore être recherché par la balance, par la méthode des pesées successives, le malade augmentant de poids par suite de la production de l'œdème ou du « préœdème ». Il faut peser le malade tous les jours, à la même heure, avec les mêmes vêtements, le matin de préférence, après la miction et la défécation. Quand on connaît la teneur du régime alimentaire en chlorures, la courbe du poids peut donner des renseignements presque aussi exacts que la courbe des chlorures, et on peut voir facilement si le sel ingéré est retenu ou non.

*
* *

Vous avez déjà vu que, dans l'organisme en état de rétention chlorurée, en donnant un excès de chlorures, on provoque des œdèmes. Dès lors, vous comprendrez le danger des injections de sérum artificiel, dans les néphrites, dans l'urémie, dans les cardiopathies, et même dans la pneumonie, où cette pratique a été suivie parfois d'accidents formidables.

Par contre, si on donne aux malades atteints de rétention chlorurée une alimentation très faible en chlorures, ou n'en contenant pas du tout, ou amène la disparition de l'œdème. C'est la *cure de déchloruration* de M. Widal. Cette méthode consiste essentiellement à restreindre les chlorures alimentaires ingérés pour diminuer les œdèmes. Elle est donc toute différente de la pratique de MM. Richet et Toulouse, diminuant la quantité des chlorures chez les épileptiques, pour obtenir une efficacité plus grande du bromure de potassium. En effet, MM. Lesné et Richet fils ont nettement déterminé une action protectrice du chlorure de sodium contre les poisons, ce qui rend parfaitement compte de l'augmentation d'action du bromure dans l'organisme déchloruré.

Un exemple dû à MM. Widal et Javal vous montrera mieux que toutes les descriptions les effets du régime déchloruré dans les néphrites. Un malade atteint d'œdèmes est soumis à l'alimentation par le régime lacté absolu. C'est un régime peu chloruré, puis chaque litre de lait contient 1gr,50 environ de chlorure de sodium. Messieurs, le régime lacté diminue l'œdème du malade, mais ne le fait pas disparaître. On ajoute 10 grammes de chlorure de sodium à l'alimentation lactée, et on voit apparaître très rapidement des œdèmes intenses et très menaçants. On donne ensuite au malade des aliments ordinaires, mais privés de sel, et on voit de suite les œdèmes et l'albuminurie diminuer. Ils reparaissent, au contraire, dès qu'on ajoute denouveau du sel à l'alimentation normale.

Le régime déchloruré a une très grande importance thérapeutique. Permettez-moi donc de vous donner quelques exemples de *menus déchlorurés.*

Voici d'abord trois menus, donnant chacun 2000 calories :

Pommes de terre	1 000 grammes.
Viande crue dégraissée	400 —
Beurre	80 —
Sucre	100 —

(Widal et Javal.)

Pain déchloruré	500 grammes.
Viande crue	400 —
Beurre	80 —
Sucre	100 —

(Widal et Javal.)

Pommes de terre	1 000 grammes.
Viande	300 —
Beurre	50 —
Riz	125 —

(Achard et Paisseau.)

Voici ensuite un menu donnant 1800 calories :

Pain déchloruré	200 grammes.
Pommes de terre	300 —
Riz	100 —
Sucre	100 —
Beurre	25 —

(Achard.)

Voici enfin un menu qui donne 1500 calories :

Pain déchloruré	200 grammes.
Viande	200 —
Légumes	250 —
Beurre	50 —
Sucre	40 —

(Gadaud.)

Je crois maintenant utile de vous donner la teneur en chlorures des *principaux aliments*. Je l'ai puisée dans le livre de M. Gautier (*l'Alimentation et les Régimes*, Paris, 1904), et dans celui de M. Achard (*le Rôle du sel en pathologie*, Paris, 1904).

1° *Viande.* — La viande crue contient peu de chlorures, environ un gramme pour 1 000 grammes. Il existe plus de chlorures dans la viande noire des animaux sauvages, dont le sang se trouve conservé, que dans celle des animaux de boucherie, dont le sang est retiré. On observe la même différence pour les volailles saignées ou étouffées.

La viande bouillie contient très peu de chlorures, 15 centigrammes pour 1 000 grammes environ, le reste étant retenu par l'eau d'ébullition.

La viande salée contient naturellement beaucoup de chlorure de sodium. Dans le jambon, cette quantité peut aller jusqu'à 50 grammes par kilogramme. Toute la charcuterie (boudin, cervelas, saucisson, etc.) est très salée.

2° *Œufs.* — Dans l'œuf de la poule, d'un poids moyen de 35 grammes, il existe 25 centigrammes de chlorure de sodium.

3° *Poissons.* — Les poissons d'eau douce contiennent 30 centigrammes de chlorure de sodium par kilo. Les poissons d'eau de mer en contiennent au contraire 4 grammes et demi. Les poissons salés regorgent de chlorures; on en trouve 145 grammes par kilogramme dans le hareng salé, 85 grammes dans la morue et 200 grammes dans les anchois.

4° *Farineux.* — Voici un tableau qui vous donnera pour 1 000 grammes la teneur en sel des principaux farineux :

	Grammes.
Lentilles	1,40
Pois	0,68
Pommes de terre	0,80
Haricots	0,50
Seigle	0,09
Riz	0,07
Farine de froment	0,05
Châtaignes	0,70
Fèves	0,39

5° *Légumes herbacés.* — Pour 1 000 grammes, vous trouverez en teneur en sel :

	Grammes.
Choux-fleurs	0,60
Laitue romaine	0,04
Épinards	1,24

6° *Fruits.* — Voici la teneur en chlorure des fruits suivants, pour 1 000 grammes :

	Grammes.
Fraises	0,24
Cerises	0,14
Groseilles à maquereau	0,06
Bananes	0,27
Prunes	0,03
Poires	traces.

7° *Lait et laitages.* — Le lait contient une quantité variable de chlorure de sodium par litre. Elle oscillerait entre 1 gramme et 1gr,80. D'après M. Gaucher, elle serait beaucoup plus élevée et atteindrait jusqu'à 2gr,63.

Dans les fromages frais et dans le beurre frais, il n'existerait que des traces de chlorures.

8° *Bouillon.* — Le bouillon est très riche en chlorures ; il en contient de 8 à 12 grammes par litre.

10° *Café, thé, chocolat.* — Ces aliments contiennent peu de chlorures. On n'en trouve que 12 centigrammes dans une tasse de café contenant 15 grammes de café.

11° *Eau.* — L'eau potable renferme des traces de chlorure de sodium. Les eaux minérales les moins chlorurées sont les suivantes, contenant par litre d'eau :

Évian (source Cachat)................	3 milligr.	de chlorure.
Contrexéville (source du Pavillon).....	4	—
Vittel (grande source)......	6	—

Ces eaux seront les eaux de choix dans le régime déchloruré.

Je m'arrête, Messieurs, dans cette liste déjà bien longue et où vous puiserez les éléments du régime déchloruré. Vous devez, pour faire disparaître les œdèmes, associer au régime les *médicaments diurétiques*. Donnez la théobromine ou la santhéose, à la dose de 50 centigrammes en cachets répétés trois fois dans la journée. Donnez, si ces médicaments n'amènent pas de résultat favorable, de petites doses de théocine, 20 à 30 centigrammes en cachets, dont vous ferez prendre deux cachets seulement par jour. Donnez enfin la digitale ou la digitaline à faibles doses. Prescrivez V à VI gouttes de la solution de digitaline cristallisée au millième, ou deux cuillerées à dessert de vin diurétique de Trousseau, prises l'une le matin, l'autre le soir, dans un peu d'eau ou de lait.

*
* *

Messieurs, après avoir exposé le principe et la composition du régime déchloruré, il me reste à vous en montrer les avantages, les inconvénients et à vous en faire connaître les principales indications.

Le régime déchloruré a le grand *avantage* de faire diminuer l'albumine, le poids du malade, et les œdèmes latents ou cachés; il permet encore de modifier le régime alimentaire. Le régime lacté intégral est souvent mal toléré, et le régime déchloruré donne la possibilité de recourir à beaucoup d'autres aliments que l'on pourra ainsi alterner avec lui.

Le régime déchloruré a-t-il des *inconvénients*? Quelques auteurs ont craint qu'il ne provoque de l'albuminurie, et qu'il ne diminue la sécrétion chlorhydrique de l'estomac. Messieurs, la vérité est que le régime déchloruré ne semble pas avoir d'inconvénients. M. Ambard s'est soumis lui-même pendant cinquante et un jours à un régime de 1^{gr},75 de sel par vingt-quatre heures, et M. Widal pendant trente jours n'a pas absorbé plus de 1^{gr},50 de chlorure de sodium par jour; ces deux auteurs n'ont ressenti, ni l'un ni l'autre, le moindre effet nocif de cette longue privation de sel. Dans la pratique, après la déchloruration absolue, je vous engage à recourir à l'hypochloruration, en donnant au malade progressivement : 1^{gr},50, 2 grammes, 3 grammes, 4 grammes de chlorures par jour.

Messieurs, j'ai été, dès la première heure, un des partisans les plus résolus du régime déchloruré, et j'ai rendu moi-même à M. Widal la justice qui lui est due pour sa grande découverte; mais je suis obligé, dans le régime déchloruré, de faire une réserve sur la question de la viande. MM. Widal et Javal donnent de la viande sans sel dans leurs menus déchlorurés. Je crois que cela n'est pas sans inconvénients, et MM. Huchard et Fiessinger ont observé des accidents, à la suite de la cure de viande déchlorurée. Je partage leurs craintes. Ce sont les accidents toxiques d'origine azotée que j'avais en vue, quand j'ai préconisé, en 1899, la diète hydrique dans les urémies, urémies avec œdèmes et urémies sèches. Je pense que, dans la cause intime des œdèmes rénaux et cardiaques, il faut, à côté de l'action primordiale des chlorures, ne pas négliger l'action toxique, dont la rétention de l'urée est le témoin. J'ai la conviction qu'il faut associer le régime déchloruré, qui rend de si grands services, au régime hypoazoté. D'ailleurs, les dernières recherches de M. Paisseau, dans sa thèse de 1906, mettent bien en lumière tous ces points, et confirment les anciennes et très justes idées cliniques de M. Huchard sur la dyspnée toxi-alimentaire. Le régime déchloruré, dont je suis un des apôtres les plus ardents, doit, à mon avis, se doubler du régime végétarien par les farineux, les végétaux et les féculents.

Je dois maintenant attirer votre attention sur des faits anciens encore mal expliqués, et d'ailleurs exceptionnels : je veux parler des *troubles* qui suivent parfois la *résorption* des œdèmes. Observés par les anciens cliniciens, Rilliet, Andral, etc., ils ont été l'objet de discussions assez récentes à la Société médicale des hôpitaux. Ces troubles consistent en crises convulsives, en délire, en coma, en torpeur cérébrale avec respiration de Cheynes-Stockes, et en dyspnée intense accompagnée parfois d'œdème pulmonaire. Ces symptômes alarmants apparaissent à la suite de la résorption massive des œdèmes. Ils durent de quelques jours à quelques semaines, et sont exceptionnellement mortels. Leur pathogénie a été très discutée. Je me rallie volontiers à l'hypothèse de M. Widal, qui explique ces troubles par la compression et la décompression brusque des centres nerveux, chez certains sujets prédisposés, ayant une débilité native des cellules cérébrales. En tout cas, je vous recommande de modérer l'évacuation des œdèmes, et c'est un point que vous trouverez exposé dans les conférences ultérieures, à propos des diverses médications cardiaques.

Je terminerai, Messieurs, par les *indications* de la cure de déchloruration.

Cette cure doit être utilisée dans tous les cas, avec ou sans œdème, avec ou sans infiltration séreuse, où la recherche du bilan des chlorures vous prouvera l'existence de la rétention chlorurée. C'est dire que vous devrez l'employer dans les néphrites aiguës et chroniques, dans les cardiopathies, où MM. Merklen, Achard, Widal, Vaquez et Digne ont bien montré son action suspensive. Elle est encore indiquée dans la péritonite tuberculeuse et les cirrhoses avec ascite, dans la phlegmatia alba dolens, dans l'ulcère de jambe, dans l'albuminurie et l'œdème gravidiques, dans l'asthme des foins, dans le glaucome, dans l'obésité, et dans toutes les affections œdémateuses. Dans cette énumération, je ne vous ai pas signalé la pleurésie, car l'action du régime déchloruré y est moins nette que dans les autres épanchements. M. Javal a bien montré la différence existant, au point de vue de l'action chlorurée, entre les exsudats et les transsudats; en raison de la nature inflammatoire de la pleurésie, le rôle du chlorure de sodium dans l'épanchement est tout à fait secondaire, et vous n'aurez pas, en pareil cas, à compter sur une action nette du régime déchloruré. Celui-ci a, au contraire, une part importante dans le traitement des cardiopathies, comme vous le verrez dans les pages suivantes.

Messieurs, je borne là cette conférence déjà bien longue; mais il m'était impossible de vous exposer plus brièvement une question dont l'importance, en clinique et en thérapeutique, est des plus considérables.

III

L'ALIMENTATION ET LA VIE DES CARDIAQUES

L'alimentation des cardiaques.

Le régime déchloruré et le régime hypochloruré. — Le régime végétarien hypoazoté.

La vie des cardiaques.

L'habitation, les occupations, les sports du cardiaque.

Le mariage des cardiaques. — La revision de la loi de Peter

Messieurs,

Je vous ai déjà exposé toute la question des chlorures, et vous avez pu voir que dans les cardiopathies mes observations corroborent absolument celles de MM. Widal, Merklen et Vaquez. La rétention des chlorures est la règle chez les cardiaques, si les malades sont œdématiés, et même s'ils ne le sont pas, puisque je vous ai montré les méfaits de la rétention chlorurée sèche dont nous devons la connaissance à MM. Ambard et Beaujard. Aussi, l'alimentation hypochlorurée domine-t-elle toute la diététique des cardiaques.

Les cardiaques doivent prendre des *aliments* peu salés, peu salés naturellement, et peu salés artificiellement.

Par conséquent, vous devez éviter l'usage des salaisons, du jambon salé, des charcuteries. Donnez la préférence aux poissons d'eau douce; proscrivez les poissons de mer, surtout pendant la saison d'été où ils s'altèrent si rapidement, car j'ai vu quelquefois des accidents formidables suivre immédiatement leur ingestion. Défendez aussi les moules et les huîtres, toujours trop salées et toxiques dans beaucoup de cas; il est aussi préférable d'éviter les crevettes, les langoustes, les homards, toujours pour les mêmes raisons.

Des fromages, les uns sont bien supportés, comme les fromages frais à la crème, les « petits suisses », le gruyère en petite quantité; les autres, les fromages faits, sont beaucoup moins bien tolérés. Par contre, vous pouvez donner les œufs sous toutes les formes.

L'alimentation de choix est certainement, pour les cardiaques, l'alimentation lacto-végétarienne. Quand ils tolèrent bien le lait, on peut leur en donner avec avantage, sous forme de lait en nature, de soupes au lait, de potages au lait. S'il n'est pas supporté, gardez-vous bien d'insister; vous courriez au-devant des plus grands ennuis. Remplacez alors le régime lacté par le régime végétarien, ou recourez à l'association des deux régimes, le régime lacto-végétarien.

Tous les végétaux peuvent être utilisés. Les céréales, les légumineuses, les légumes herbacés forment une bonne alimentation. Si vous êtes embarrassés pour le choix des mets, recourez aux livres de cuisine végétarienne, et vous y trouverez une série de ressources insoupçonnées. Permettez-moi de vous en citer quelques-unes, certainement ignorées de la plupart d'entre vous, comme la soupe au millet, aux framboises, aux cerises, aux myrtilles, aux poires et aux pommes, comme les croquettes aux lentilles d'Égypte, comme les pâtés de citrouille, de carotte et de navet, comme les salades d'orange, les soufflés de céravène, les tartes aux noix et aux noisettes... Je m'arrête, Messieurs; vous voyez que le cardiaque n'est pas exposé à mourir de faim.

L'eau est certainement la meilleure des *boissons*, surtout

l'eau peu chlorurée et peu riche en sels. On peut la remplacer par des tisanes diurétiques, la tisane de queue de cerises, la tisane de baies d'alkékenge, par un peu de vin blanc, de cidre ou de bière légère, pour varier un peu dans les cas chroniques ; mais les boissons fermentées devront être prises en très petites quantités, coupées d'eau, et encore par exception. Le thé et le café seront interdits dans certains cas; dans d'autres n'en permettez qu'un usage très restreint. Mais, de toutes façons, je vous recommande de ne pas donner *par principe* de grandes quantités de liquide ; parfois même il y a intérêt à ne pas augmenter le travail difficile du cœur par des boissons trop abondantes.

Vous voyez, Messieurs, que je ne fais point entrer de viande dans l'alimentation du cardiaque. Je ne suis point encore aussi hardi que les initiateurs du régime déchloruré, qui, en pareil cas, n'hésitent pas à prescrire le régime carné; je crois encore à une part de toxicité dans l'alimentation trop azotée au cours des cardiopathies, et c'est pourquoi vous me voyez faire ces réserves, sur lesquelles je me suis expliqué dans la conférence précédente, en traitant des chlorures. De toutes façons, je vous demande de surveiller attentivement les fonctions digestives, et de les aider, si besoin était, avec la pepsine, la papaïne, la pancréatine, la sécrétine, l'entérokinase et les sucs gastriques artificiels, comme la gastérine et les produits similaires.

*
* *

Telle est, à mon avis, Messieurs, l'alimentation type du cardiaque. Quelle doit être la *vie* de ce malade? Le cardiaque ne peut vivre tout à fait comme tout le monde, et on doit lui régler son existence d'une façon particulière, tout en se gardant de certaines exagérations, car il importe au plus haut point de ménager son moral.

En effet, l'état d'âme du cardiaque est pitoyable. Vous voyez ces malades toujours très inquiets, le mardi à notre consultation, où nous observons bien plus de faux que de vrais cardiaques. Des palpitations, une douleur dans la région précordiale les affolent de suite, et cela, en raison des accidents graves imputés par le vulgaire aux cardiopathies. Il faut rassurer ces malades, les consoler, les persuader qu'ils n'ont rien, et, s'ils ont quelque chose, les convaincre de ces lignes de M. Huchard auxquelles je souscris pleinement : « Il n'y a pas de maladie chronique où, grâce à l'intervention de l'hygiène basée sur la pathogénie, grâce à l'efficacité grande d'agents médicamenteux, la médecine soit moins désarmée et plus apte à retarder pendant de longues années l'échéance fatale. »

La vie idéale du cardiaque comprend une série de points intéressants ; nous allons les examiner les uns après les autres.

L'habitation doit se faire dans une maison baignée de soleil et de lumière, privée d'humidité ; la chambre à coucher sera exposée au midi en hiver et protégée de la grande chaleur l'été ; le matelas sera bien entretenu pour qu'il n'existe pas dans le lit de parties déclives pouvant favoriser le développement d'œdèmes et de congestions passives. L'habitation devra siéger de préférence dans un climat tempéré. L'influence du climat marin a été très discutée. Au congrès de climatothérapie de Nice (1904), on a montré les avantages du climat méditerranéen en pareil cas. Sans aller jusqu'à dire avec M. Daremberg qu'il est le « paradis des artérioscléreux », on peut affirmer l'utilité de ce climat qui permet les sorties pendant l'hiver ; mais le cardiaque ne doit pas demeurer trop près de la mer, sa maison doit être bien ensoleillée et bien abritée du mistral. Le climat d'altitude est souvent bien supporté, en tout cas beaucoup mieux qu'on ne l'a dit. Les médecins américains envoient leurs cardiaques dans les montagnes de la Californie et du Colorado, et j'ai connu un de ces malades qui s'en était fort bien trouvé ; mais l'adaptation doit être progressive et le patient indemne de tout accident aigu. Toutefois, le climat de plaine est le climat de choix du cardiaque ; d'ailleurs, il faut en principe se méfier des voyages longs et fatigants ; ils élèvent souvent la tension artérielle, et sont l'origine d'accidents graves d'hypertension.

Les vêtements doivent être peu serrés, et il faut attirer l'attention des femmes sur les corsets qu'il faut larges et ne comprimant pas.

Le cardiaque doit renoncer à sa profession, si elle exige des efforts, et si elle l'expose à de vives émotions morales. Faites donc quitter les métiers durs et pénibles comme celui d'homme de peine, de garçon de magasin, de livreur exposés à manier de gros colis ; le métier des armes et celui de marin ne sauraient convenir non plus à ce genre de malades. L'ambition ne leur convient pas davantage ; dans leur existence, il ne faut pas de luttes, pas de luttes de concours, ni de luttes politiques. La politique prédispose aux cardiopathies, elle est donc néfaste aux cardiaques ; beaucoup d'hommes politiques, parvenus avec peine et après de grands combats dans les assemblées aux plus hautes situations de l'État, ont succombé à des maladies du cœur. L'exercice de la médecine doit aussi être proscrit. Notre carrière donne une belle indépendance, c'est certain ; toutefois la vie des médecins est, je ne dirai pas déréglée, mais « aréglée » ; elle manque complètement du calme indispensable aux cardiopathies ; nous ne pouvons jamais faire un projet, car, le plus souvent, il est mis à néant par une occupation professionnelle imprévue. Les cardiaques se trouveront bien au contraire des professions sédentaires : carrière d'auteur, de savant, d'homme de bureau, ou d'administration.

Parmi les plaisirs et les sports, les uns sont permis, les autres défendus. Prohibez les ascensions, le football, la nage, l'escrime; permettez le jeu de golf, le jeu de boules, les jeux de cartes ou autres, pourvu qu'ils ne donnent pas naissance à des efforts trop violents ou à des préoccupations d'argent; aussi, devez-vous complètement interdire l'entrée des salles de jeux dans les casinos où l'on joue au baccara ou à la roulette.

On vous demandera votre avis sur l'équitation, la bicyclette, l'automobile. Que devrez-vous répondre ?

Pour l'équitation, n'hésitez pas ; défendez absolument ce genre de sport.

La bicyclette a été de la part de quelques-uns l'objet d'une prohibition absolue, en raison des accidents du cœur forcé observés chez les coureurs, à la suite d'une dissociation segmentaire du myocarde. D'autres auteurs ont vu des avantages à l'emploi de la bicyclette. Je ne crois pas à ces avantages, car je vois au contraire tous les inconvénients, tels que la mise en évidence d'une cardiopathie latente ou le réveil d'une affection cardiaque bien compensée. Cependant, à la très grande rigueur, l'usage très modéré pourrait être tenté, à deux conditions : la première, c'est de rouler en terrain plat avec un petit développement n'excédant pas 5 mètres ; la seconde, c'est de ne jamais faire de montée, à moins de l'emploi, par changement de vitesse, d'un développement de 3 mètres sur une machine à rétropédalage. Et encore, devez-vous recommander une prudence extrême et constater vous-mêmes les effets de ces exercices !

On vous demandera aussi si le cardiaque peut monter en automobile. Si le malade doit conduire lui-même, il faut défendre absolument ce mode de locomotion, car la tension d'esprit nécessaire à éviter les obstacles et le déplacement de l'air produit par le véhicule peuvent fort bien déterminer des accidents aigus. Par contre, je ne vois nul inconvénient pour le cardiaque à monter dans un coupé limousine fermé, bien suspendu, avec amortisseur de chocs, et dont le moteur, à soupapes commandées et à quatre cylindres, ne trépide pas. J'en dirai autant des courses dans les voitures électriques si silencieuses.

Une question d'un tout autre ordre, et bien plus importante, vous sera posée. Le cardiaque peut-il *se marier*? La réponse à donner doit être envisagée différemment s'il s'agit d'un homme ou s'il s'agit d'une femme.

L'homme ne court évidemment aucun risque personnel dans le mariage ; mais il n'en est pas de même pour les enfants qu'il peut procréer, en raison de l'hérédité de certaines affections congénitales du cœur et de la dystrophie héréditaire habituelle au géniteur taré.

Pour la femme, la question est tout autre ; elle est même double, pour son enfant d'abord, pour elle ensuite. Tous, vous connaissez l'aphorisme de Peter : « Fille, pas de mariage; femme, pas de grossesse; mère, pas d'allaitement. » Cet aphorisme avait été inspiré à Peter par la crainte des accidents gravido-cardiaques. Ces accidents existent, j'en ai vu un exemple net avec mon maître M. Bar; la femme a succombé rapidement, et nous avons rapporté à la *Société de biologie* (24 février 1894) l'état de la toxicité, d'ailleurs très grande, des urines et du sérum sanguin de cette malade. Si toutes les grossesses des cardiaques devaient se terminer de cette façon, on comprendrait et on approuverait sans réserve l'aphorisme de Peter. Mais il est loin d'en être toujours ainsi, et je vais vous citer toute une série de documents qui prouvent le contraire. Ils sont rapportés dans une excellente thèse, inspirée par M. Merklen, je veux dire la thèse de M. Pouliot : *Des accidents qui compliquent les maladies du cœur au cours de la grossesse* (Paris, 1904).

M. Pouliot nous montre tout d'abord que l'opinion de Peter a été acceptée sans réserve. Pour Leyden, la mortalité des cardiaques enceintes est de 55 p. 100 ; pour Macdonald, elle est de 60,7 p. 100, et pour Berry Hart elle monte à 87,5 p. 100. Aussi, à cette époque, interdit-on formellement le mariage aux cardiaques.

Cependant quelques observations étaient relevées par des auteurs qui ne voulaient pas admettre une pareille prohibition, et ces observations visaient des multipares n'ayant succombé aux accidents gravido-cardiaques qu'à leur dernière grossesse. M. Pouliot a cité lui-même le fait d'une malade qui mourut seulement à sa huitième grossesse, et M. Budin a observé une multipare dont la mort n'arriva qu'à la quinzième grossesse. M. Porak déclare en 1892, à la Société de gynécologie et d'obstétrique, que le nombre des cardiaques accouchant sans accident est considérable. M. Vinay a examiné tous les cœurs des femmes enceintes de son service : sur 5 000 accouchées, il trouva 80 cardiaques ; sur ces 80 cardiaques, 72 ne présentèrent aucun accident ; 6 furent prises d'asystolie, 2 d'œdème pulmonaire, et, sur ces 8 femmes atteintes de désordres cardio-pulmonaires, 3 seulement succombèrent. M. Demelin, sur 5 162 femmes examinées, trouva 64 cardiaques ayant 162 grossesses ; sur ces 162 grossesses, 62 furent normales, et, sur les 100 autres, 3 femmes seulement succombèrent. M. Fellner, dans la clinique de Schauta à Vienne, ausculta systématiquement pendant trois mois 900 femmes, et il en trouva 22 présentant une lésion organique du cœur ;

sur ces 22 femmes, 2 sont atteintes de troubles pendant leur grossesse. M. Champetier de Ribes, dans son service de l'Hôtel-Dieu annexe, examine toutes les femmes qui pendant six ans entrent dans ses salles. Sur 5 998 accouchements, 68 femmes avaient des lésions organiques cardiaques, et, sur ces 68 femmes, 5 furent prises d'accidents, dont 2 suivis de mort; la morbidité des cardiaques enceintes n'a été que de 8,62 p. 100, et leur mortalité de 3,44 p. 100 seulement.

Messieurs, il me paraît inutile d'insister davantage sur ces faits intéressants. Les femmes enceintes tolèrent le plus souvent très bien leur cardiopathie, contrairement à l'opinion classique; mais, quand les accidents se produisent, ils sont très graves, et ils se terminent par la mort dans la moitié des cas. Les malades succombent alors soit à l'insuffisance cardiaque avec asystolie et hémoptysie, soit à une cachexie gravido-cardiaque survenant après l'accouchement, soit à un œdème aigu du poumon.

Connaissant tous ces documents, il nous est possible maintenant de répondre à cette question : les femmes cardiaques peuvent-elles se marier?

Des auteurs, comme MM. Potain, Vaquez, Vinay, limitent, mais ne défendent pas le mariage aux cardiaques, et M. Huchard résout très libéralement la question. Défendez le mariage dans les cas suivants : apparition des troubles de compensation avant le mariage; existence d'un rétrécissement aortique ou mitral serrés ; existence de lésions du myocarde, de surcharge graisseuse du cœur, de symphyse péricardique, de déformations thoraciques, de lésions tuberculeuses du poumon ou de lésions rénales concomitantes de l'affection cardiaque. Dans tous les autres cas, vous pouvez permettre le mariage, sauf cependant aux jeunes femmes obligées, en raison de leur situation sociale, de faire tous les jours un travail pénible exposant à des efforts violents et prolongés.

Vous avez autorisé le mariage, une grossesse survient. Avez-vous quelques précautions particulières à conseiller? Oui, vous devez prescrire une alimentation peu riche en chlorures, vous devez limiter les fatigues, et même, comme le demande M. Huchard, soumettre les malades au repos absolu dès le quatrième mois de la grossesse jusqu'à la fin de la parturition.

Pendant l'accouchement, il vous faudra surveiller de très près le travail. S'il se produit un accident dyspnéique, accélérez l'accouchement avec les moyens appropriés, ballon de Champetier, etc., et supprimez les efforts d'expulsion avec le forceps ou la version. Si l'enfant était mort, n'hésitez pas à vous servir du basiotribe pour terminer l'accouchement au plus vite. Surveillez ensuite la délivrance, mais sans la hâter; évitez de donner l'ergotine, s'il se produit une hémorragie qui, par elle-même, sauf en cas de grande abondance, peut présenter une certaine utilité.

Je ne conseille pas à une cardiaque d'allaiter son enfant, car cela est pour elle l'origine de beaucoup d'ennuis et de surmenage, en dehors de la question propre de l'allaitement.

Telle est, Messieurs, la manière dont je comprends l'alimentation et la vie des cardiaques. Vous voyez qu'ici, comme toujours, comme partout, il vous faut examiner sans parti pris toutes les questions qui vous seront posées, et y répondre sans sectarisme et sans intransigeance, au mieux des intérêts des malades qui vous demanderont vos soins.

IV

LES GRANDES MÉDICATIONS CARDIAQUES

La médication hypotensive.

Le régime alimentaire. — Les mesures d'hygiène. — Le traitement hydro-minéral.

Les agents médicamenteux : les iodures, le nitrite d'amyle, la trinitrine, le tétranitrol, les nitrites.

La médication eusystolique.

L'asystolie des affections valvulaires et son traitement. — La médication par la digitale.

L'asystolie des cardiopathies artérielles et son traitement. — La diète hydrique et la cure de réduction des liquides. — Les diurétiques. — La médication opiacée.

L'asystolie des névrites du pneumogastrique et son traitement.

La médication sédative.

Les médicaments antinervins.

La médication pathogénique des fibroses cardiaques.

Essai de traitement par la thiosinamine.

Messieurs,

Après vous avoir parlé, dans les conférences antérieures, de la question des chlorures, de l'alimentation et de la vie des cardiaques, je désire vous entretenir aujourd'hui des grandes médications cardiaques.

On pourrait multiplier à l'infini le nombre des grandes médications cardiaques. Il suffirait de prendre en particulier chaque symptôme notable d'une cardiopathie et de lui opposer une médication spéciale ; nous pourrions considérer alors la médication diurétique, la médication antidyspnéique, la médication décongestive, etc. La méthode serait un peu artificielle et fort confuse, et je préfère limiter à trois le nombre des grandes médications cardiaques, la médication hypotensive, la médication eusystolique et la médication sédative. La plupart de tous les symptômes cardiaques seront visés par ces médications.

*
* *

La *médication hypotensive* est destinée à abaisser la tension artérielle élevée dans les cardiopathies artérielles, dans la cardiosclérose et dans la présclérose. Elle a été l'objet de travaux considérables de la part de M. Huchard (1) qui en a bien réglé toute l'application.

Nous avons à notre disposition deux ordres de moyens effectifs, les agents hygiéniques ou physiques et les agents médicamenteux.

Examinons successivement les uns et les autres.

Le régime alimentaire a une importance considérable dans ces *mesures hygiéniques*. Je ne reviens pas sur tout ce que je vous ai exposé précédemment. Laissez-moi vous rappeler que, pour MM. Ambard et Beaujard, la rétention chlorurée sèche est la grande cause des signes attribués à la néphrite interstitielle, comme l'élévation de la tension artérielle, la polyurie, etc. La déchloruration s'impose donc en pareil cas.

Le massage musculaire a une bonne action thérapeutique, et le massage abdominal, préconisé par MM. Huchard et Cautru, aide favorablement à la diurèse.

J'en dirai autant des mouvements musculaires provoqués, à la condition qu'ils soient très surveillés et très progressifs. Dans cet ordre d'idées, je vous signalerai la gymnastique suédoise avec mouvements actifs et passifs, la méthode d'Oertel avec ses exercices sur des terrains en pentes gra-

(1) HUCHARD, La médication hypotensive. *Académie de médecine*, 1901, et *Nouvelles consultations médicales*, 4e édition, 1906, p. 654.

duées, et la méthode de Schott qui fait exécuter des mouvements volontairement combinés. Cette médication peut être bonne, mais à la condition qu'elle soit utilisée avec prudence; sinon, loin de diminuer la tension artérielle, elle pourrait au contraire l'augmenter.

Le traitement hydro-minéral a une bien plus grande importance, à mon avis. En France, nous nous adressons aux bains carbo-gazeux de Royat et de Salins-Moutiers, qui produisent une dilatation des vaisseaux périphériques. Nous utilisons les bains de Bourbon-Lancy qui agissent en douches sous-marines et par leur thermalité. Nous employons enfin les eaux diurétiques, les eaux de Vittel, de Contrexéville et surtout d'Évian qui, par leur teneur insignifiante en chlorures, produisent la déchloruration progressive dans l'hypertension artérielle.

Je vous dirai un simple mot du traitement hypotensif électrique. La d' « arsonvalisation » par les courants de haute fréquence et de haute tension a une action dépressive incontestable sur l'état de la tension sanguine. Vous avez vu le malade couché au numéro 5 de la salle Piorry présenter, après chaque séance de d' « arsonvalisation » faite par M. Delherm, une polyurie intense et une baisse de pression artérielle de 28 à 23, 22 et même 20 centimètres de mercure.

Les *agents médicamenteux* du traitement hypotensif sont fort nombreux. Passons-les successivement en revue.

Ce sont d'abord les iodures, l'iodure de potassium et l'iodure de sodium. Selon M. Huchard, on les a employés avec une « grande exagération », et je suis absolument de cet avis. Je n'ai jamais vu leur action bien nette, mais, par contre, je les ai vus souvent être l'origine d'accidents formidables chez des malades en état de rétention chlorurée avec œdèmes. Je n'utilise plus les iodures de sodium et de potassium dans la médication hypotensive.

Parfois, j'emploie de petites doses d'iodimine, 15 centigrammes en un cachet, dont on prend deux par jour, un le matin, l'autre le soir. Je donne une ou deux capsules par jour de benzo-iodhydrine, et je fais quelquefois prendre des doses extrêmement petites d'iodure de rubidium, selon la formule suivante :

Iodure de rubidium..............	2gr,50
Eau distillée......	125 grammes.

Prendre *deux cuillerées à café* par jour, dans un quart de verre d'eau, immédiatement avant le repas.

Ce ne sont pas là, Messieurs, les agents actifs de la médication hypotensive. Ceux-ci nous sont fournis par des corps appartenant à la série des explosifs, par des nitrites et des nitrates.

Le nitrite d'amyle est certainement le médicament le plus actif de cette série; mais son action si puissante est rapide et fugace; elle ne dure pas. On l'utilise en inhalation, sous forme d'ampoules ou de sachets que l'on rompt au moment voulu, et dont on respire le contenu. Il se fait une vasodilatation intense, le facies, de pâle, devient rouge et coloré, les oreilles bourdonnent, et il existe un peu de céphalée. Le spasme vasculaire cesse de suite, et les accès d'angine de poitrine sont améliorés immédiatement.

La trinitrine, ou nitroglycérine, est employée en solution alcoolique à 1 p. 100. On la donne par gouttes dans un peu d'eau, de VI à XII et XV gouttes dans les vingt-quatre heures, en deux ou trois fois. Vous pouvez encore faire prendre une, deux ou trois cuillerées à soupe par jour de la solution suivante :

Solution alcoolique de trinitrine à 1 p. 100..	XX gouttes.
Eau distillée............................	200 grammes.

Dans les cas urgents, vous pouvez recourir à la voie hypodermique et injecter un demi ou un centimètre cube de la solution suivante, dont un centimètre cube représente IV gouttes de trinitrine :

Solution alcoolique de trinitrine à 1 p. 100.	XL gouttes.
Eau stérilisée..........................	10 grammes.

La trinitrine peut ne pas être tolérée ; l'intolérance se manifeste par de la céphalée. Si celle-ci est légère, il faut passer outre, car la trinitrine est un bon médicament dont l'action est très fidèle.

La tétranitrine, ou tétranitrate d'érythrol, ou plus simplement le tétranitrol, a une action plus prolongée que la trinitrine. Elle peut durer trois à quatre heures, mais elle ne commence qu'un quart d'heure ou une demi-heure après l'ingestion. On donne le tétranitrol par comprimés de 5 milligrammes ou d'un centigramme, répétés toutes les quatre heures, soit quatre à cinq comprimés par jour.

L'hexanitrine, ou hexanitrate de mannitol, est utilisée dans la pharmacopée anglaise. On se sert d'une solution alcoolique à 1 p. 100, et on donne chaque jour V à X gouttes. On peut encore employer des comprimés dosés à 1 ou 2 centigrammes, dont on fait prendre deux par jour. L'action hypotensive est encore plus prolongée qu'avec le tétranitrol, mais elle commence un peu plus tard.

Les nitrites, surtout le nitrite de soude, peuvent être administrés à doses faibles, doses efficaces pendant un temps assez long. Voici deux formules de cet excellent hypotenseur auquel j'ai dû des résultats remarquables :

Nitrite de soude..................	0gr,20
Nitrate de potasse....	1 gramme.
Bicarbonate de soude...........	2 grammes.
Eau distillée......................	60 —

A prendre en trois fois dans le courant de la journée.

Nitrite de soude..................	2 grammes.
Nitrate de potasse................	10 —
Bicarbonate de soude.............	20 —
Eau distillée......................	300 —

A prendre trois cuillerées à dessert par jour, chacune dans un demi-verre d'eau.

Vous pouvez encore employer, dans la médication hypotensive, le Veratrum viride. Faites prendre à votre malade de V à VIII gouttes par jour de teinture alcoolique de Veratrum viride au cinquième.

Enfin, certains corps glandulaires sont manifestement hypotenseurs ; je vous citerai le corps thyroïde, le foie, le thymus, le pancréas, le testicule et l'ovaire. Vous pouvez administrer des extraits de ces organes ; mais je vous engage à être très prudents en utilisant le corps thyroïde. Par contre, le thymus peut être donné sans danger. Dans les troubles cardiaques de la ménopause, l'ovarine (extrait d'ovaire), à la dose de 10 à 15 centigrammes matin et soir, jouit d'une action hypotensive incontestable.

Tels sont, Messieurs, les moyens que la médication hypotensive met à notre disposition, moyens la plupart du temps efficaces, et capables de soulager beaucoup les malades.

*
* *

Je vais maintenant vous parler de la *médication eusystolique*. On pourrait encore la dénommer médication anti-asystolique. Mais l'asystolie n'est pas toujours la même. Elle diffère dans son origine, dans ses causes. Elle peut être aiguë, subaiguë, à répétition, ou chronique continue.

L'asystolie est aiguë dans le cœur forcé, dans la myocardite rhumatismale aiguë avec dilatation du cœur, dans les névrites toxiques du pneumogastrique consécutives à la grippe, à la diphtérie, à l'entéro-colite, etc., dans la cardio-sclérose, à l'occasion d'un effort, d'une émotion morale vive, d'une intoxication carnée ou d'une alimentation chlorurée excessive.

L'asystolie est subaiguë dans les cardiopathies valvulaires et dans les cardiopathies artérielles, où elle tend à devenir permanente, à la suite de la répétition des crises.

L'asystolie est chronique continue à la période terminale des maladies du cœur, dont elle est la fin naturelle.

Pour vous montrer toutes les ressources de la médication eusystolique, je prendrai trois types cliniques, le traitement pouvant s'appliquer à tous les autres types d'asystolie. J'examinerai la médication à opposer à l'asystolie des cardiopathies valvulaires, à celle des cardiopathies artérielles et à celle des névrites du pneumogastrique.

Dans l'*asystolie des affections valvulaires*, la pression artérielle est faible. Un malade se présente à vous atteint d'insuffisance mitrale avec un gros souffle en jet de vapeur au premier temps à la pointe, avec de l'arythmie, avec de l'œdème des membres inférieurs, de la congestion passive des bases pulmonaires, un pouls petit inégal, dépressible. Qu'allez-vous faire ?

Vous devez recourir de suite à l'émission sanguine locale et faire appliquer de trois à six ventouses scarifiées sur la région du cœur. C'est un des points les plus importants de la médication.

Vous purgerez ensuite le malade, non pas avec des purgatifs drastiques comme l'eau-de-vie allemande, mais avec un purgatif ordinaire, eau de Montmirail, eau de Villacabras, eau de Rubinat, etc.

Vous mettrez le patient au régime lacté absolu, régime peu chloruré et peu azoté.

Puis vous lui donnerez de la digitale sous forme de digitaline cristallisée. Prescrivez la solution classique à 1 p. 1000, dont L gouttes représentent 1 milligramme. Faites prendre les gouttes à doses dégressives, en commençant par XX gouttes le premier jour, XV gouttes le second et le troisième jour, X gouttes le quatrième jour et V gouttes le cinquième jour.

Dans l'immense majorité des cas, cette médication vous donnera, au bout de quatre, cinq à six jours, des résultats merveilleux. Les œdèmes diminueront, le poids du malade s'abaissera, et l'oppression n'empêchera plus ni le séjour allongé au lit, ni le sommeil. Vous pourrez alors mettre le malade au régime lacto-végétarien, à un régime hypochloruré ou achloruré ; vous devrez le laisser encore au repos pendant une dizaine de jours. Il pourra même reprendre ses occupations, et tout rentrera dans l'ordre jusqu'à la crise prochaine.

Dans certains cas, à côté de l'insuffisance mitrale, vous pourrez noter de l'insuffisance tricuspidienne, et vous constaterez un gros foie cardiaque avec du subictère, des douleurs dans la région du foie, des battements hépatiques, du reflux veineux des jugulaires, et parfois de l'ascite. L'asystolie prédomine dans le foie. Qu'allez-vous faire ?

La médication n'a guère à changer. Vous renouvellerez les purgatifs, vous ferez appliquer des ventouses scarifiées sur le foie, vous prescrirez la digitale et vous ponctionnerez l'ascite, s'il y a lieu. L'amélioration sera plus lente à se produire que dans l'asystolie simple, mais il est fort rare que la médication n'amène pas une détente dans les symptômes.

Vous avez tous vu, dans le service, de nombreux malades

traités de cette façon, et vous avez été surpris de la rapidité parfois extraordinaire de l'amélioration de cardiaques entrés à l'hôpital dans une situation des plus critiques.

Dans l'*asystolie des cardiopathies artérielles*, la pression artérielle est au contraire élevée. Vous vous rappelez cet homme de la salle Piorry atteint de cardiosclérose à forme arythmique et tachycardique, avec ses œdèmes des membres inférieurs, son facies pâle, sa dyspnée excessive, ses flots d'albumine dans l'urine, sa rétention chlorurée et sa tension artérielle de 30 au sphygmomanomètre. Ici, l'effet mécanique n'a plus l'importance qu'il avait dans le type d'asystolie précédent. C'est la chloruration excessive qui est presque seule cause de tous les accidents, et c'est sur la déchloruration que doivent porter tous les efforts de la médication.

Il faut appliquer des ventouses scarifiées sur le cœur et sur les régions rénales, purger le malade, et instituer à la fois une diète achlorurée et un traitement diurétique.

La diète hydrique absolue, avec de l'eau d'Évian, de l'eau de riz, de la tisane de queues de cerises et de la tisane de baies d'alkékenge, doit être poursuivie pendant vingt-quatre heures au moins. Ensuite on peut associer le lait aux boissons diurétiques. Je vous en prie, ne donnez pas par principe de grandes quantités de liquides. Si, avec les médicaments dont je vous parlerai dans un instant, si, avec 2 litres et demi à 3 litres de boissons, le malade n'urine pas, il faudra diminuer les doses de liquide et pratiquer la cure de *réduction* des liquides. Après M. Huchard et M. Merklen, j'ai constaté les très bons effets de cette réduction, qui donne de bien meilleurs résultats dans l'asystolie de la cardiosclérose que dans celle des affections valvulaires. Donnez alors une quantité globale de un litre et demi de liquides en vingt-quatre heures pendant trois ou quatre jours, en y associant les diurétiques.

Le diurétique de choix est certainement la théobromine. Prescrivez-la par cachets de 50 centigrammes, à prendre trois fois par jour. La théobromine donne parfois une céphalée pariétale plus ou moins violente ; si le mal de tête est supportable, ne cessez pas l'usage du médicament et continuez-le pendant six à huit jours. Si l'action de la théobromine s'épuisait, vous pourriez la remplacer, aux mêmes doses, par son homologue, la santhéose. J'ai quelquefois employé la théocine, à la dose quotidienne de 60 centigrammes en deux cachets de 30 centigrammes chacun. J'ai obtenu des effets diurétiques remarquables, sans noter les inconvénients signalés depuis par divers auteurs.

Si l'action de ces diurétiques est épuisée, il faut vous adresser à la digitaline, mais en utilisant de très petites doses, III, IV ou V gouttes de la solution au millième, données pendant quatre à cinq jours. Vous pourrez encore recourir au vin diurétique de Trousseau par cuillerée à café matin et soir. Cette alternance de la théobromine et de la digitaline m'a donné souvent d'excellents résultats, comme vous avez pu le constater récemment encore chez une malade de la salle Lorain.

En vous parlant de « la question des chlorures », je vous ai indiqué les troubles consécutifs à la résorption des œdèmes ; je n'y reviens pas ; mais je vous engage à modérer la diurèse, quand elle est trop abondante, pour vous mettre à l'abri de semblables accidents.

Messieurs, quand les crises d'asystolie se répètent, les malades tombent dans la cachexie cardio-rénale, et parfois ils sont pris d'une oppression intense qui empêche absolument tout sommeil. La médication ordinaire et le régime alimentaire n'ont plus aucune prise sur ces fâcheux symptômes. Les malades voudraient à tout prix être soulagés de leur insomnie et de leur dyspnée. Pouvez-vous faire quelque chose pour diminuer leurs souffrances?

Vous pourrez leur donner, sans aucun inconvénient et avec grand avantage, les opiacés à petites doses.

Vous ferez prendre le soir, vers neuf ou dix heures, une cuillerée à soupe de la potion suivante :

Extrait thébaïque............	*0,10 centigrammes.*
Julep gommeux.............	80 grammes.

Si cette préparation est insuffisante, recourez à la morphine en injections sous-cutanées; donnez un demi ou un centimètre cube d'une solution de morphine à 1 p. 100.

La dyspnée est souvent mieux calmée par le chlorhydrate d'héroïne que par la morphine. Faites une injection de 2 milligrammes, soit un centimètre cube de la solution suivante :

Chlorhydrate d'héroïne......	2 *centigrammes.*
Eau stérilisée............ ..	10 centim. cubes.

En cas d'échec des opiacés, la dernière ressource me paraît résider dans les inhalations et les injections d'éther sulfurique.

L'*asystolie par névrite du pneumogastrique* a été décrite dans la grippe, dans la diphtérie et dans d'autres toxi-infections.

J'en ai constaté un cas typique chez une enfant, au cours d'une entéro-colite aiguë caractérisée par une éruption morbilliforme et des selles contenant jusqu'à deux litres par jour de mucosités, sous forme d'une gelée verdâtre, tremblotante, analogue à un amas de grains de raisin décortiqués (1). J'ai pu noter une dyspnée très vio-

(1) Louis Rénon, Névrite toxique du pneumogastrique au cours d'une entéro-colite aiguë. *Soc. méd. des hôpitaux*, 28 avril 1899.

lente (60 respirations à la minute), des vomissements incessants, de l'inégalité, de l'intermittence et de l'irrégularité du pouls, qui était très rapide (140 à 150 pulsations à la minute); les battements du cœur étaient irréguliers, tantôt précipités en battements d'ailes d'oiseau, tantôt lents, sans le moindre bruit de souffle. Le tout s'accompagnait de menaces de syncope et d'asphyxie avec tendance au collapsus. Les accidents cédèrent à l'emploi prolongé de la diète hydrique et de l'alimentation par les féculents.

J'ai observé deux cas analogues dans le décours d'une grippe, avec les symptômes de dyspnée *sine materia*; ils se sont terminés en trois à quatre jours par la mort, malgré toute la médication mise en œuvre.

A quel traitement devrez-vous recourir en pareil cas?

Vous devrez tout d'abord faire un traitement pathogénique, et lutter contre la cause du mal. En cas d'entérocolite, modifiez le régime alimentaire. En présence d'une diphtérie, faites des injections de sérum antitoxique. En face d'une grippe, prescrivez le pyramidon, l'antipyrine et les sels de quinine. Si les accidents ne cèdent pas, vous aurez recours aux inhalations d'oxygène, aux injections d'éther et aux inoculations d'huile camphrée stérilisée au dixième. En un mot, vous n'aurez souvent qu'à mettre en œuvre une médication symptomatique, impuissante, dans la plupart des cas, à lutter efficacement contre cette redoutable complication.

*
* *

La troisième grande médication cardiaque sur laquelle je désire appeler votre attention est la *médication sédative*.

Certains malades ont le cœur douloureux; ils éprouvent des palpitations pénibles, et je vous signalerai le cœur névropathique, le cœur du rétrécissement mitral, le cœur éréthique des aortiques.

Que convient-il de faire pour soulager ces malades?

Une révulsion légère sur la région cardiaque à l'aide de teinture d'iode, de sinaplasmes, de ventouses sèches, ou une révulsion profonde à l'aide d'un cautère à la pâte de Vienne, de la largeur d'une pièce de deux francs, peuvent amener une sédation marquée.

Celle-ci sera provoquée aussi par une série de médicaments, les uns antinervins, les autres franchement cardiaques.

Parmi les *antinervins*, je vous conseille l'emploi de la valériane et du valérianate d'ammoniaque par cuillerées à café, des bromures à la dose de 2 à 3 grammes par jour, du lupulin donné par cachets de 50 centigrammes matin et soir, des pilules de Méglin du Codex à la dose de deux par jour, de la teinture alcoolique de Cimicifuga racemosa aux doses de XV à XXX gouttes par jour, de la teinture au cinquième d'Euphorbia pilulifera à la dose quotidienne de X à XX gouttes, de la teinture au cinquième de racine de Gelsemium sempervirens à la dose de X à XXV gouttes, enfin du Salix nigra, en extrait fluide, donné par X à XX gouttes par jour.

Les médicaments *cardiaques* ont une action sédative, s'ils sont employés à petites doses. J'utilise volontiers la formule suivante de digitaline :

Digitaline cristallisée........ ...	0,001 *milligramme.*
Eau distillée	300 grammes.

A prendre une cuillerée *à dessert* avant le déjeuner et le dîner.

J'emploie encore l'extrait aqueux de Convallaria maïalis à la dose de 50 centigrammes, l'extrait fluide de Cereus grandiflora par gouttes, de X à XL par jour, et la strophantine à la dose de deux granules de un dixième de milligramme chacun.

Vous compléterez cette médication sédative par une hygiène morale bien comprise, en recommandant une vie calme, exempte autant que possible d'ennuis, de soucis et de travaux prolongés.

*
* *

Messieurs, voilà ce que je désirais vous dire des grandes médications cardiaques.

En raison des bons effets thérapeutiques de la thiosinamine (allylsulfurée) sur les cicatrices cutanées, sur les adhérences pleurales, sur certains rétrécissements organiques, effets étudiés surtout à l'étranger, j'avais escompté la possibilité d'une action semblable sur les « fibroses » cardiaques. Je me suis cru autorisé à tenter une médication pathogénique des rétrécissements mitraux et des rétrécissements aortiques par la thiosinamine. Au lieu d'employer, comme les auteurs allemands, une solution alcoolique ou une solution glycérinée, toujours très douloureuses, je me suis servi d'une solution purement aqueuse, dont j'avais maintes fois reconnu l'innocuité absolue. J'ai traité quelques cardiaques pendant vingt jours à un mois avec la solution suivante :

Thiosinamine....................	1 gramme.
Eau distillée stérilisée	30 grammes.

J'injectai d'abord un centimètre cube de cette solution sous la peau de l'abdomen pendant deux jours, puis, deux jours après, j'injectai 2 centimètres cubes, et les jours suivants 3 centimètres cubes. Ces injections ont été fort bien supportées sans douleur aucune, sans aucune réaction inflammatoire, mais, je dois le dire aussi, sans résultat bien appréciable sur la cardiopathie, sauf dans deux cas d'aortite avec insuffisance aortique, où la dyspnée a été soulagée d'une façon remarquable.

Je désirais vous faire part de cette tentative. Peut-être y aura-t-il lieu de la renouveler avec des doses plus actives et plus prolongées de thiosinamine.

Messieurs, en terminant cette conférence, je voudrais bien vous pénétrer de cette idée, c'est qu'il n'existe pas de maladies où une médication rationnelle ait autant d'action que sur les affections cardiaques, car vous verrez parfois renaître en quelques jours à la vie de malheureux malades qui semblaient vraiment sur le point de succomber.

V

LA CACHEXIE CARDIO-RÉNALE

Exemple clinique de la cachexie cardio-rénale.
La cachexie cardio-rénale chez un aortique goutteux.
L'évolution de la cachexie cardio-rénale.
Ses symptômes : les sueurs d'urée. — Son diagnostic. — Gravité de son pronostic. — Son traitement : l'opothérapie rénale.

Messieurs,

Décrite dès 1889 par M. Huchard sous le nom de cachexie artérielle, et, plus tard, par moi-même sous le nom de cachexie urémique, la cachexie cardio-rénale mérite à tous égards l'attention des praticiens.

Un exemple tout récent vous fera comprendre l'exactitude de cette proposition.

J'ai été appelé, il y a quelques jours, par un de mes confrères de la ville pour voir un homme de cinquante-sept ans, en proie à une dyspnée considérable, en pleine urémie. Atteint autrefois d'accès de goutte, ce malade avait pris de grandes quantités de colchique, sous forme de liqueur Laville et de poudre de Pistoïa, pour éviter les accès douloureux. Ceux-ci avaient disparu sous l'influence de cette médication, mais le malade avait été ensuite atteint d'une aortite chronique, comme je l'ai observé plusieurs fois à la suite du traitement par le colchique prolongé pendant des mois et des années. L'oppression avait fait son apparition sous forme de dyspnée d'effort, puis sous forme de crises d'angine de poitrine, et les reins s'étaient altérés à leur tour; le malade présentait une petite quantité d'albumine dans l'urine, avec un peu d'œdème des membres inférieurs, à l'occasion d'un excès alimentaire ou d'une fatigue plus grande.

De jour en jour, l'oppression augmenta, le malade se mit à maigrir, et, quand je l'examinai, il était tombé dans un véritable état de cachexie. L'amaigrissement était extrême, la dyspnée considérable; les urines étaient très rares et contenaient peu d'albumine. Le facies était pâle, et, sur le visage émacié, je constatai comme un dépôt pulvérulent au niveau des ailes du nez. Je pensai immédiatement aux sueurs d'urée, et je portai un pronostic rapidement fatal, les cas antérieurs observés par moi s'étant tous terminés par la mort en un temps variant de deux à quatre ou cinq jours après l'apparition de ce fâcheux présage. Je négligeai complètement les autres symptômes, les douleurs aortiques, l'élévation de la tension artérielle, pour m'occuper uniquement de l'azotémie dont ces sueurs blanches étaient le témoin, et je fis mettre le malade à la diète hydrique. J'appris ensuite qu'il avait été amélioré le lendemain; mais le surlendemain, il succombait dans le marasme.

Voilà, Messieurs, un bel exemple de cachexie cardio-rénale.

*
* *

Qu'est-ce donc que cette cachexie particulière, encore bien mal connue dans sa nature?

Quels en sont les *symptômes* ?

C'est la fin naturelle de la néphrite interstitielle avec ou sans aplasie artérielle, et de la cardiosclérose, quand d'autres complications ne sont pas venues abréger leur évolution. Elle ne survient qu'à la période terminale de l'urémie, si le rein seul est en jeu, comme dans l'atrophie rénale si marquée des saturnins et des goutteux, et elle n'apparaît qu'à la dernière période de l'aplasie artérielle et de la cardiosclérose, quand le malade, devenu plus un rénal qu'un cardiaque, va succomber à l'intoxication générale de son organisme. La cachexie cardio-rénale peut s'observer à tout âge; je l'ai vue chez une jeune fille de vingt ans, mais elle est beaucoup plus fréquente entre cinquante et soixante-dix ans. Elle est précédée depuis longtemps de tous les signes de la petite urémie, décelée souvent à l'origine par une hémorragie, grande épistaxis dans la majorité des cas. Le rein finit par ne plus fonctionner et la toxémie, jusque-là très lente et très latente, se manifeste très franchement, sans prendre toutefois les allures bruyantes qu'elle revêt dans l'urémie aiguë. Les urines diminuent de quantité, mais leur taux se maintient encore jusqu'à 800, 1 000 grammes par jour et au delà; généralement pâles, elles ne contiennent que quelques centigrammes à 1 ou 2 grammes d'albumine, rarement plus. La dyspnée, supportable dans les premiers temps, s'accentue au moindre effort; tout mouvement devient bientôt impossible, et les malades sont forcés de rester au lit. Les vomissements apparaissent à leur tour, accompagnés ou non d'une diarrhée qu'il faut soigneusement respecter. Les fonctions cérébrales peuvent être atteintes aussi; on peut noter de la céphalalgie, de l'amnésie, du subdélire, de la manie, exceptionnellement du coma ou des convulsions, cette cachexie étant beaucoup plus souvent la terminaison des formes gastro-intestinales et dyspnéiques que des formes nerveuses de l'urémie.

Les œdèmes sont rares. Depuis longtemps il existe une tension artérielle élevée, un gros cœur et un bruit de galop.

Si la cachexie cardio-rénale doit succéder à la cardiosclérose, elle sera précédée de tous les signes de cette redoutable affection : hypertension artérielaje, surélévtion des sous-clavières, retentissement diastolique de l'aorte, arythmie ou tachycardie, souffles fonctionnels, le tout entrecoupé de crises d'hyposystolie avec œdèmes considérables, cédant à la déchloruration, au régime lacté, à la théobromine et à la théocine, ou de crises d'hypertension avec exagération du spasme vasculaire allant jusqu'au syndrome de l'*angor pectoris*. Puis, au bout d'un temps variable, parfois très court, survient une triade symptomatique, indiquée par M. Huchard, et de grande valeur pronostique : un amaigrissement des plus prononcé, des accès de pâleur et des crises de fatigue intense.

On arrive ainsi progressivement à l'insuffisance rénåle confirmée. L'aggravation persiste, malgré l'emploi d'une thérapeutique rationnelle, régime lacté absolu, saignée locale ou générale. Cet état de mal urémique peut durer un temps variable, quinze jours, un mois, quelques mois, et il aboutit fatalement à un état de cachexie des plus profond.

L'amaigrissement devient considérable, le malade pouvant perdre 20 kilogrammes et plus de son poids. La peau, surtout celle du visage, est pâle ou terreuse : elle a un reflet d'anémie et même de chloro-anémie, qu'explique la diminution considérable des globules rouges. La température s'abaisse presque toujours (35 à 36° de température rectale). La diarrhée est intense, profuse, souvent sanguinolente. L'affaiblissement et l'oppression sont extrêmes. Les urines deviennent encore moins abondantes sans aboutir à l'anurie complète. Quelques hémorragies, épistaxis, purpura, peuvent se produire. Bientôt apparaissent les sueurs d'urée, si bien décrites par mon maître, le

Prof. Dieulafoy, sueurs qui sont l'apanage presque exclusif de l'urémie cachectique. Les ailes du nez, le menton, plus spécialement les mains, les pieds, les membres, se recouvrent d'une sorte de givre blanc pulvérulent, qui s'accentue les jours suivants avec les progrès de la cachexie, et qui m'a toujours paru le précurseur de la terminaison fatale. Celle-ci est déterminée par l'aggravation de la consomption.

Tel est le tableau de la cachexie cardio-rénale. Pour en faire le *diagnostic*, vous vous rappellerez que c'est une cachexie sèche (Huchard), alors que la cachexie cardiaque est une cachexie essentiellement humide ; l'infiltration œdémateuse des membres, l'embonpoint dû à l'anasarque et à l'ascite, la teinte bouffie et cyanosée du visage forment un contraste frappant avec l'aspect de la cachexie cardio-rénale. La pâleur du malade pourra vous en imposer pour une cachexie anémique masquant un néoplasme viscéral ou une anémie essentielle grave ; les signes cardiaques et rénaux, l'élévation excessive de la tension artérielle, les sueurs d'urée, l'absence de toute tumeur perceptible, seront les principaux éléments du diagnostic, ainsi que l'examen complet du sang, capable d'indiquer si l'on est en présence d'une anémie symptomatique ou d'une anémie essentielle.

Le diagnostic établi, avant de songer à la médication, la recherche du bilan des chlorures dans l'organisme s'imposera. Si la rétention des chlorures est évidente, vous devrez sans hésiter, même s'il n'existe pas d'œdèmes, recourir à la cure de déchloruration de M. Widal, qui vous permettra d'avoir recours à une série d'aliments, pourvu qu'ils ne soient pas additionnés de sel. Si, sous l'influence de la cure de déchloruration, les œdèmes s'effacent, si le poids du malade diminue progressivement par déshydratation, ou si l'oppression diminue, le *pronostic* pourra rester relativement favorable. Si, au contraire, la situation reste la même, malgré le régime, c'est alors l'intoxication, l'azotémie, témoin de tous les toxiques retenus dans l'organisme, qui règle l'état morbide pour la plus grande part, et le pronostic va devenir immédiatement des plus graves, la cachexie cardio-rénale toxique ne guérissant jamais, et la thérapeutique n'ayant malheureusement guère d'action sur cette forme intense d'émaciation. Il faut donc que vous en connaissiez bien la signification fâcheuse.

La *médication* suivante m'a cependant donné des rémissions d'une durée de quinze jours à trois et quatre semaines; elle vaut donc la peine d'être essayée.

Il faut tout d'abord supprimer le régime lacté qui souvent, à cette période, empoisonne le malade, et lui substituer la diète hydrique : l'eau bouillie, l'eau d'Évian ou l'eau d'Alet, la tisane de queues de cerises ou de baies d'alkékenge sera donnée pendant deux jours, trois jours au maximum. En préconisant dès 1899 la diète hydrique (1) dans les urémies cardio-rénales, j'avais en vue, non la rétention chlorurée que j'ignorais complètement, mais la rétention azotée. Les travaux récents confirment absolument mes prévisions. Aussi, dès cette époque, j'étais partisan de la diète féculente, en un mot de la diète hypoazotée.

Donc, Messieurs, après la diète hydrique, vous donnerez des féculents et des farineux (eau de riz, eau d'orge, eau de fénugrec, bouillon de légumes sans viande, etc.), pour revenir ensuite au régime lacté très mitigé. Vous utiliserez en même temps la saignée générale ou les émissions sanguines locales. Dans la plupart des cas, une détente plus ou

(1) Louis Rénon, Traitement de quelques urémies par la diète hydrique. *Soc. méd. des hôpitaux*, 19 mai 1899.

moins marquée succède à ce traitement. Vous pouvez alors essayer l'opothérapie rénale, comme l'utilisait M. Dieulafoy, dès 1892. Donnez de la poudre d'extrait de rein, les préparations rénales de M. Renaut (de Lyon), ou des lavements composés d'une infusion théiforme de substance corticale de rein de porc ou de mouton. Avec de très faibles doses de trinitrine, dont vous surveillerez de très près les effets, la tension artérielle s'abaisse, et l'amélioration peut persister pendant huit à dix jours. Dès qu'elle tend à disparaître, il faut recourir de nouveau à la diète hydrique. J'avais toujours hésité, autrefois, à employer dans ces cas les injections de sérum artificiel, de peur d'augmenter la pression sanguine déjà si élevée, et je me félicite beaucoup de ne pas l'avoir fait, depuis que nous connaissons les accidents de la rétention des chlorures.

En agissant ainsi, Messieurs, vous ferez pour le mieux, sans vous bercer d'illusions. Ce n'est là qu'une thérapeutique palliative, impuissante à suppléer aux fonctions d'un organe irrémédiablement lésé.

VI

ANÉVRYSME AIGU DE LA CROSSE DE L'AORTE AU COURS DU RHUMATISME ARTICULAIRE AIGU

Exemple clinique de cette rare et intéressante complication.

Développement aigu de l'anévrysme au cours d'une poussée articulaire. — La confirmation clinique de l'anévrysme par les symptômes et la mort du malade.

L'anévrysme aortique rhumatismal.

Discussion sur son existence. — Diagnostic avec l'anévrysme syphilitique.

L'anévrysme est le plus souvent rhumatismal chez l'enfant et syphilitique chez l'adulte.

Messieurs,

Je vais vous parler aujourd'hui d'une rareté pathologique, l'anévrysme de l'aorte survenant rapidement au cours du rhumatisme articulaire aigu.

Il s'agit là d'une question de pathologie générale de la plus grande importance, qui se résout en fait par une question de pratique.

Laissez-moi d'abord vous raconter l'histoire du petit malade, cause de toute cette discussion.

Un enfant âgé de seize ans entre à l'hôpital de la Pitié, e 3 octobre 1904, pour des douleurs dans le genou droit, dans les articulations tibio-tarsiennes et dans la région précordiale, douleurs datant de quatre à cinq jours.

Ce n'est pas la première fois qu'il présente des douleurs articulaires. Depuis l'âge de huit ans, il eut au moins six attaques de rhumatisme articulaire aigu, soignées à l'hôpital des Enfants-Malades. Au cours de la première attaque, il fut pris de douleurs précordiales traitées par des applications de ventouses scarifiées; pendant les autres attaques de rhumatisme, le malade se rappelle qu'on le disait atteint d'endopéricardite. Dans l'intervalle des accès rhumatismaux, il éprouvait peu d'essoufflement, et il n'était nullement gêné dans son travail de bureau.

Examiné au début de l'année 1904 par M. Petit, à l'Hôtel-Dieu, il présentait un double souffle aortique, sans dilatation notable de la crosse aortique. On avait discuté, pour l'éliminer, l'existence possible d'une insuffisance mitrale.

En dehors du rhumatisme, il n'existe aucune tare dans les antécédents personnels du malade; rien à noter dans ses antécédents héréditaires ou collatéraux. Ses parents sont vivants et bien portants. Il a quatre sœurs en bonne santé, et d'un développement normal.

A *l'entrée*, nous examinons le malade. C'est un enfant de petite taille, 1,^{m}41, d'un poids de 35^{kg},500, peu développé, pâle. Il a une violente dyspnée avec battements des ailes du nez, et se tient assis, légèrement penché en avant pour éviter le frottement de la chemise sur la région précordiale. Il se plaint de douleurs dans le genou droit où l'on constate de l'hydarthrose, et de douleurs dans les cous-de-pied; les autres articulations, surtout celles des mains, ont été successivement douloureuses les jours précédents; elles le sont très peu seulement aujourd'hui.

Le malade se plaint aussi de douleurs précordiales peu marquées spontanément, mais rendues intolérables par la moindre pression, ce qui rend l'auscultation très difficile.

A l'examen de l'appareil circulatoire, on trouve le pouls à 80, bien frappé, un peu bondissant, régulier.

Le cœur est volumineux. La pointe bat dans le sixième espace, au-dessous et à peine en dehors du mamelon. Il semble qu'elle ne se déplace pas dans les différentes positions du malade. Elle est le siège d'une douleur exquise.

La palpation révèle un frémissement vibratoire dont le maximum siège nettement dans le deuxième espace intercostal droit contre le sternum.

Dans toute la région précordiale, on entend un double souffle, systolique et diastolique. Le maximum du souffle systolique s'entend nettement au niveau de l'orifice aortique; le souffle diastolique a plus de netteté à la partie inférieure du sternum.

Il n'existe ni œdème, ni gros foie, ni ascite. La température est de 38°,6.

L'appareil respiratoire est indemne : on ne constate ni congestion pulmonaire, ni tuberculose. Les bruits du cœur s'entendent avec intensité dans toute la moitié gauche du thorax en arrière.

La langue est très saburrale. Il n'y a ni constipation, ni diarrhée.

Les urines sont très peu abondantes et ne contiennent pas d'albumine.

En présence de tous ces symptômes, nous posons le diagnostic suivant : aortite ancienne, poussée de rhumatisme articulaire aigu.

Nous faisons la médication appropriée; mais les crises articulaires ne cèdent pas, et le 24 octobre, le malade, qui, le matin, se trouvait presque bien, ressent vers la quatrième côte droite une douleur brusque, très intense, accompagnée d'une sensation d'étouffement. L'auscultation du cœur et des poumons ne décèle rien de nouveau.

Le 26 octobre, le malade est pris toute la journée d'une

crise d'étouffement syncopale avec douleur très intense et brusque sous la clavicule et dans l'omoplate du côté droit. En palpant la région thoracique supérieure droite, on perçoit un frémissement assez rude, très intense, se propageant sur toute la longueur de la clavicule jusqu'à l'épaule, au niveau des premier, deuxième et troisième espaces intercostaux. Ce frémissement se constate aussi sur la carotide droite. On entend très nettement, dans toute la région siège du frémissement, un double souffle diastolique et systolique. Nous prescrivons des inhalations de nitrite d'amyle et l'application de ventouses scarifiées.

Le 27 octobre, le malade est dans le même état de douleur et d'angoisse. Le pouls est à 72, très nettement dicrote. Certaines pulsations ne se transmettent pas à la radiale, et ces intermittences sont tantôt irrégulières, tantôt régulières.

Le 28 octobre, la douleur est un peu moins intense, et le malade n'a pas de crise d'étouffement. On aperçoit très nettement, à droite du sternum, la paroi thoracique soulevée à chaque systole par une tumeur qui déborde de deux à trois travers de doigt le bord droit du sternum. La saillie ainsi formée est le siège, à la palpation, d'un frémissement systolique se continuant directement avec le frémissement carotidien.

Il devient évident qu'un anévrysme de l'aorte s'est développé rapidement sous nos yeux, au cours de cette dernière poussée de rhumatisme.

Du 21 au 29 novembre, le malade présente régulièrement tous les deux jours, dans la soirée, généralement à six heures ou dans la nuit, une crise douloureuse précordiale, dont le tableau est le suivant :

La crise est annoncée dans la journée par des irrégularités du pouls. Elle est précédée à courte distance par quelques douleurs thoraciques et une sensation de gêne respiratoire. Puis survient brusquement une douleur intense, nettement et exclusivement précordiale, arrachant des cris au malade. Cette douleur siège dans toute la région cardiaque et surtout dans la région ventriculaire : elle ne présente aucune irradiation. La peau est hyperesthésiée et le moindre attouchement provoque un paroxysme des plus douloureux (1).

L'anévrysme fait des progrès considérables pendant le mois de janvier 1905, comme en témoigne l'examen par les rayons X, au cours du mois de février.

Le malade est radiographié le 8 février, et la radiographie confirme l'existence de l'anévrysme.

L'examen radioscopique, pratiqué par M. Delherm le 18 février, a montré les particularités suivantes :

A l'examen oblique, le cœur et l'aorte remplissent entièrement le thorax.

A l'examen antéro-postérieur, le cœur est volumineux.

Au niveau de l'aorte, on voit deux tumeurs, l'une droite, répondant à la saillie visible sur la face antérieure du thorax et développée aux dépens de la partie droite de l'aorte ascendante, l'autre médiane, répondant à la partie supérieure du sternum et aux premiers espaces intercostaux. Ces deux saillies sont animées de mouvements d'expansion considérables.

On peut conclure de cet examen que l'aorte, très mince, est ectasiée dans sa portion ascendante et dans sa partie horizontale.

Le petit malade quitte l'hôpital au milieu du mois d'avril, et vient nous revoir de temps en temps. Malgré nos recom-

(1) L'observation complète du malade, sauf la terminaison de son affection, a été publiée. Voir : LOUIS RÉNON et VERLIAC, Anévrysme aigu de la crosse aortique au cours de rhumatisme articulaire aigu. *Soc. méd. des hôpitaux*, 3 et 10 mars 1905.

mandations expresses, il ne s'abstient pas complètement d'exercices violents. Il a fait de la bicyclette contre notre gré, et il a payé de sa vie une dernière imprudence. Le matin du 14 juillet dernier (1905), il veut aider des ouvriers qui hissaient dans la rue une bannière tricolore au haut d'un mât, et, à peine a-t-il tiré sur la corde, qu'il tombe raide mort, en vomissant des flots de sang : la poche anévrysmale s'était rompue.

* * *

Messieurs, l'histoire de ce petit malade soulève des questions très intéressantes.

Tout d'abord, veuillez remarquer qu'il s'agit bien d'anévrysme vrai, et non de dilatation simple de l'aorte. Les signes cliniques, l'examen radiographique et radioscopique, la terminaison subite par une hémorragie foudroyante en sont une preuve absolue.

Il faut ensuite remarquer combien est rare l'anévrysme de l'aorte à l'âge de notre malade, tandis qu'il est l'apanage de l'âge adulte et de l'âge avancé.

Puis, on doit se demander si l'ectasie aortique est justiciable ici de sa grande pourvoyeuse habituelle, la syphilis. Malgré toutes nos recherches, nous n'avons pu trouver dans le cas actuel trace ni de syphilis acquise, ni d'hérédo-syphilis; en dehors de la petite taille du malade, imputable d'ailleurs à une autre affection, aucun stigmate, ni du côté des yeux, ni du côté des oreilles, des dents, du système osseux, n'a pu être relevé. L'examen des réflexes, fait par M. Babinski, a montré que tous les réflexes étaient conservés, aussi bien les réflexes oculaires que les réflexes rotuliens et achilléens. Mon interne, M. Verliac, a pratiqué la ponction lombaire, et le liquide céphalo-rachidien ne contenait pas de lymphocytes.

Dans ces conditions, le rhumatisme articulaire récidivant et tenace se rencontrant seul dans les antécédents morbides, je n'hésite pas à l'incriminer. Il rendrait compte à la fois du développement de l'enfant et de l'ectasie aortique. M. Vaquez a examiné ce petit malade, et il l'a trouvé porteur des lésions complexes constituant le gros cœur rhumatismal.

Vous n'ignorez pas, Messieurs, que la tendance actuelle est de faire rentrer tous les anévrysmes dans le cadre de la syphilis. On a même pu se demander si la question suivante ne devrait pas être posée : l'existence d'un anévrysme n'implique-t-elle pas *ipso facto* celle de la syphilis? M. Vaquez a répondu lui-même à la question en ces termes : « Malgré nos connaissances actuelles et ma conviction personnelle, relatives à la fréquence de l'étiologie syphilitique de l'anévrysme, ce serait aller bien loin que de conclure à une pareille affirmation. Il nous faudrait pour cela que l'anatomie pathologique nous ait donné une confirmation absolue de la constance de cette relation. Or, si nous savons pertinemment que l'artérite syphilitique est celle qui conduit le plus sûrement à l'anévrysme (artérite térébrante), il est des cas bien nombreux d'artérite chronique où le diagnostic étiologique différentiel est impossible.

« Je ne vois pas, d'autre part, de raison absolue pour refuser, dans des cas encore exceptionnels, au rhumatisme la possibilité de réaliser une périartérite qui conduise à l'anévrysme. Cela doit se voir alors surtout chez l'enfant. Chez lui, le rhumatisme est spécialement grave et produit des lésions profondes et diffuses, surtout au voisinage des orifices valvulaires, et l'anévrysme doit siéger alors, et c'est le cas pour le malade de M. Rénon, à l'origine même de l'aorte. Mais je pense tout de même que ces cas constituent l'exception (1). »

(1) VAQUEZ, *Soc. méd. des hôpitaux*, 10 mars 1905.

Ces cas, Messieurs, ne sont pas fréquents ; mais il est possible, chez l'enfant, d'en recueillir quelques-uns.

M. Marfan (1) constate chez un jeune garçon de treize ans, après six attaques de rhumatisme articulaire aigu, l'existence d'une insuffisance aortique avec aortite chronique et dilatation de l'aorte, sans anévrysme vrai, sans voussure.

MM. Méry et Guillemot (2), chez un enfant de douze ans, atteint précédemment de chorée et de douleurs articulaires, observent une insuffisance aortique et de l'aortite avec dilatation considérable du vaisseau.

M. Zuber (3), chez un adolescent de seize ans, atteint de rhumatisme articulaire dès l'âge de cinq ans, et ayant eu sept attaques dans les cinq dernières années, découvre un anévrysme important de la crosse de l'aorte avec voussure marquée. La radiographie confirma le diagnostic. L'aorte s'était dilatée d'une façon énorme en trois ans, sous l'influence du rhumatisme récidivant.

M. de la Rüe (4) rapporte aussi l'histoire d'une fillette de douze ans et demi, atteinte d'insuffisance aortique, d'aortite chronique et de tumeur anévrysmale de la crosse de l'aorte. Elle souffrait de crises angineuses nocturnes, durant deux à trois heures dans la même nuit, et elle succomba au milieu d'une crise le 19 octobre 1902. M. de la Rüe nous donne de plus, dans son intéressant travail, un tableau clinique d'ensemble de l'anévrysme aortique chez l'enfant, nous montrant que la syphilis est exceptionnellement relevée comme cause d'anévrysme dans le jeune âge.

(1) MARFAN, Les lésions acquises de l'orifice aortique et de l'aorte dans l'enfance. *Semaine médicale*, 1901, p. 37.

(2) MÉRY et GUILLEMOT, Aortite rhumatismale avec dilatation. *Soc. de pédiatrie de Paris*, 18 nov. 1902.

(3) *Revue mensuelle des maladies de l'enfance*, juin 1903.

(4) DE LA RUE, Des affections acquises de l'aorte chez l'enfant. *Thèse*, Paris, 1903 (Obs. XXX, p. 128).

M. Comby observe chez une fillette de quatorze ans un anévrysme indiscutable de la crosse aortique consécutif au rhumatisme. « A la base du cœur, à droite du sternum, dit cet auteur, on constate dans le deuxième espace intercostal, un deuxième centre de battements avec frémissement ou thrill qui déborde de 4 à 5 centimètres le bord droit du sternum (1). »

M. Triboulet n'a pas observé de faits d'anévrysme aortique au cours du rhumatisme. Mais, comme plusieurs de ses collègues, il a pu observer chez l'enfant des faits d'aortite aiguë diffuse, aboutissant à la dilatation cylindroïde étendue à toute la crosse aortique. Ces faits d'évolution aiguë, suraiguë même (deux mois dans une de ses observations, un mois et demi dans une autre), ressortissent à la mésartérite, lésion assez fréquente au cours du rhumatisme. Les infections endovasculaires liées au rhumatisme ont des degrés de virulence très variables. « Bien que n'en ayant pas personnellement observé d'exemples, dit M. Triboulet, je conçois, au cours d'un rhumatisme, surtout après plusieurs attaques préalables ayant préparé le terrain, je conçois la possibilité d'une de ces localisations de germes d'infection secondaire frappant les trois tuniques du vaisseau en un point limité, et y réalisant la lésion térébrante qui fait l'anévrysme, comme celui dont notre collègue Rénon vient de nous montrer un exemple si démonstratif. A côté des cas comparables au sien, et énumérés par notre collègue, je rappelle que la grande statistique de Boinet sur l'étiologie de l'anévrysme signale une proportion de 7 p. 240 cas d'anévrysmes attribuables au rhumatisme, ce qui nous fait voir la rareté de ces faits, mais n'en établit pas moins leur possibilité certaine (2). »

(1) Comby, Anévrysme aortique rhumatismal chez une fillette de quatorze ans. *Soc. de pédiatrie*, 16 janvier 1906.
(2) Triboulet, *Soc. méd. des hôpitaux*, 10 mars 1905.

Ce rapide exposé prouve l'existence de l'anévrysme rhumatismal infantile. L'ectasie aortique peut se développer rapidement comme chez mon malade, où elle s'est réalisée en moins d'un mois, du 26 octobre au 16 novembre 1904, au cours d'un rhumatisme articulaire aigu fébrile. Elle est consécutive aux attaques récidivantes du rhumatisme, et elle augmente progressivement à chaque nouvelle poussée. Elle ne paraît pas rétrocéder, et elle se termine par la mort, comme dans deux des cas précédents. Son évolution est marquée par des crises douloureuses, avec suffocation, pâleur de la face, irradiations du côté gauche. Ces douleurs ont été retrouvées dans toutes les observations.

En dehors de l'action primordiale de la syphilis sur le développement de l'anévrysme aortique chez l'adulte, on doit, selon moi, considérer l'action non moins ectasiante du rhumatisme articulaire aigu manifestée surtout sur l'aorte infantile.

Si j'ai tant insisté sur toute cette discussion, Messieurs, c'est parce qu'elle vous prouvera que l'anévrysme est le plus souvent *syphilitique* chez l'adulte et *rhumatismal* chez l'enfant. Il semble même, si l'on songe à la dilatation énorme du cœur observée dans la myocardite rhumatismale aiguë, qu'il puisse exister une action particulière de dilatation rhumatismale, aussi bien sur le myocarde que sur les vaisseaux.

VII

DES TERMINAISONS DES ANÉVRYSMES DE LA CROSSE DE L'AORTE LA CACHEXIE ANÉVRYSMATIQUE

Les terminaisons de l'anévrysme de la crosse aortique.

Guérison de l'anévrysme. — L'anévrysme syphilitique et sa guérison par les injections d'huile grise.

La mort dans l'anévrysme. — Mort subite. — Mort rapide. — Mort lente.

La cachexie anévrysmatique.

Exemple clinique de cette cachexie. — L'autopsie révèle un cœur hypertrophié et des reins scléreux.

Discussion sur la pathogénie de cette cachexie. — La cachexie anévrysmatique et la cachexie cardio-rénale.

Messieurs,

Un cas observé récemment dans le service me paraît présenter des particularités intéressantes, et je désire vous en entretenir. Il s'agit d'un anévrysme de la crosse aortique terminé par cachexie. C'est là une question peu connue et qui me permettra de vous parler des terminaisons de l'anévrysme de la crosse aortique.

Comment se terminent d'habitude les anévrysmes de l'aorte ?

Ils peuvent se terminer par la guérison ou par la mort du malade.

Celui-ci peut guérir spontanément, le fait est rare. Le plus souvent, la guérison est la suite d'une médication rationnelle, et vous avez pu voir, ces temps derniers, un anévrysme syphilitique de la crosse aortique rétrocéder progressivement sous l'action des injections d'huile grise.

La mort, dans l'anévrysme de l'aorte, peut être subite, rapide ou lente (1).

La mort subite peut résulter d'une hémorragie foudroyante. Le sac s'ouvre à l'extérieur, ce qui est rare, dans une cavité, plèvre, péricarde, ou dans un conduit naturel, comme les bronches, l'œsophage. Le petit malade atteint d'anévrysme aortique rhumatismal, dont je vous parlais dans la dernière conférence, est mort de cette façon. La mort subite peut dépendre d'une crise d'angine de poitrine, en rapport direct avec l'aortite, cause de l'anévrysme. Le malade peut enfin succomber subitement à un ictus laryngé par compression du nerf récurrent; le mécanisme de la mort ressemble à celui de la mort subite par traumatisme du larynx.

La mort rapide résulte de la rupture de la poche anévrysmatique, soit dans les voies aériennes et dans le parenchyme pulmonaire, soit dans le péricarde, les plèvres et le canal rachidien. Elle tient aussi à la compression lente des voies aériennes et à la possibilité d'une embolie cérébrale ou autre. Elle est toujours consécutive à une dyspnée violente.

La mort arrive lentement, par asystolie résultant de la compression des oreillettes et surtout de l'oreillette droite, par inanition, suite de la compression œsophagienne, par tuberculose pulmonaire, consécutive à la compression des pneumogastriques et de l'artère pulmonaire. Elle peut enfin succéder à un affaiblissement progressif se terminant par une véritable cachexie.

Telles sont, Messieurs, les différentes terminaisons de l'anévrysme de la crosse aortique.

(1) H. Huchard, *Maladies du cœur et de l'aorte*, 3e édition, 1899, t. II, p. 449.

La terminaison par cachexie est des plus rares, et je crois intéressant de vous exposer en peu de mots l'histoire de ma malade, pour discuter ensuite tous les problèmes que soulève cette question de la cachexie anévrysmatique.

Une malade, âgée de quarante-huit ans, entre dans notre service le 29 novembre 1904, se plaignant d'une grande faiblesse, de céphalée et d'oppression qui la forcent à garder le lit depuis cinq mois.

La dyspnée est excessive; la malade se tient assise sur son lit, et il est très difficile d'obtenir une réponse aux questions posées. On parvient cependant à apprendre qu'elle a été atteinte d'une fièvre typhoïde à l'âge de seize ans, et que, mariée, elle n'a eu ni fausse couche, ni grossesse, et ne paraît pas avoir contracté la syphilis. Elle fut atteinte d'une bronchite légère, il y a sept ans, et depuis cette époque, elle fut constamment malade. Sa dyspnée presque continuelle, s'exagérant au moindre effort, lui rendait tout travail à peu près impossible; l'oppression était plus marquée pendant la nuit. De temps en temps, il existait de l'œdème des jambes qui disparaissait après le repos au lit. Cet œdème a augmenté depuis quatre à cinq mois, et il est devenu permanent. La dyspnée s'est exagérée. La malade se plaint, en outre, de douleurs à début brusque, analogues aux douleurs d'angor pectoris, s'irradiant dans le bras droit, et accompagnées d'une céphalée tenace. Ces troubles continuant depuis cinq mois sans amélioration aucune, malgré le repos au lit, la malade se décida à entrer à l'hôpital.

A l'*examen*, l'attention est attirée de suite sur la dyspnée très vive présentée par la malade, sur son teint blanc jaunâtre, sur un œdème considérable développé au niveau de l'abdomen et des membres inférieurs, et sur une déformation de la partie antérieure et supérieure du thorax.

La dyspnée est considérable. Au moindre mouvement, elle redouble d'intensité et rend l'examen très difficile.

Il ne semble pas y avoir d'ascite. On sent dans le flanc droit et sur la ligne médiane au-dessus du pubis, une tumeur dure, légèrement mobile, que le toucher vaginal permet de considérer comme un volumineux fibrome utérin.

Le foie ne paraît pas gros. Il est impossible de percevoir la rate.

Le thorax est déformé par deux saillies proéminant dans le deuxième espace intercostal droit. Ces saillies auraient commencé leur évolution depuis cinq à six ans, la seconde quelques mois après la première. L'une siège le long du bord droit du sternum, au-dessous de la clavicule, dans le premier et le second espace intercostal, occupant une largeur de 4 à 5 centimètres. L'autre, plus volumineuse, et située plus en dehors que la précédente, pointe fortement sous le grand pectoral dans les deuxième et troisième espaces intercostaux; elle est franchement pulsatile, et son expansion systolique est visible de loin. On ne constate aucun thrill à la palpation, et la pression est un peu douloureuse. L'auscultation, très difficile, permet d'entendre un double souffle très râpeux dont le maximum s'entend au niveau du sternum. La pointe du cœur est abaissée et déjetée en dehors, dans le sixième espace. Les bruits du cœur sont faibles, rapides et irréguliers. L'auscultation du poumon permet d'entendre de nombreux râles de bronchite dans toute la poitrine et des râles de congestion aux deux bases.

Le pouls est petit, inégal, irrégulier. Il n'y a pas de retard du pouls radial gauche; le pouls droit est plus faible. Il n'existe pas d'inégalité pupillaire.

L'appétit est conservé. Il existe de la constipation, une céphalée surtout nocturne et une insomnie continuelle.

Les urines, rares (300 centimètres cubes), sont troubles, foncées. Elles contiennent un peu d'albumine et pas de sucre.

Notre diagnostic, après cet examen, est le suivant : asystolie de longue date accompagnée de cachexie chez une malade atteinte d'un anévrysme considérable de la crosse aortique d'origine inconnue.

Les jours suivants, l'état ne fit que s'aggraver, malgré tous nos soins. La cachexie progressa rapidement, et la malade fut prise, dans les quinze derniers jours, d'insomnie complète, accompagnée d'un état mental très particulier. La malade se plaint d'une façon incessante de douleurs qu'elle ne peut préciser; ses cris plaintifs sont entrecoupés de véritables accès de terreur, disant qu'elle ne veut pas mourir. Elle empêche toutes ses voisines de dormir. Son teint se fonce graduellement, et elle succombe dans le marasme,dans la nuit du 3 au 4 février 1905, deux mois et six jours après son entrée à l'hôpital (1).

L'*autopsie*, pratiquée le lendemain matin, révèle des particularités très intéressantes.

Il existe quelques cuillerées de liquide citrin dans la cavité péritonéale, où l'on découvre de nombreux fibromes pédiculés de l'utérus, dont l'un a les dimensions d'une tête de fœtus et adhère au cæcum. En outre, on découvre des kystes de l'ovaire.

Le foie, du poids de 1 610 grammes, offre tous les caractères du foie cardiaque.

La rate, pesant 170 grammes, est assez ferme et assez rouge à la coupe.

(1) L'observation complète de la malade a été publiée quelques jours après cette conférence. Voir : LOUIS RÉNON et VERLIAC, De la cachexie anévrysmatique. *Arch. générales de médecine*, 1905, p. 1345.

Les reins se décortiquent très mal, la capsule entraînant des fragments étendus de substance corticale. Ils sont tous deux congestionnés, durs et remplis de petits kystes urinaires. Ce sont des reins de néphrite interstitielle.

L'autopsie du thorax est fort curieuse.

On note un peu de liquide dans la plèvre droite et des adhérences du poumon droit au diaphragme.

Les deux poumons sont congestionnés, et il existe un petit foyer de bronchopneumonie à la base gauche. On ne trouve pas trace de tuberculose pulmonaire.

Le péricarde, recouvert en grande partie par les bords pulmonaires, laisse sortir en haut et à droite une aorte énorme adhérant intimement à la partie interne de la deuxième et de la troisième côte.

En fendant le péricarde, on constate que le cœur est énorme, lui aussi. A l'ouverture de l'orifice aortique, on trouve les trois valvules très indurées surtout au niveau de leur bord libre.

Le ventricule gauche est très volumineux et très hypertrophié. La valvule mitrale paraît saine, et l'oreillette gauche a son volume normal. Il n'y a donc rien de particulier du côté du cœur droit. Les dimensions du cœur sont les suivantes : la longueur du sillon interventriculaire antérieur est de 14 centimètres, celle du sillon postérieur est de 12 centimètres, la circonférence du cœur, au niveau du sillon auriculo-ventriculaire, est de 30 centimètres, la circonférence de la partie moyenne des ventricules est de 35 centimètres; l'épaisseur du ventricule gauche à sa partie moyenne, sans comprendre la graisse et le pilier de la mitrale, est de 2 centimètres et demi.

L'aorte thoracique est athéromateuse. En ouvrant le sac anévrysmal développé sur toute la crosse de l'aorte, on trouve sa paroi pavée pour ainsi dire de plaques d'athérome, mais très mince dans sa partie antéro-latérale droite, au niveau des adhérences costales. Il n'existe pas trace de caillot ancien dans le sac.

*
* *

Messieurs, dans cette observation, trois points sont à relever, la cachexie, le gros cœur et les lésions du rein, points ayant entre eux des relations beaucoup plus grandes que vous ne pourriez les supposer au premier abord.

La cachexie de notre malade est une *cachexie anévrysmatique* typique, semblable à celle décrite si exactement par Stokes en ces termes : « Le patient succombe épuisé par les souffrances résultant de la maladie. Le sac est alors, en général, d'un volume considérable. Outre les douleurs et l'angoisse causées par les battements anévrysmaux qui empêchent souvent le sommeil, il survient une cachexie anémique, puis une fièvre inflammatoire. » Notre malade avait un gros sac anévrysmatique, elle avait présenté un dépérissement profond, un teint anémique intense et elle avait eu un accès fébrile. Cette cachexie ne ressortissait ni à la cachexie tuberculeuse, si fréquente au cours des anévrysmes, puisqu'il n'existait pas de tubercules dans les poumons, ni à la cachexie cancéreuse, les lésions utéro-ovariennes n'étant pas de nature maligne.

Cette cachexie ressemblait au contraire beaucoup à la cachexie artérielle, à cette cachexie que j'ai décrite sous le nom de « cachexie cardio-rénale » (1), et dont je vous ai entretenu dans une des conférences précédentes. A l'autopsie de malades succombant à cette cachexie cardio-

(1) Louis Rénon, La cachexie cardio-rénale. *Arch. gén. de médecine*, 1903, p. 277.

rénale, on trouve un cœur hypertrophié et scléreux et des reins plus ou moins diminués de volume, atteints de néphrite interstitielle. Il en était de même chez ma malade.

Son cœur était très gros, très volumineux. Ce n'est pas la règle dans l'anévrysme de l'aorte, où le cœur est au contraire diminué de volume et petit. Quelle est la raison de cette anomalie ? Pour essayer de l'expliquer, nous avons, M. Verliac et moi, analysé tous les cas d'anévrysmes aortiques publiés dans les *Bulletins de la Société anatomique*, et nous avons rencontré trois ordres d'anévrysmes de l'aorte avec hypertrophie cardiaque : les anévrysmes coexistant avec une insuffisance aortique ; tous les anévrysmes disséquants ; les anévrysmes compliqués de lésions rénales. Neuf cas d'anévrysmes de l'aorte avec gros cœur et lésions rénales ont pu être relevés. Dans cinq cas, la sclérose du rein était certaine : cas de Vulpian (1861, gros cœur, néphrite chronique, infarctus du rein) ; cas de Font-Réaulx (1865, gros cœur, dégénérescence scléreuse du rein) ; cas de Morisset (1876, cœur dilaté, reins scléreux) ; cas de Trékaki (1890, gros cœur, sclérose rénale) ; cas de Durante (1892, cœur de bœuf, reins de néphrite interstitielle). Dans quatre cas, la congestion rénale prédominait : cas de Vulpian (1854, gros cœur, reins très rouges, très congestionnés) ; cas d'André Petit (1881, gros cœur, reins congestionnés) ; cas de Faure-Miller (1891, gros cœur, reins congestionnés) ; cas de Salomon (1903, gros cœur, congestion de la base des pyramides). M. Huchard a vu, de son côté, l'hypertrophie du cœur compliquer souvent l'anévrysme aortique des goutteux et dépendre alors d'une néphro-sclérose concomitante.

Les reins de notre malade étaient manifestement scléreux, et, comme son orifice aortique était insuffisant, elle avait une raison double d'avoir le cœur gros, et c'est peut-être pour cela qu'il était si volumineux. Si, de plus, nous songeons que cette femme a terminé ses jours dans la cachexie la plus profonde, il y a peut-être plus qu'une simple coïncidence entre la cachexie, le gros cœur, et les altérations rénales, et cela m'amène à discuter l'origine de la cachexie anévrysmatique.

On n'est pas d'accord sur la *pathogénie* de cette cachexie. Les uns la rattachent aux souffrances et à l'insomnie, Morgagni l'attribuait à la compression du canal thoracique par l'anévrysme (fait reconnu inexact par Turner, qui observa en 1859 deux cas d'oblitération complète du canal thoracique sans amaigrissement notable), les autres songent à la tuberculose et quelques-uns à une cachexie artérielle.

Pour élucider la question, nous avons encore recherché dans les *Bulletins de la Société anatomique* si la triade clinique et anatomique, « cachexie, gros cœur, lésions rénales », rencontrée chez notre malade, avait été observée antérieurement par d'autres auteurs. Nous n'avons pu relever que des renseignements assez vagues, car, en dehors des ruptures anévrysmatiques, la description clinique de la mort n'a pas toujours été mentionnée dans les observations. Cependant, sur les neuf cas d'anévrysmes accompagnés d'hypertrophie du cœur et de lésions rénales cités plus haut, nous avons vu sept fois le malade succomber à la cachexie, à l'affaiblissement continu, au coma ou à l'asphyxie progressive. Sur ces sept cas, la cachexie fut relevée quatre fois (cas de Vulpian, 1861; cas de Morisset, 1876; cas d'André Petit, 1881; cas de Faure-Miller, 1891).

Ces quatre cas et le nôtre plaident donc en faveur de l'identification de la cachexie anévrysmatique à la cachexie artérielle et à la cachexie cardio-rénale.

Aussi, sa pathogénie est-elle bien obscure. Peut-être les questions si neuves de la rétention chlorurée sèche et de l'azotémie pourront-elles l'éclairer, et permettre, en déchlorurant longuement l'organisme en état de rétention, un traitement prophylactique et curatif de ce redoutable symptôme.

Messieurs, si la cachexie anévrysmatique se superpose si bien à la cachexie cardio-rénale par ses symptômes et si, comme je le pense, elle doit être confondue avec elle, elle ne laisse guère de prise à la *médication*. Vous pourrez cependant en retarder de quelques jours ou de quelques semaines l'échéance fatale en supprimant le lait qui n'est pas toujours bien supporté, et en le remplaçant par la diète hydrique continuée un jour ou deux avec une eau minérale ou des tisanes diurétiques. Vous y substituerez par intervalles un régime purement végétarien, mais complètement déchloruré, et vous essayerez d'utiliser l'opothérapie rénale. En un mot, vous mettrez en œuvre tout le traitement de la cachexie cardio-rénale.

Telles sont, Messieurs, les considérations suggérées par l'histoire de ce cas intéressant. Elles m'amènent à penser que la cachexie anévrysmatique n'est qu'une cachexie cardio-rénale, dont elle partage le redoutable pronostic.

VIII

RÉTRÉCISSEMENT MITRAL, AORTITE, CORONARITE ET TABES CHEZ UNE SYPHILITIQUE

Exemple clinique de ces diverses affections rencontrées chez une même malade.

Histoire clinique de la maladie. — Les lésions trouvées à l'autopsie.

Importance et connexions cliniques de ces associations morbides.

La coronarite. — L'aortite. — L'aortite et le tabes. — Le syndrome de Babinski. — Les affections mitrales et le tabes.

Messieurs,

La conférence d'aujourd'hui peut porter comme titre : « Rétrécissement mitral, aortite, coronarite et tabes chez une syphilitique ». Ces cinq propositions sont rigoureusement exactes et sont déterminées par l'histoire clinique, thérapeutique et anatomique de ce cas intéressant.

Il s'agit d'une malade entrée dans notre service, à la salle Lorain, le 5 janvier 1904, pour des troubles de la sensibilité et de la motilité. Les troubles sensitifs ont débuté en 1902, les troubles moteurs ont été un peu plus tardifs, mais, depuis quelques mois, ils se sont accentués et la marche est devenue impossible.

A l'entrée de la malade, l'examen fait voir de suite que cette femme est tabétique. Il existe des douleurs fulgurantes dans les jambes, dans les bras, au niveau du sein gauche et au niveau des genoux. Il y a de l'hypoesthésie, surtout marquée aux extrémités, du retard des sensations.

La motilité est conservée aux membres supérieurs et aux membres inférieurs; la force musculaire est intacte, égale des deux côtés. La malade fait du crochet avec adresse, et il n'y a pas d'incoordination au niveau des bras; celle-ci apparaît très nette aux membres inférieurs, quand on fait exécuter des mouvements dans le lit. La station debout est impossible. Les réflexes rotuliens et achilléens sont abolis des deux côtés. Du côté des organes des sens, on constate du myosis : les pupilles sont punctiformes, elles ne réagissent plus à la lumière, tandis que le réflexe accommodateur persiste. L'ouïe est légèrement diminuée et les oreilles bourdonnent d'une façon assez désagréable. L'odorat et le goût sont intacts. Comme trouble trophique, nous relevons la perte spontanée de deux dents; deux autres sont prêtes à tomber. Il n'y a ni arthropathie, ni pied bot.

Du côté de l'appareil digestif, la malade a présenté des troubles gastriques frustes avec vomissements et nausées; elle a des alternatives de diarrhée et de constipation. Elle n'a pas de crises rectales. L'appareil respiratoire est indemne. Il n'en est pas de même de l'appareil circulatoire, dont l'examen nous révèle de curieuses surprises. La pointe du cœur bat dans le cinquième espace intercostal sur la ligne mamelonnaire. A la palpation, on sent un léger frémissement cataire à la pointe. La percussion ne dénote pas une hypertrophie notable du cœur. L'auscultation permet d'entendre les bruits de l'orifice aortique normaux et les bruits de l'orifice mitral absolument typiques d'un rétrécissement mitral. Il existe un souffle présystolique, un roulement diastolique, un dédoublement du second bruit et un claquement très net d'ouverture de la mitrale, dont le maximum s'étend sur la ligne mamelonnaire.

Le pouls est petit, régulier, égal. Ce rétrécissement mitral était passé inaperçu et n'avait jamais provoqué de trouble fonctionnel, si ce n'est un peu de dyspnée d'effort : jamais il n'y avait eu d'œdème, et l'urine ne contenait pas d'albumine.

Tels sont les renseignements que nous donne l'examen de la malade à son entrée. Elle est donc atteinte d'ataxie locomotrice à la période d'incoordination et, en plus, d'un rétrécissement mitral.

Nous avons soigneusement recherché les antécédents de cette femme pour voir s'ils ne nous donneraient pas la clef du diagnostic pathogénique. Sa mère est morte d'accident, et son père est mort hémiplégique pendant une troisième attaque. Dans les antécédents personnels, on trouve une chlorose à dix-sept ans; il n'existe pas de maladie infectieuse, ni de rhumatisme. Quant à la syphilis, on ne découvre ni commémoratif d'accident primaire ou secondaire, ni éruption, ni céphalée ; la malade a toujours été bien réglée et elle n'a pas eu de grossesse. Malgré ces présomptions contre la syphilis, vous verrez, Messieurs, que cette tabétique était bien syphilitique, la suite de l'évolution clinique va vous le prouver.

Contre les douleurs fulgurantes, nous avons successivement utilisé la phénacétine, l'antipyrine, l'aspirine, l'exalgine, le pyramidon, avec des résultats inconstants. Pendant les mois de février, mars et avril 1904, les troubles d'incoordination augmentèrent. Au mois de mai suivant, en auscultant la malade, on s'aperçut qu'elle présentait à la base un souffle diastolique dont le maximum s'entendait à l'orifice aortique.

L'examen complet fit voir la crosse aortique dépasser de deux centimètres le bord droit du sternum, et la sous-clavière droite surélevée. Cette aortite avait évolué d'une façon latente, sans aucun signe fonctionnel appréciable. Devant ce nouveau symptôme, apparu chez une tabétique, en dehors de toute autre infection, rhumatismale ou autre, la nature syphilitique de tous les accidents devenait presque une certitude. Aussi nous fîmes une série de quinze injections d'un centimètre cube d'une solution de biiodure d'hydrargyre à 2 p. 100. Sous cette influence, le souffle diastolique de l'aorte fut perçu beaucoup moins nettement, et il s'entendait très atténué pendant le cours de l'été et de l'automne 1904.

Au mois de janvier 1905, la situation se modifia. En plus du rétrécissement mitral, de l'aortite et du tabes, la malade se plaignit de douleurs vives du côté du sein gauche et de l'épaule gauche, douleurs survenant par crises. Ces douleurs persistent pendant les premiers jours du mois de février. Le 9 février 1905, la malade ressent une douleur encore plus vive dans la poitrine au niveau du sein gauche, elle est prise de nausées pénibles, et elle succombe subitement le soir en poussant des cris.

L'autopsie fut faite trente-six heures après la mort. Elle devait nous révéler des lésions multiples et importantes.

Je passe tout d'abord rapidement sur des lésions sans intérêt pour nous. Les poumons étaient emphysémateux, mouchetés très régulièrement de taches d'anthracose, sans trace de tuberculose. La rate congestionnée, jaune, atteinte d'un peu de périsplénite, pesait 230 grammes. Les reins, congestionnés, d'une décortication difficile, avaient leur surface corticale réduite. Le foie, de dimensions normales, d'aspect foie muscade, pesait 1 350 grammes. Le cerveau ne présentait rien de particulier et pesait 1 300 grammes.

Toute l'attention était attirée du côté de la moelle et du côté du cœur. La moelle présentait une sclérose très nette des cordons postérieurs, sclérose très visible à l'œil nu.

Le cœur pesait 440 grammes. Il existait uu rétrécissement mitral absolument typique; l'orifice mitral ne laissait passer que l'extrémité de l'index, il était infundibuliforme ; l'oreillette gauche était très dilatée et hypertrophiée; le ventricule était hypertrophié lui aussi.

Les valvules aortiques sont indurées; leurs bords sont très épais et très durs ; elles sont à peu près suffisantes ; la face interne de l'aorte est tapissée de plaques saillantes rouges d'endartérite récente. L'orifice des deux coronaires est complètement oblitéré, fermé par des dépôts calcaires cicatriciels. L'aorte est dilatée dans sa partie ascendante.

Vous pouvez vous rendre compte de toutes ces lésions sur le cœur, la crosse aortique et la moelle que je fais passer devant vous. J'ajouterai qu'il existait des plaques discrètes et récentes d'athérome sur l'aorte thoracique et abdominale.

*
* *

Tel est, Messieurs, l'exposé rapide de ce cas intéressant, cas méritant d'être relevé, car il soulève quatre questions principales, à propos de la coronarite, de l'aortite récente, des relations du tabes et de l'aortite, et enfin du rétrécissement mitral.

Parlons d'abord de la *coronarite*. Les coronaires étaient complètement oblitérées. Ce point a-t-il de l'importance? Oui; et pourquoi? Parce qu'il plaide en faveur de l'opinion de M. Huchard soutenant que les crises d'angine de poitrine tabétiques sont des crises d'angine vraie, tandis que la plupart des auteurs considèrent ces crises comme des crises viscéralgiques analogues aux crises gastriques, laryngées, anales et testiculaires. Notre malade n'a eu que des douleurs angineuses frustes, mais, selon toute vraisemblance, elles paraissent dépendre de la coronarite oblitérante.

Le développement récent de l'*aortite* doit aussi nous arrêter quelques instants. Au mois de février 1904, la malade ne présentait sûrement pas trace de lésion aortique, et, deux mois plus tard, au mois de mai, on découvre par hasard, un matin, le souffle diastolique et la dilatation de l'aorte. L'existence de cette aortite devait faire penser à la syphilis, non pas qu'on doive mettre toutes les aortites sur le compte de la syphilis, ce qui serait exagéré, mais parce que la coexistence du tabes et d'une aortite doit l'imposer dans la plupart des cas. Nous avons traité la malade par les injections de biiodure de mercure, et nous avons obtenu une rétrocession des signes aortiques, indice net de la nature syphilitique de l'affection. D'ailleurs, l'autopsie donnait la vérification des lésions aortiques, et cela va me permettre de vous dire quelques mots des rapports du tabes et de l'aortite, question toute d'actualité.

On constate très souvent de l'*aortite au cours du tabes*; c'est un fait de clinique journalière. Cette coexistence morbide deviendra encore bien plus fréquente, quand un récent et très remarquable travail de M. Babinski sera plus vulgarisé. Je veux parler de sa communication du 8 novembre 1901 à la *Société médicale des hôpitaux* sur « Les troubles pupillaires dans les anévrysmes de l'aorte ». Sans doute, jusque-là, on avait noté des troubles pupillaires au cours des anévrysmes de l'aorte, mais ces troubles étaient expliqués par une compression du sympathique produisant la mydriase par irritation et le myosis par paralysie du nerf. M. Babinski pensa qu'il n'en était pas toujours ainsi, car, chez des malades atteints d'anévrysme aortique, il trouva des modifications pupillaires tenant à une autre cause, à un véritable signe d'Argyll-Robertson, avec perte de sensibilité du réflexe lumineux et conservation du réflexe accommodateur. Comme ces malades avaient le réflexe achilléen aboli, on était en droit de les considérer comme des tabétiques frustes. Il pouvait dès lors y avoir coexistence de l'anévrysme de l'aorte et du tabes fruste, d'autant plus que la ponction lombaire révélait la lymphocytose du liquide céphalo-rachidien.

Il existe donc des anévrysmes de l'aorte avec des troubles pupillaires tabétiques. On peut en conclure que, dans ces conditions, les troubles pupillaires ne sont pas liés à l'anévrysme, mais à la cause commune du tabes et de l'aortite, à la syphilis. Voilà pourquoi ce syndrome, justement dénommé *syndrome de Babinski*, a une si grande importance clinique. Il est caractérisé essentiellement par la perte du réflexe lumineux, la perte des réflexes rotuliens et achilléens, l'existence d'une aortite et la présence de lymphocytes dans le liquide céphalo-rachidien. Il a été confirmé par M. Vaquez, MM. Widal et Lemierre, par M. Dufour qui a donné la vérification anatomique des lésions tabétiques, et, de nouveau, par MM. Vaquez et Digne à la fin de l'année 1904. Notre cas en est une preuve de plus, et une preuve absolue, puisqu'on y retrouve les troubles pupillaires, le tabes cliniquement et anatomiquement évident, l'aortite développée et améliorée sous nos yeux par le traitement mercuriel.

L'aortite tabétique a une note clinique un peu spéciale. Elle est d'une latence absolue dans le tabes avancé ; elle y évolue sans douleur, et elle donne rarement lieu à l'anévrysme. Dans le tabes fruste, dans le tabes incipiens, elle est plus bruyante, elle s'accompagne de douleurs, elle aboutit à l'anévrysme et elle a une marche rapide; aussi, dans ces cas latents, le syndrome de Babinski a-t-il une grande importance pour le diagnostic.

Cette aortite tabétique, quelle est sa cause? Est-elle due à un trouble trophique? Non, nous dit M. Jean Heitz dans sa thèse de 1903 sur *Les nerfs du cœur chez les tabétiques*, car il n'y a aucun rapport entre l'aortite et la lésion médullaire; on trouve peu de lésions du plexus cardiaque avec une grosse lésion aortique, et il peut exister des lésions considérables du plexus cardiaque avec une aorte normale. Est-ce une aortite syphilitique? Cela semble bien plus vraisemblable, et, chez notre malade, l'aortite était bien syphilitique. Je vais maintenant vous dire quelques mots du rétrécissement mitral.

Il existe très peu de documents sur les rapports des *affections mitrales* et du *tabes*. Je puis vous signaler la thèse de M. Albespy : *Des lésions de l'orifice mitral chez les ataxiques* (Paris, 1883), et celle déjà citée de M. Jean Heitz. M. Albespy, sur 61 cas d'ataxie avec complications cardiaques, note 23 fois des lésions de l'orifice mitral. Sur ces 23 cas, 13 fois l'orifice mitral était lésé, 10 fois par une insuffisance pure et 3 fois par un rétrécissement. Les lésions aortiques et les lésions mitrales coexistaient dans 10 cas. M. Albespy attribue la cause de ces cardiopathies à la syphilis, à l'érysipèle, au rhumatisme, à la fièvre typhoïde ; dans 25 observations, aucune cause ne put être décelée. Les lésions mitrales sont, en général, marquées chez les tabétiques par une évolution clinique latente; les signes stéthoscopiques sont seuls perçus, et les symptômes du tabes occupent toute la scène. Dans sa thèse de 1903, M. Jean Heitz rapporte deux cas de rétrécissement mitral chez des tabétiques, un cas de rétrécissement mitral datant de l'enfance et un cas d'athérome mitro-aortique; ce dernier fait ne saurait nous surprendre, car la grande valve de la mitrale fait partie de la région aortique, et nous savons combien souvent l'aorte est lésée au cours du tabes.

Dans notre fait, le rétrécissement mitral est, selon toute vraisemblance, d'origine congénitale; sans doute, la malade n'a pas été arrêtée dans son développement, elle n'est pas petite, elle n'a pas été atteinte de nanisme mitral, mais l'aspect de l'orifice mitral plaide en faveur de cette origine. On doit interpréter aussi dans le même sens les signes d'auscultation, le roulement diastolique, le souffle présystolique, le dédoublement du second temps et le claquement d'ouverture de la mitrale, tous signes du rétrécissement mitral pur.

Si ce rétrécissement est congénital, quelle est son origine ? Est-il tuberculeux ? Est-il syphilitique ? Dans cette dernière hypothèse, la malade aurait été atteinte de syphilis héréditaire, et les autres manifestations de cette hérédo-syphilis, le tabes et l'aortite, ne se seraient développés qu'à l'âge de trente-sept ans ; cela me paraît bien tardif, même pour une syphilis héréditaire tardive.

Si, contrairement à notre opinion, ce rétrécissement mitral était un rétrécissement acquis, ce pourrait être un rétrécissement syphilitique, vestige d'une endocardite mitrale, et cela poserait la question de l'existence de l'endocardite syphilitique mitrale acquise avec toutes ses lésions valvulaires consécutives. Je suis même persuadé que cette lésion doit exister plus souvent qu'on ne le pense. Il serait illogique d'admettre que la syphilis puisse toucher l'aorte à son origine et les valvules aortiques, sans lui supposer une action identique sur l'endocarde, et sur l'endocarde du cœur gauche. Le rhumatisme a une prédilection pour l'endocarde et la syphilis une préférence pour les vaisseaux, mais cela ne veut pas dire que la syphilis ne puisse léser l'endocarde et le rhumatisme ne puisse altérer les vaisseaux. S'il existe en médecine des courants pathologiques plus nombreux et plus grands les uns que les autres, il n'y a pas de cause univoque des altérations d'un organe.

Voyez, Messieurs, où nous conduit cette discussion intéressante de pathologie spéciale et générale.

Chez notre malade, en dehors du rétrécissement mitral, pour lequel un doute persiste, il existait donc de l'aortite, de la coronarite et du tabes d'origine syphilitique. Vous pourrez en tirer la conclusion suivante :

Si vous rencontrez les symptômes de ces affections chez une même personne, ces affections auront les plus grandes chances d'être toutes syphilitiques. Leur coexistence vous imposera le traitement spécifique qui améliorera peut-être le tabes, mais sûrement l'aortite et la coronarite, menaces redoutables et permanentes d'angine de poitrine et de mort subite.

IX

AORTITE SYPHILITIQUE LATENTE ET NÉVRALGIES VISCÉRALES

Exemple clinique de névralgies viscérales au cours de l'aortite syphilitique.
L'aortite simulant la colique hépatique, la colique néphrétique et la névralgie intercostale. — Cessation des douleurs après la médication spécifique.
Les névralgies viscérales de l'aortite syphilitique latente.
L'aortite demande à être recherchée. — Difficultés du diagnostic. Traitement : la médication par l'huile grise.

MESSIEURS,

Je vais vous parler aujourd'hui d'un malade intéressant, dont j'ai suivi l'histoire depuis cinq ans, histoire capable de nous édifier sur un point pratique de diagnostic et de traitement.

Vous savez que l'aortite syphilitique, lorsqu'elle est « sus-sigmoïdienne » (1), s'accompagne des violentes douleurs de l'angine de poitrine ; s'il est des cas où les douleurs irradient dans la zone du plexus cardio-aortique, il est infiniment plus rare de voir la syphilis de l'aorte se manifester par des crises douloureuses uniquement viscérales, simulant complètement les violentes coliques viscérales de la lithiase biliaire et rénale. J'ai observé un cas de ce genre, et je crois intéressant de vous le rapporter ; tous les phénomènes douloureux ont cédé à l'emploi du traitement spécifique.

(1) DIEULAFOY, *Clinique médicale de l'Hôtel-Dieu*, 1898, t. I, p. 79.

Un malade, âgé de quarante ans, est venu me consulter le 27 avril 1901 pour des douleurs atroces qu'il ressentait depuis trois mois, et contre lesquelles divers traitements proposés n'avaient amené aucun soulagement.

Ces douleurs revêtent la plupart des caractères des coliques néphrétiques et hépatiques, et des névralgies intercostales. Dans la région rénale, elles occupent la masse sacro-lombaire des deux côtés, et s'irradient en bas jusqu'à la partie supérieure des cuisses ; dans la région hépatique, elles occupent le rebord des fausses côtes et se propagent dans le dos sur la ligne axillaire en remontant jusqu'à l'épaule droite. A gauche et à droite, la région mammaire est douloureuse, moins cependant que les régions hépatiques et rénales. La douleur, dans tous ces points, est spontanée ; assez tolérable la matinée, elle augmente l'après-midi, pour devenir excruciante pendant la nuit. Le malade se tord dans son lit, à la recherche d'une position où il puisse moins souffrir. On n'a pu trouver, ni dans l'appareil rénal, ni dans la glande hépatique, la raison de ces crises douloureuses, et seule, pour un temps, la morphine a pu amener un peu d'accalmie ; les antinévralgiques, la quinine, l'antipyrine, etc., n'ont donné aucun résultat.

Très préoccupé de trouver la raison de ces crises névralgiques viscérales si intenses, j'examine complètement le malade, et mon attention est attirée immédiatement sur l'appareil cardio-aortique, en raison d'une dyspnée intense accusée depuis un mois environ.

Je suis alors frappé de constater des signes morbides *que je n'avais point trouvés un an auparavant* dans deux examens successifs faits pour une légère glycosurie qui avait cédé à un régime alimentaire peu sévère : ce sont d'abord des battements énergiques des carotides et une violente impulsion du cœur ; c'est ensuite un double souffle à l'orifice aortique, un souffle diastolique avec tous les caractères classiques du souffle d'insuffisance aortique et un souffle systolique râpeux d'aortite (il était impossible d'admettre un souffle de rétrécissement aortique). Il n'y avait pas de dilatation marquée de l'aorte. Le pouls présentait tous les signes de l'insuffisance aortique.

Il paraissait dès lors évident que cette lésion aortique s'était développée depuis un an, et, selon toute vraisemblance, elle devait avoir une certaine relation avec les douleurs viscérales atroces. Il y avait lieu de songer à la possibilité d'un anévrysme ou même de plusieurs anévrysmes, siégeant l'un à l'aorte thoracique, l'autre à l'aorte abdominale, puisque M. Huchard (1) nous a très justement fait connaître l'importance des névralgies viscérales dans les anévrysmes latents de l'aorte.

La recherche de tous les signes physiques des anévrysmes, non plus que la radiographie, ne m'a pas permis de conclure à l'existence d'anévrysmes, les résultats ayant été négatifs.

Il s'agissait certainement d'aortite, et l'origine de cette aortite ne pouvait guère être que syphilitique ; le malade avait eu à l'âge de vingt ans un chancre induré, suivi de toute la série des accidents secondaires ; tout traitement spécifique avait été abandonné après la guérison de ces accidents.

Le traitement antisyphilitique fut immédiatement institué à l'exclusion de tout autre (biiodure d'hydrargyre en injections et iodure de potassium).

Un mois après, le 29 mai 1901, le malade vint me revoir : il était complètement transformé au point de vue de ses douleurs. Celles-ci avaient commencé à diminuer dix jours

(1) HUCHARD, *Soc. méd. des hôpitaux*, 1900, p. 170; *Consultations médicales*, 1900 et 1906, et *Journal des Praticiens*, 8 juin 1901.

après le début du traitement, et elles s'étaient ensuite progressivement éteintes ; seule, l'oppression persistait encore au moment d'un effort peu violent.

J'ai revu ce malade très souvent depuis cinq ans, soit dans mon cabinet, soit en consultation avec les différents confrères qui l'ont soigné. La récidive de ces douleurs s'est produite à deux reprises différentes. Connaissant bien le syndrome de Babinski, dont je vous ai parlé dans la conférence précédente, j'ai recherché si cet homme présentait des signes de tabes : il n'en existait aucun, ni du côté des réflexes oculaires, ni du côté des réflexes rotuliens. Aussi ai-je mis, comme la première fois, les douleurs sur le compte de l'aortite. Je fis un traitement spécifique avec des injections de biiodure en solution aqueuse, et plus tard avec des injections d'huile grise ; les douleurs ont disparu progressivement, et le malade est actuellement dans un état assez satisfaisant.

*
* *

Messieurs, dans cette observation, les douleurs qu'on peut rencontrer dans l'aortite (crises pseudo-gastriques, crises hépatalgiques) ont revêtu un tel caractère d'intensité que leur confusion complète avec les crises de colique hépatique et néphrétique était non seulement possible, mais légitime ; seules, les modifications survenues, depuis un an, au niveau de l'orifice aortique, imposaient le diagnostic ; le traitement spécifique, en amenant la cessation des douleurs, en était une preuve nouvelle et irréfutable. Devait-on aller plus loin et incriminer non seulement l'aortite, mais une ectasie de l'aorte, comme dans les cas de M. Huchard ? On ne peut l'affirmer, mais l'absence de signes physiques et de signes radioscopiques n'est pas en faveur de l'anévrysme.

Dans le *diagnostic*, il vous faudra tenir grand compte aussi de la recherche des signes de tabes fruste. Examinez avec grand soin les réflexes oculaires pour voir s'il n'existe pas de signe d'Argyll-Robertson ; recherchez l'étendue des réflexes rotuliens et achilléens, pratiquez au besoin la ponction lombaire pour vous assurer que le liquide céphalo-rachidien ne contient pas de lymphocytes, et vous serez alors complètement fixés. En l'absence d'un anévrysme, en l'absence d'un tabes fruste, en l'absence de coliques hépatiques ou néphrétiques, en l'absence d'une crise tenant à une lésion viscérale, les douleurs observées ne peuvent relever que de l'aortite. La cause exacte de ces violentes douleurs viscérales n'est point facile à préciser ; on peut songer aussi logiquement à une compression nerveuse déterminée par l'aorte épaissie dans ses trois tuniques qu'à une irradiation à distance. Par contre, il me paraît très important d'insister sur le caractère diagnostique de ces névralgies viscérales dans l'aortite chronique syphilitique latente, avec ou sans ectasie, surtout quand les douleurs très limitées simulent la colique hépatique et la colique néphrétique. Si la douleur s'étend à la fois dans la zone d'irradiation des plexus aortiques, du pneumogastrique et du grand sympathique, le diagnostic est plus aisé, car « elle doit faire songer à la possibilité d'une aortite » (Boinet).

Le *traitement* de ces névralgies viscérales d'origine aortique doit être le traitement causal, celui de la syphilis. Depuis deux ans, j'utilise volontiers l'huile grise, qui m'a paru très efficace dans les affections syphilitiques de l'aorte; mais je ne le fais qu'après examen complet du malade et après m'être assuré de la complète perméabilité du rein. Je pense que l'existence d'une albuminurie même légère doit contre-indiquer absolument le traitement par les sels mercuriels insolubles. Je me sers de l'huile grise, selon la formule suivante de M. Lafay :

Mercure purifié	40 grammes.
Lanoline anhydre stérilisée.......	12 —
Vaseline blanche stérilisée.......	13. —
Huile de vaseline médicinale stérilisée........................	35 —

Ce mélange est conservé dans de petits flacons d'environ deux à trois centimètres cubes; on chauffe légèrement le flacon et on l'agite pour que le mélange soit homogène avant de s'en servir.

Quelles quantités d'huile grise devrez-vous injecter? Une ou deux divisions du centimètre cube de la seringue de Pravaz gradué en dix divisions, chaque division représentant *cinq* centigrammes de mercure. Vous pouvez utiliser aussi la seringue de M. Barthélemy, seringue en verre divisée en quinze divisions ; chaque division correspond à *un* centigramme de mercure métallique, en employant l'huile grise à 40 p. 100. Injectez de 5 à 12 divisions de cette seringue, ce qui fait de 5 à 12 centigrammes de mercure, dose que vous ne devrez pas dépasser.

Faites ces injections par séries de quatre à six, une tous les huit jours. L'huile grise est certainement la mieux tolérée des préparations insolubles; elle ne produit ni douleur vive, ni induration persistante, ni stomatite, ni diarrhée.

C'est là une médication qui, dans les aortites syphilitiques, avec ou sans ectasie, accompagnées de douleurs violentes, m'a toujours semblé donner aux malades un soulagement très appréciable.

X

LA DILATATION AIGUË DU CŒUR ET LA MYOCARDITE AIGUË AU COURS DU RHUMATISME ARTICULAIRE AIGU

Exemples cliniques de dilatation aiguë du cœur, d'origine rhumatismale.
Histoire clinique de trois malades. — Un cas de guérison et deux cas de mort. — La mort dans l'asystolie aiguë.
La myocardite aiguë et la dilatation aiguë du cœur rhumatismales.
Causes de la complication. — Son évolution clinique : la crise de dilatation aiguë du cœur et l'asystolie aiguë. — Durée et terminaisons. — Les lésions de la fibre cardiaque. — Difficultés du diagnostic avec l'endocardite et la péricardite avec épanchement. — Gravité du pronostic. — Traitement prophylactique et curatif : danger des médicaments cardiaques.
L'action ectasiante du rhumatisme articulaire aigu.

MESSIEURS,

Je vais vous parler encore aujourd'hui des méfaits du rhumatisme articulaire aigu, en vous présentant quelques types cliniques d'une affection à peine décrite dans quelques-uns de vos livres classiques, la dilatation aiguë du cœur et la myocardite aiguë rhumatismales.

Nous avons en ce moment, dans notre salle Piorry, un malade atteint de cette affection. C'est un homme de trente-neuf ans, entré pour une troisième attaque de rhumatisme articulaire aigu, avec douleur et tuméfaction du genou et du cou-de-pied droits. L'examen du cœur faisait percevoir des signes de rétrécissement mitral, avec un léger roulement présystolique et un dédoublement très net du deuxième bruit. La pointe du cœur battait dans le cinquième espace intercostal. La température ne dépassait pas 38°. Le traitement institué comprenait 2 grammes d'aspirine et un enveloppement salicylé des jointures atteintes.

Le troisième jour de son entrée à l'hôpital, le malade est pris brusquement, dans l'après-midi, de palpitations, avec sensation d'angoisse, dyspnée intense au moindre mouvement et sueurs profuses. C'est une crise subite de dilatation aiguë du cœur. Une heure après le début de cette angoisse, la température monte à 39°,7; le visage, pâle, est couvert de sueurs, les lèvres sont cyanosées. Il n'existe ni œdèmes, ni hypertrophie du foie, ni signes pulmonaires; mais le pouls bat 160 fois par minute, à peine comptable. Le cœur s'est très dilaté; la pointe bat dans le septième espace intercostal, très en dehors de la ligne mamelonnaire. L'auscultation dénote un rythme se rapprochant beaucoup de l'embryocardie. On applique des ventouses scarifiées sur la région précordiale, on fait des injections d'éther et d'huile camphrée. Le cœur revient sur lui-même dans les trois jours suivants, la température baisse, les signes fonctionnels s'améliorent et le malade va beaucoup mieux. Les articulations atteintes de rhumatisme sont complètement revenues à leur état normal.

Ce cas, Messieurs, s'est terminé par la guérison. Il n'en est malheureusement pas de même dans les deux observations suivantes.

A la fin du mois de septembre 1902, je fus appelé dans le Morvan, pour voir une dame de soixante ans, que je connaissais depuis fort longtemps à Paris, et qui avait eu l'année précédente une attaque de rhumatisme articulaire aigu. C'était pour des accidents cardiaques extrêmement graves que j'étais mandé, accidents survenus au cours d'une deuxième attaque de rhumatisme articulaire aigu.

Cette crise articulaire avait été violente dès le début, et toutes les jointures avaient été prises, avec fièvre intense. Mon confrère, le Dr Lacomme (de Lucenay-l'Évêque), vit la malade le quatrième jour. Elle avait de l'essoufflement et des menaces de syncope. Malgré l'emploi des préparations salicylées, la situation s'aggrava les jours suivants, et, le douzième jour, la malade fut prise d'une asystolie suraiguë avec œdème des membres inférieurs, cyanose, délire et pouls à 180, très mauvais. Sous l'influence d'injections d'éther et d'applications de sangsues sur la région précordiale, il y eut une légère amélioration pendant deux jours.

Je vis la malade le quinzième jour. Je la trouvai avec une cyanose généralisée. Les lèvres et les pommettes des joues étaient violacées; les mains, les jambes et les pieds étaient bleus. Les membres inférieurs étaient très enflés, et l'œdème remontait jusqu'aux membres supérieurs. L'œdème était beaucoup plus intense du côté sur lequel la malade se couchait. En examinant le cœur, je trouvai une matité cardiaque énorme, comme dans les grands épanchements péricardiques; j'entendis un léger souffle à la pointe et un bruit de galop. Le pouls était à 160, mou, dépressible. Je n'ai pu ausculter les poumons en arrière, de peur du renouvellement d'une syncope, arrivée la veille dans ces conditions.

Je confirmai le diagnostic fait par mon confrère, dilatation aiguë du cœur rhumatismale, et je partageai toutes ses craintes sur l'issue rapidement fatale de l'affection. Je fis pratiquer des injections d'huile camphrée et de sulfate de strychnine, et je fis appliquer un sac de glace sur la région du cœur. Malgré une amélioration légère, la malade succomba le vingt-deuxième jour aux progrès de sa myocardite.

M. Aubry (de Nantes) a rapporté l'histoire d'une femme de cinquante ans, qui fut prise, à la fin d'une poussée de rhumatisme articulaire aigu, des accidents suivants au moment de la convalescence :

« On n'avait pas encore fait les premières tentatives pour alimenter la malade, qu'elle fut prise d'une crise semi-syncopale qui jeta l'effroi dans son entourage. D'après ce qui me fut raconté, la malade s'était sentie mal à l'aise dans la soirée, après une journée passable, et s'était plainte d'un sentiment d'angoisse et de constriction à la région du cœur. Le visage était devenu livide, les extrémités froides, la respiration se faisant sans gêne apparente, mais avec de profonds soupirs, comme si la malade cherchait à introduire le plus d'air possible dans les poumons et à réveiller ainsi la vie défaillante. Enfin, au bout de quinze à vingt minutes, les accidents s'atténuèrent graduellement et finirent par disparaître, laissant après eux une sensation de profond accablement et d'extrême fatigue.

« Reconstituant les faits, je fus, à ma visite du lende main, fixé sur leur signification et n'hésitai pas à en prédire l'issue possible aux personnes de l'entourage. Il s'agissait évidemment de symptômes d'une haute gravité relevant d'une insuffisance cardiaque, d'un véritable collapsus. Je tâchai de rassurer la malade. Elle était calme pour le moment, bien que redoutant le retour d'accidents dont elle avait cru mourir.

« Le cœur battait régulièrement, mais le premier bruit était affaibli et mal frappé; l'organe avait ses dimensions normales en apparence, mais le choc systolique de la pointe était à peine perceptible, le second bruit pulmonaire était accentué, sans être cependant accompagné d'un choc diastolique notable; il est probable que la dilatation aiguë des cavités, cause de l'accès, avait cessé et que le cœur reprenait peu à peu son volume normal. Il fut jugé bon de faire prendre une potion contenant XX gouttes de digitale et 10 centigrammes de spartéine. Des injections de caféine (50 centi grammes) et d'huile camphrée au dixième furent pratiquées. Des boissons chaudes et stimulantes furent ordonnées. Enfin, il fut convenu qu'à la moindre apparence de défaillance cardiaque une personne de l'entourage pratiquerait une injection d'éther suivie d'une injection d'huile camphrée. Mandé la nuit suivante, il m'arriva d'être témoin d'une crise; au cours de cette crise les accidents survenus le matin précédent se reproduisirent. Je pus constater la dilatation des cavités du cœur, l'absence de douleurs vives, d'hyperesthésie, d'irradiations ayant pour centre la région précordiale; les traits s'altéraient, les extrémités des doigts devenaient violacées, le pouls, mou, petit, sans tension, incomptable par suite des arrêts et des défaillances, les bruits du cœur sourds et éteints (battements en ailes d'oiseau), la patiente semblait près de rendre le dernier soupir. Tout fut mis en œuvre pour combattre la faiblesse du cœur, et la situation redevint meilleure pour quelque temps. Mais le pouls restait faible et mou, les extrémités ne se réchauffaient pas, la face gardait une expression angoissée ; la malade, sans voix, évitant tout mouvement, était couverte de sueur profuse. Elle succomba dans la nuit à un nouvel accès (1). »

Messieurs, tous ces faits cliniques, dépourvus de consécration anatomique, me paraissent devoir rentrer dans

(1) P. Aubry. De l'asystolie primitive d'origine rhumatismale. *Gaz. méd. de Nantes*, 1904, n° 31.

le cadre de la myocardite aiguë rhumatismale, car ils me paraissent impossibles à expliquer autrement. Cela va me permettre de vous dire en quelques mots ce que nous savons de cette altération grave du myocarde.

*
* *

Messieurs, le rhumatisme articulaire aigu peut toucher le myocarde plus souvent qu'on ne le croit généralement, et les travaux de ces dernières années, ceux de M. Barié et de M. Teissier, ceux de M. Merklen, notamment l'excellente thèse de M. Janot (1), faite sous son inspiration, nous ont permis de bien concevoir l'importance du sujet.

Les *causes* de cette complication sont intéressantes à rechercher. M. Poynton, sur 150 observations de rhumatisme grave, note 34 fois des altérations de la fibre cardiaque. La myocardite serait donc une complication de près du quart des cas, et, chez les enfants, la fréquence serait encore plus grande, d'après M. Fernet et d'après M. Besnier. L'intensité et la répétition des attaques de rhumatisme, l'existence de lésions cardiaques antérieures et surtout de lésions du péricarde constituent une prédisposition évidente. J'en dirai autant des toxi-infections antérieures, si le cœur a été adultéré par des fièvres éruptives graves, par la diphtérie, la fièvre typhoïde, par l'alcool ou par le tabac, ce poison vasculaire si redoutable.

L'*évolution clinique* de la myocardite aiguë rhumatismale est essentiellement latente. Elle débute sans éveiller en aucune façon l'attention du médecin, et, quand elle est

(1) A. Janot, Contribution à l'étude de la myocardite rhumatismale aiguë. *Thèse de Paris*, 1902.

constituée, elle se manifeste par des signes de gravité formidable qui accaparent toute l'attention.

C'est en général du troisième au neuvième jour de la poussée articulaire, souvent le septième ou huitième jour, quand le malade, déjà convalescent, commence à se lever, qu'il ressent une impression de malaise dans la région précordiale, avec une sensation d'angoisse suivie d'oppression, de battements tumultueux du cœur. Le malade s'inquiète, il est surtout frappé de la dyspnée qu'il éprouve au moindre mouvement.

Dans la plupart des cas, la situation devient alarmante très rapidement, et de véritables crises se déclarent, crises spontanées, survenant régulièrement la nuit ou à l'occasion du plus petit effort.

Pendant la crise, le malade est pris d'accès de suffocation, d'une douleur vive au niveau de la région précordiale, d'œdème des membres inférieurs, des membres supérieurs et même d'œdème pulmonaire. La face, les extrémités et les téguments sont violacés, cyanosés; l'asphyxie est considérable. La température monte à 38°,5, 39°, et même plus, et le malade tombe souvent dans un état de collapsus et de syncope. Les syncopes se répètent au moindre effort, au moindre mouvement. A l'examen du cœur, on est frappé d'un symptôme qui retient l'attention tout entière : c'est la dilatation énorme et aiguë du cœur. La pointe est perçue très bas et en dehors du mamelon, indice de la dilatation simultanée des deux ventricules. La percussion dénote une augmentation considérable de la matité cardiaque. Cette matité peut être énorme, s'étendre à droite à deux ou trois travers de doigt de la ligne sternale dans le quatrième espace intercostal droit, déborder à gauche le mamelon de trois à quatre travers de doigt et remonter en haut jusqu'au bord supérieur du deuxième cartilage costal gauche. Dans un cas de MM. Merklen et Rabé, le cœur mesurait 15 centimètres de hauteur et 19 centimètres et demi de largeur. L'auscultation fait entendre parfois un rythme embryocardique, parfois une accentuation du deuxième bruit pulmonaire, indice de la gêne circulatoire de retour dans le poumon, souvent un bruit de galop présystolique, et des souffles de deux sortes : les uns sont dus à une endocardite concomitante, les autres sont des souffles fonctionnels, doux, systoliques, dus au relâchement des valvules, sous la dépendance de l'affaiblissement des fibres musculaires des piliers cardiaques.

Telle est, Messieurs, la crise de dilatation suraiguë du cœur. Sa *durée* dépendra tout entière de la rétrocession plus ou moins lente de la fibre musculaire à son volume primitif. Si l'énergie musculaire est épuisée, la dilatation persiste, et l'affection se termine par la mort. Celle-ci peut survenir brusquement du huitième au douzième jour, ou plus tard, du seizième au vingtième jour, à la suite d'une longue période d'asystolie. Une syncope termine parfois rapidement la scène, et le danger syncopal est imminent dès que la matité déborde le mamelon gauche de deux travers de doigt. La mort peut arriver plus lentement par asystolie, asystolie commune ou asystolie rapide avec courte agonie dans l'orthopnée, l'agitation et le délire. La guérison est possible, si le cœur dilaté revient progressivement sur lui-même, comme dans notre première observation.

Quelles *lésions* trouve-t-on à l'*autopsie* d'un cas de myocardite rhumatismale ?

Le cœur est dilaté. Il s'affaisse et s'étale sur la table d'amphithéâtre. Sa coloration est jaune pâle. A la coupe, les cavités cardiaques ont leurs dimensions augmentées.

Histologiquement, qu'il me suffise de vous dire qu'il existe des altérations de la continuité et de la striation de la fibre musculaire, de la dégénérescence vacuolaire de la fibre, des lésions un peu moins marquées du tissu conjonctif et de l'altération de la tunique musculaire des vaisseaux.

Le *diagnostic* de la myocardite aiguë rhumatismale n'est pas toujours aisé. Sans doute, comme l'a montré M. Huchard, tous les signes d'affaiblissement du cœur dans les fièvres ne relèvent pas de la myocardite, et il faut tenir compte de ces névrites cardiaques grippales, diphtériques ou d'autre nature, comme ces névrites du pneumogastrique dont je vous ai déjà parlé à propos des « grandes médications cardiaques ». Cependant, la myocardite aiguë rhumatismale existe d'une façon indiscutable, et il faut essayer de la reconnaître.

Méfiez-vous donc, au cours du rhumatisme articulaire aigu, de la prostration, de la dyspnée, de la cyanose et de la gêne précordiale présentées par le malade. S'il s'y joint une diminution de l'impulsion cardiaque, une augmentation réelle de la matité du cœur, l'apparition d'un souffle systolique doux ou d'un bruit de galop, vous pourrez conclure à un début de myocardite.

Le diagnostic différentiel n'est pas toujours aisé. L'endocardite avec ses souffles ressemble à la myocardite; mais les souffles de l'endocardite ont un timbre plus rude, une localisation orificielle précise, sans la variabilité, la douceur, la mollesse des souffles fonctionnels de la myocardite. L'aortite aiguë se distingue de la myocardite par le siège vraiment sous-sternal de ses douleurs et par la localisation des souffles à l'orifice aortique.

Le diagnostic avec la péricardite est loin d'être facile, surtout avec l'épanchement péricardique. La matité cardiaque est augmentée dans les deux affections, et la différenciation n'est possible qu'après un examen très attentif de cette matité. Dans la péricardite, en plus de la constatation de l'encoche de Gibson, on trouve la matité très étendue dans les deuxième et troisième espaces intercostaux, et si cette matité descend jusque dans le cinquième espace intercostal droit, elle est, d'après Rotch, l'indice de la présence de liquide dans le péricarde. En faveur de l'existence de la myocardite, Heitler signale la variabilité de la matité, disparaissant ou augmentant comme un ballon que l'on gonfle ou que l'on dégonfle. La myocardite se distinguera de l'hypertrophie du cœur par la force du choc de la pointe et des bruits cardiaques, par l'accentuation du second bruit aortique et par une tension artérielle toujours très élevée. La thrombose cardiaque est bien difficile à distinguer de la myocardite aigüe rhumatismale, car elle en possède tous les signes; mais elle est exceptionnelle dans le rhumatisme.

Messieurs, je n'insisterai pas sur le *pronostic* . Il est grave le plus souvent, et c'est la dilatation aiguë plus ou moins grande du cœur qui peut donner une mesure de sa gravité. Même si le malade guérit, il reste des « séquelles » de son infection aiguë, et il se produit une évolution naturelle vers la myocardite chronique, avec possibilité du réveil d'une crise aiguë, à l'occasion d'infections ou d'intoxications ultérieures.

Le *traitement* doit d'abord comprendre une sage prophylaxie des accidents.

Vous devez mettre au repos absolu les malades atteints de rhumatisme articulaire aigu; vous devez les engager vivement à ne pas faire d'efforts; vous devez enfin instituer le traitement médicamenteux de la poussée articulaire par le salicylate de soude, l'aspirine, le salophène ou la salicine.

Si une oppression insolite, une montée brusque de température ou une crise douloureuse attire votre attention du côté du myocarde, et si le cœur se dilate progressivement ou rapidement, vous devrez recourir d'abord à des mesures d'hygiène générale très strictes. Le malade ne s'assoira plus sur son lit, on le fera boire dans la position couchée, vous lui recommanderez de ne plus faire de mouvement et même de ne pas remuer les mains. Puis, vous ferez appliquer une vessie de glace sur la région du cœur. Vous donnerez ensuite les médicaments cardiaques avec une extrême prudence et même, à mon avis, il est préférable de vous abstenir de caféine, de strophantus, de digitale. Faites des injections d'huile camphrée stérilisée au dixième, autant qu'il vous semblera utile : elles sont sans danger. Pratiquez chaque jour une ou deux injections de strychnine, à très faibles doses, comme dans la formule suivante :

Sulfate de strychnine............	*0,005 milligrammes.*
Eau distillée stérilisée............	10 centim. cubes.

Un centimètre cube de cette solution représente un demi-milligramme de sulfate de strychnine.

Si vous avez la chance de voir vos efforts thérapeutiques couronnés de succès, vous ferez une grande attention à la convalescence. Vous maintiendrez le malade au lit longtemps après la fin des douleurs articulaires, puis vous le ferez lever avec prudence, et vous lui recommanderez d'éviter pendant longtemps tout effort et tout travail pénible.

Messieurs, ces faits vous prouvent l'existence de la dilatation aiguë du cœur, affection toujours grave et dont la gravité dépend de l'altération plus ou moins considérable du myocarde.

Vous pouvez appliquer logiquement les données générales précédentes aux vaisseaux, à l'aorte. Elles vous expliquent les faits dont je vous parlais dans une des précédentes conférences : la dilatation aortique et les anévrysmes d'origine rhumatismale. Elles prouvent en tout cas l'action ectasiante du rhumatisme, action latente et terrible qu'on peut rapprocher à bon droit de celle de la syphilis.

XI

LES EMBOLIES DU RÉTRÉCISSEMENT MITRAL

Exemple clinique d'une embolie au cours du rétrécissement mitral.
Hémiplégie droite et aphasie d'origine embolique.
Les embolies du rétrécissement mitral.
Embolies dans les artères du système aortiqne : prédilection pour les artères cérébrales et l'artère sylvienne gauche. — Pathogénie des embolies : leur cause habituelle dans l'oreillette gauche. — Les signes cliniques des embolies sont variables selon l'artère embolisée. — Diagnostic avec la thrombose. — Gravité du pronostic.
Le traitement prophylactique par l'hygiène des cardiaques : utilité de très faibles doses de digitaline. — Traitement curatif.

MESSIEURS,

L'histoire clinique d'une malade de mon service m'incite à vous parler aujourd'hui des embolies du rétrécissement mitral.

Il s'agit d'une femme de quarante ans, entrée à l'hôpital pour de l'œdème des membres inférieurs et pour une hémiplégie datant de deux années.

Dès son enfance, la malade ne pouvait courir, monter les escaliers, partager les jeux de ses camarades sans s'essouffler rapidement. Mariée à vingt ans, elle a eu cinq enfants et a fait une fausse couche de deux mois; les grossesses se sont produites en quatorze années, de vingt-deux à trente-six ans. Elles se sont toutes terminées à terme, sans aucune complication.

Au mois de mai 1903, cette femme, travaillant chez elle, a brusquement perdu connaissance, et elle a été atteinte d'hémiplégie droite accompagnée d'une aphasie complète ayant duré dix jours.

Actuellement, cette malade présente, au niveau de la face, une déviation légère des traits du côté droit, un léger abaissement de la commissure labiale gauche. La parole est encore très embarrassée, et il existe de la difficulté pour trouver les mots. Le côté droit est hémiplégié et l'hémiplégie s'accompagne d'exagération des réflexes des membres supérieur et inférieur droits, du signe de Babinski et d'une ébauche de trépidation épileptoïde.

Nous recherchons la cause de cette hémiplégie et notre attention se porte de suite du côté du cœur. A l'inspection, on voit le cœur battre dans le cinquième espace intercostal sur la ligne mamelonnaire. A la palpation, on ne sent ni thrill, ni frémissement cataire. A l'auscultation, on entend à la pointe un souffle systolique rude, assez intense, se propageant dans l'aisselle. A la base, on n'entend pas de souffle, mais on perçoit un dédoublement du second temps. Il n'existe ni arythmie, ni intermittence. Le pouls est petit et régulier.

Il n'existe pas de congestion passive des bases pulmonaires.

Le foie, volumineux, déborde de quatre travers de doigt le rebord des fausses côtes. Il est un peu douloureux à la palpation et à la percussion.

Les urines, claires, ne contiennent ni albumine, ni sucre.

Telle est, Messieurs, l'histoire de cette malade. Plusieurs points cliniques me paraissent dignes d'être relevés. D'abord, il me semble évident que l'hémiplégie droite et l'aphasie dépendent du rétrécissement et de l'insuffisance mitrale, ceux-ci étant, selon toute vraisemblance, d'origine congénitale, car, dans les antécédents morbides, on ne trouve rien pour les expliquer. Notez aussi le nombre de cinq grossesses survenues sans le moindre incident cardiaque, ce qui vous prouve le bien fondé de mes conclusions sur le mariage des cardiaques formulées dans une conférence antérieure.

Donc, Messieurs, notre malade a une hémiplégie droite avec aphasie survenue au cours d'une maladie mitrale, insuffisance et rétrécissement. Quelle est l'origine de cette hémiplégie ?

Est-ce une hémiplégie inorganique ? Evidemment non, car nous n'avons trouvé aucun stigmate névropathique, et le réflexe de Babinski est nettement positif.

Est-ce une hémiplégie organique ? Indiscutablement oui, pour les mêmes raisons. Mais cela ne nous renseigne pas sur la cause exacte de l'hémiplégie. S'agit-il d'une hémorragie, d'une thrombose ou d'une embolie ?

Toute l'histoire clinique de la malade plaide en faveur de l'embolie. L'artère sylvienne gauche a été oblitérée par une embolie venue, selon toute vraisemblance, de l'oreillette gauche. C'est là chose fréquente dans le rétrécissement mitral, à ce point qu'on a même décrit une forme embolique de cette affection.

Je vais pouvoir maintenant vous donner quelques notions cliniques sur les embolies du rétrécissement mitral.

*
* *

Les embolies sont très fréquentes au cours de la maladie, et toutes les *artères du système aortique* peuvent être atteintes. Parmi celles-ci, quelques-unes sont oblitérées plus souvent que les autres ; ce sont les artères du cerveau, et surtout l'artère sylvienne gauche, qui jouissent de ce fâcheux privilège.

L'artère sylvienne gauche peut être oblitérée complètement, et la zone de ramollissement ischémique s'étend aux circonvolutions frontale et pariétale ascendantes gauches, à la troisième circonvolution frontale, au lobule pariétal inférieur et à la première temporale du côté gauche, comme dans un cas de M. Picot (1), où le tronc de l'artère sylvienne droite était complètement oblitéré par un caillot blanc grisâtre de la longueur d'un centimètre environ, et non adhérent aux parois de l'artère.

L'oblitération peut porter seulement sur une branche de l'artère sylvienne, sur l'artère de la frontale ascendante, de la pariétale ascendante, sur celle de la troisième frontale, etc.

Ces lésions cérébrales sont fréquentes. Pour M. Huchard, on compte 13 cas d'hémiplégie sur 100 cas de rétrécissement mitral. Pour M. Picot, il existerait 12 cas d'hémiplégie sur 110 cas de rétrécissement, et, pour M. Duroziez, 14 cas sur 43 de stricture mitrale.

Toutes les autres artères peuvent être oblitérées par l'embolie. Je vous citerai simplement les embolies de l'aorte abdominale et celles de ses branches, les embolies des artères stomacales, de l'artère mésentérique, des artères iliaques, de la fémorale, de la tibiale, etc. Vous pouvez aisément comprendre les conséquences funestes de ces oblitérations. Parfois même, les embolies sont multiples et répétées chez le même sujet. MM. Charrier et Apert ont rapporté l'histoire d'une jeune femme de quarante-cinq ans qui fut successivement atteinte d'une embolie de l'humérale gauche en 1892, d'une embolie de la carotide primitive gauche en 1895, d'une embolie de l'humérale droite en 1896, d'une hémiplégie droite et d'un infarctus pulmo-

(1) Picot, Le rétrécissement mitral et l'hémiplégie droite avec ou sans aphasie. *Annales médico-chirurgicales du Centre*, 1er mai 1903.

naire en 1897, puis, quelques mois après, d'une embolie de l'aorte abdominale et de mort rapide avec gangrène des membres inférieurs. Parfois, on peut voir la répétition des embolies dans le même vaisseau, et M. Huchard a vu une jeune femme présenter cinq attaques d'aphasie et d'hémiplégie incomplète en dix ans.

Quelle est la *pathogénie* de l'embolie dans le rétrécissement mitral ?

Dans la plupart des cas, c'est dans l'état de l'oreillette gauche qu'il faut chercher la cause de l'embolie, car, comme le dit très justement M. Vaquez, « l'histoire clinique et anatomo-pathologique du rétrécissement mitral se trouve tout entière dans l'oreillette gauche » (1). L'oreillette gauche mesure, à l'état normal, de 35 à 40 centimètres cubes de capacité ; dans le rétrécissement mitral, cette capacité, très augmentée, s'élève jusqu'à 75, 100 et 150 centimètres cubes. A l'ouverture de l'oreillette, on voit ses parois très épaissies, et l'on constate la présence de caillots, les uns agoniques, les autres adhérents, formant comme de véritables polypes du cœur, insérés dans l'auricule ou sur la paroi postérieure. Ces caillots adhérents résultent de thromboses cardiaques consécutives à de légères poussées d'endocardite et au ralentissement du cours du sang par suite de la sténose mitrale. Ce sont les fragments de ces caillots entraînés par le courant sanguin qui constituent les embolies.

La gravité de l'embolie dépend de la grosseur du caillot. Celui-ci peut-être petit, gros ou très gros. Il est même parfois si volumineux qu'il ne peut passer par l'orifice mitral rétréci, et il reste dans l'oreillette ; c'est le caillot

(1) Vaquez, L'oreillette gauche et le rétrécissement mitral. *Tribune médicale*, 1903, p. 181.

en grelot de M. Huchard, cause fréquente de mort subite.

Les embolies cérébrales pénètrent plus souvent dans l'artère sylvienne gauche que dans la droite, et cela tient à la situation particulière de l'origine de la carotide gauche sur la crosse aortique, en prolongement presque droit de ce gros vaisseau.

Quels sont les *signes cliniques* des embolies du rétrécissement mitral ?

Ce sont les signes propres à l'oblitération aiguë du vaisseau, et vous comprenez qu'ils sont tout à fait variables selon l'artère embolisée.

L'embolie des artères cérébrales donne soit la mort rapide, soit une hémiplégie avec ou sans aphasie selon le côté et l'importance du tronc oblitéré.

L'embolie des artères des membres provoque une gangrène partielle ou totale du membre.

L'embolie de l'aorte abdominale se termine presque immédiatement par la mort, à l'inverse de la thrombose, compatible avec une assez longue survie.

Les embolies des artères stomacales et de la mésentérique supérieure s'accompagnent d'un syndrome assez particulier ressemblant aux hémorragies et à la perforation de l'estomac ou du duodénum. Le malade est pris d'une douleur subite et très violente dans l'abdomen. Il présente tous les signes d'une péritonite, et il rend soit dans les selles, soit dans les vomissements, un peu de sang noirâtre. La mort arrive rapidement au milieu de souffrances considérables. J'ai vu deux cas de ce genre terminés en quelques heures par la mort; à l'autopsie, la plus grande partie de l'intestin était ischémiée, les anses intestinales tranchant vivement par leur coloration lie de vin tout à fait caractéristique.

L'étude du *diagnostic* des embolies du rétrécissement mitral comporte plusieurs points intéressants pour vous.

Et, tout d'abord, peut-on prévoir l'embolie ? Ce serait chose possible, d'après quelques auteurs. Avant le détachement du caillot de l'oreillette gauche, les battements du cœur s'accéléreraient rapidement et deviendraient irréguliers et tumultueux ; le malade éprouverait une gêne respiratoire manifeste et une douleur précordiale à la palpation. Tous ces troubles s'apaiseraient dès que l'embolie se serait produite. Dans la plupart des cas, je crois qu'il est bien difficile de soupçonner la possibilité d'une embolie, et parfois l'embolie met en évidence et démasque un rétrécissement mitral resté latent jusque-là.

Le diagnostic différentiel de l'embolie est facile ou difficile selon l'artère lésée.

Le diagnostic des embolies de l'artère sylvienne est facile. Si vous rencontrez chez une jeune femme une hémiplégie droite avec aphasie, auscultez de suite le cœur, et vous avez les plus grandes chances d'y constater un rétrécissement mitral. Sinon, discutez l'artérite syphilitique ; celle-ci ne provoque pas d'habitude des accidents subits, mais une hémiplégie progressive, ou une simple aphasie. L'hémiplégie inorganique se distingue par les stigmates hystériques et surtout par la recherche du réflexe de Babinski que vous savez tous examiner.

L'embolie des artères des membres diffère de la thrombose par son mode d'apparition plus rapide. Il faut aussi la distinguer des thromboses veineuses, qui ne sont pas exceptionnelles dans le rétrécissement mitral, puisque M. Huchard a pu en réunir cinquante cas.

L'embolie de l'aorte abdominale se différencie de la thrombose aortique par la soudaineté des accidents, tandis que dans la thrombose, on peut voir l'oblitération complète précédée de l'apparition d'une claudication intermittente qui remontait à cinq années dans un cas que j'ai rapporté avec MM. Læderich et Mazoux à la Société médicale des hôpitaux.

L'embolie des artères stomacales et des artères mésentériques ressemble beaucoup, dans sa symptomatologie, à l'ulcère de l'estomac et du duodénum et à la péritonite aiguë. La diagnostic, dans les deux cas que j'ai pu observer, m'a paru impossible, et la lésion n'a été reconnue qu'à l'autopsie.

Le *pronostic* des embolies du rétrécissement mitral est très grave. La mort peut survenir rapidement, comme dans l'embolie de l'aorte, ou lentement, comme dans les embolies des membres avec gangrène consécutive. Même si la lésion guérit, comme dans l'hémiplégie avec aphasie, la perte de motilité consécutive à l'embolie constitue une infirmité incurable. Il vous faut encore tenir compte de la répétition des embolies, de l'aphasie, de l'hémiplégie. Les premiers caillots ont pu être très petits, les caillots suivants peuvent être beaucoup plus volumineux et oblitérer une artère importante.

Quel *traitement* allez-vous opposer aux embolies du rétrécissement mitral ?

Une fois l'embolie produite, que pouvez-vous faire ?

Dans certains cas, votre impuissance est absolue. Vous ne pouvez rien tenter contre les embolies de l'aorte ; vous ne pouvez que calmer la douleur, à l'aide d'injections de morphine ou d'héroïne.

Dans le cas de gangrènes limitées consécutives à l'embolie des artères des membres, l'intervention chirurgicale peut parer aux accidents les plus pressants.

Dans l'hémiplégie avec ou sans aphasie, n'hésitez pas à appliquer des sangsues derrière les oreilles sur les régions mastoïdiennes, à mettre de la glace sur la tête et à prescrire un lavement purgatif.

Dans tous les cas, modérez l'éréthisme cardiaque avec de faibles doses de digitaline : V gouttes quotidiennes de la solution de digitaline cristallisée au millième, répétées pendant quatre à cinq jours, auront, dans la plupart des cas, une action sédative suffisante.

Si la médication ne peut que conjurer imparfaitement les accidents emboliques, le traitement préventif est au contraire de très grande importance, et je vous conseille, chez tout malade atteint d'un rétrécissement mitral, de faire de temps en temps une légère révulsion sanguine sur le cœur à l'aide de ventouses scarifiées, et d'adjoindre à l'hygiène générale de tout cardiaque de très petites doses de digitaline, répétées tous les deux ou trois mois, selon la formule suivante :

Digitaline cristallisée...........	*0,001 milligramme.*
Eau distillée....................	200 grammes.

Prendre *une cuillerée à café* avant le déjeuner et le dîner.

Vous aurez ainsi les plus grandes chances d'éviter la réplétion trop grande de l'oreillette gauche, de diminuer les risques de formation des caillots et d'éviter leur désagrégation embolique.

XII

LA PLEURÉSIE DROITE DES CARDIAQUES

Exemples cliniques de pleurésies droites des cardiaques.
Elles se rencontrent dans les cardiopathies artérielles et dans les cardiopathies valvulaires. — Trois faits cliniques dans ces deux variétés.
La pleurésie droite des cardiaques.
Les pleurésies de la grande cavité pleurale.
La pleurésie droite latente sus-diaphragmatique : son évolution insidieuse. — Difficultés de son diagnostic.
La pleurésie médiastine. — La pleurésie cloisonnée.
Pathogénie de la pleurésie droite des cardiaques : rôle de l'infarctus sous-pleural.
Diagnostic, pronostic et traitement.

MESSIEURS,

Trois malades de mon service m'incitent à vous parler aujourd'hui de la pleurésie droite des cardiaques, affection dont l'évolution clinique est très particulière. Ces pleurésies droites existent aussi bien dans les cardiopathies valvulaires que dans les cardiopathies artérielles.

Laissez-moi tout d'abord vous dire quelques mots des *différences* qui séparent les *cardiopathies artérielles* des *cardiopathies valvulaires* : vous vous rendrez facilement compte que ce n'est plus du tout la même chose. Dans les dernières, l'affection commence par la valvule et finit par le myocarde ; après l'endocardite rhumatismale initiale, la déformation valvulaire consécutive avec ses souffles, la compensation plus ou moins longue de l'hydraulique cardiaque, surviennent les phases d'hyposystolie et d'asystolie, avec les œdèmes des membres, la congestion passive du poumon, le foie cardiaque. Dans les cardiopathies artérielles, rien de semblable ; les malades n'ont jamais eu de rhumatismes dans leurs antécédents ; mais on y trouve la goutte, l'alcoolisme, le tabagisme, ce grand créateur des spasmes vasculaires, puis le saturnisme, une alimentation carnée et chlorurée abusive, des chagrins, des excès de travaux intellectuels, des préoccupations morales, la sénilité. Le muscle cardiaque est atteint dans son système artériel, et la maladie commence par le myocarde pour finir par la valvule. Vous pouvez trouver des souffles transitoires ou permanents ; ce ne sont plus des souffles de déformation valvulaire, mais le plus souvent des souffles d'insuffisance fonctionnelle par dilatation des cavités cardiaques et des orifices. L'asystolie n'est plus ici, comme plus haut, un état terminal, la fin pour ainsi dire naturelle de la maladie ; c'est, au contraire, un état aigu, une complication hypertensive subite à l'occasion d'une cause parfois légère, telle que des troubles digestifs, un peu de surmenage, une émotion, une infection, un écart de régime, une alimentation trop salée, ou une intoxication intercurrente.

Les pleurésies sont plus fréquentes au cours des cardiopathies artérielles que des cardiopathies valvulaires. Elles se localisent bien plus souvent du côté droit que du côté gauche, et on peut dire que les pleurésies des cardiaques sont généralement des pleurésies droites.

Les trois cas suivants sont une preuve de plus du siège droit habituel de ces pleurésies. Quand je vous les aurai narrés brièvement, nous discuterons l'allure clinique de ces épanchements.

*
* *

Le premier fait concerne une malade de quarante ans, entrée dans notre service en décembre 1904, en proie à une violente dyspnée, atteinte d'un œdème considérable des membres inférieurs et de la paroi abdominale. Les accidents auraient débuté, il y a quatre ans, par de la dyspnée d'effort, et ils se sont progressivement accentués depuis deux mois. On ne constate dans tous les antécédents, héréditaires et personnels, qu'un peu d'éthylisme. A l'examen, on trouve les bruits du cœur irréguliers, rapides, sourds et comme mal frappés; la percussion est trop douloureuse pour qu'on puisse arriver à délimiter l'étendue de l'organe; le pouls est petit, rapide, battant à 120 par minute. Les poumons sont le siège de gros râles sonores et sibilants; mais, à droite et en arrière, au niveau de la base, il existe des signes nets d'épanchement pleural : matité complète, abolition absolue des vibrations, silence respiratoire, sans égophonie et sans pectoriloquie aphone. Les urines, rares, très foncées, contiennent une grande quantité d'albumine. Le foie est gros et douloureux à la palpation; son bord inférieur dépasse de trois travers de doigt le rebord des fausses côtes.

En présence de tous ces symptômes, je porte le diagnostic d'asystolie avec épanchement pleural droit, réservant la lésion cardiaque, impossible à déterminer actuellement, et je fais appliquer cinq ventouses scarifiées sur la région du cœur; je prescris un purgatif salin léger, le régime lacté absolu et XV gouttes de la solution de digitaline cristallisée au millième.

Le surlendemain, la dyspnée a considérablement diminué, le pouls s'est ralenti, et il devient possible, à l'auscultation du cœur, de percevoir, à l'orifice aortique, deux souffles, l'un systolique, l'autre diastolique. La digitaline est remplacée par la théobromine à la dose de 1gr,50 par jour. On ponctionne l'épanchement, et on retire 750 grammes de liquide couleur jaune citrin. Le liquide est examiné au point de vue cytologique, et on constate qu'il est composé de nombreux placards endothéliaux, de quelques globules rouges et de quelques lymphocytes.

La malade respire beaucoup mieux les jours suivants, la diurèse est abondante, l'œdème diminue, les bruits du cœur deviennent plus réguliers, l'amélioration est très sensible quand, le 26 décembre, à la suite d'une imprudence, la situation s'aggrave tout d'un coup. La fièvre apparaît, le poumon gauche se congestionne, l'œdème infiltre à nouveau les membres inférieurs. Du côté de la base pulmonaire droite, les vibrations sont encore diminuées, le murmure vésiculaire est aboli, mais l'apparition de frottements-râles fins fait supposer que les deux surfaces de la séreuse sont appliquées l'une contre l'autre et qu'il n'y a pas de liquide.

Le 2 janvier 1905, la malade meurt subitement en s'asseyant sur son lit.

A l'autopsie, dès l'ouverture du thorax, un liquide citrin, très abondant, s'échappe de la plèvre droite. Le poumon droit, refoulé en arrière et en haut, est aplati contre la partie postérieure du thorax, et tout le liquide est interposé entre la base du poumon droit et le diaphragme très abaissé. Le foie, qui nous semblait si gros, ne pesait que 1070 grammes; petit et très dur, il était donc simplement abaissé par le liquide et nullement hypertrophié. Les poumons étaient très congestionnés. Le cœur, volumineux, pesait 530 grammes ; les bords des valvules aortiques étaient indurés et épaissis. L'aorte, dilatée au niveau de la crosse, était incrustée de plaques d'athérome. Les reins étaient cyanosés et la rate était petite, dure et consistante.

De cette description, veuillez retenir, Messieurs, l'existence de l'aortite, celle de la pleurésie droite, la mort subite de la malade due, selon toute vraisemblance, à l'abondance d'un épanchement qui paraissait tari. Rappelez-vous aussi le faible volume du foie qui nous avait semblé très gros, alors qu'il était simplement abaissé par le liquide accumulé entre la base pulmonaire et la face supérieure du diaphragme.

La seconde observation est celle d'un homme de la salle Piorry, reçu pour la troisième fois dans notre service. C'est un malade de soixante-cinq ans qui a subi en trois ans treize thoracentèses pour une pleurésie droite. La première fut pratiquée en 1902 à l'hôpital Saint-Louis; la seconde, faite à la Pitié le 15 août 1903, donna issue à 1500 grammes de liquide séro-fibrineux; la troisième, faite encore à la Pitié ainsi que toutes les suivantes, permit d'évacuer 1 000 grammes le 21 septembre 1903; la quatrième, faite le 18 octobre 1903, fut de 1 500 grammes; la cinquième, de 1 800 grammes, le 27 octobre 1903; la sixième, de 1 000 grammes, le 16 novembre 1903; la septième, de 1 500 grammes, le 27 novembre 1903; la huitième, de 1 000 grammes, le 10 décembre 1903; la dixième, de 1000 grammes, le 25 décembre 1903; la onzième, de 800 grammes, le 10 janvier 1904; la douzième, de 1 000 grammes, le 11 mars 1904; la treizième, de 300 grammes, le 18 mars 1904.

Sur ces treize thoracentèses, pratiquées sur la plèvre droite en trois années, douze ont été faites en sept mois, et, sur ces douze, huit furent faites en quatre mois.

Quelle était la nature du liquide retiré dans ces treize ponctions? Onze fois, le liquide était séro-fibrineux, et il fut deux fois hémorragique. L'examen cytologique fut pratiqué trois fois; une première fois, le 25 décembre 1903, il révéla l'existence de placards endothéliaux et de quelques lymphocytes; deux fois, le 11 mars et le 18 mars 1904, il montrait l'existence de lymphocytes dans le liquide hémorragique.

Plusieurs faits cliniques sont à relever dans l'évolution de cette pleurésie droite à répétition. D'abord, l'épanchement ne paraissait pas considérable, mais la dyspnée était souvent très vive, et on retirait toujours, à chaque ponction, plus de liquide qu'on ne l'avait supposé. Puis, si l'on recherchait la cause de l'épanchement, la présence dans le liquide de placards endothéliaux, d'une part, celle de lymphocytes, d'autre part, pouvaient faire songer, soit à une pleurésie mécanique, soit à une pleurésie tuberculeuse. Comme il n'existait pas de bacilles dans l'expectoration examinée à diverses reprises, et comme le malade était atteint de cardiosclérose, l'origine cardiaque de la pleurésie s'imposait.

L'arythmie, la tachycardie, l'élévation de la tension artérielle, la présence d'un souffle systolique, essentiellement temporaire et variable, comme on l'observe dans cette affection, tout plaidait en faveur de cette opinion; d'ailleurs, il n'existait pas de rhumatisme dans les antécédents du malade, et ce dernier était revenu nous demander conseil, en proie à une dyspnée violente, accompagnée d'une expectoration mousseuse, analogue à celle des cardio-rénaux qui, au cours d'une hypertension, chlorurée ou autre, ébauchent le syndrome de l'œdème aigu du poumon.

Permettez-moi, Messieurs, de vous signaler encore un autre cas tout récent de pleurésie cardiaque droite.

Je veux parler de cette malade de la salle Lorain, atteinte, elle aussi, de cardiosclérose, et que j'ai fait ponctionner, il y a peu de jours, dans un endroit qui n'avait rien de classique : la thoracentèse fut pratiquée en avant sur la ligne mamelonnaire, dans le troisième espace intercostal droit. La matité hépatique paraissait énorme, et elle semblait remonter en haut, jusqu'au niveau de la deuxième côte. Instruit par l'expérience de cas antérieurs, je n'ai pas cru à l'existence d'un si gros foie, et je vous ai fait part de mes craintes sur la présence d'une pleurésie droite, bien qu'il n'existât aucun signe en arrière. Plusieurs d'entre vous, restés sceptiques, durent se rendre à l'évidence, quand une ponction exploratrice, faite en pleine matité, donna issue à un liquide séro-fibrineux. Je n'insisterai pas davantage sur ce cas, en raison des considérations qu'il me reste encore à vous développer.

* * *

Les épanchements pleuraux droits des cardiaques sont bien, Messieurs, des pleurésies et non des hydrothorax. L'inflammation de la plèvre y est unilatérale, elle s'accompagne d'exsudat fibrineux et de fausses membranes, elle présente une formule cytologique particulière, toutes choses qui affirment réellement son existence. Le liquide est purulent, hémorragique ou séro-fibrineux.

Étudiées par MM. Duguet, Bucquoy, traitées récemment par M. Barié, par M. Huchard et son élève M. Robert (1), les pleurésies des cardiaques ont un *siège* variable qui

(1) J. Robert, Contribution à l'étude des manifestations pleurales au cours des maladies du cœur et de l'aorte. *Thèse de Paris*, 1898.

modifie leurs symptômes. Les pleurésies peuvent occuper la grande cavité pleurale; elles peuvent être sus-diaphragmatiques, médiastines ou cloisonnées. Malgré les différences dues à la variabilité de leur siège, ces pleurésies possèdent quelques traits communs : un début lent et insidieux, des symptômes plus ou moins latents, toujours masqués par la dyspnée cardiaque concomitante, une quantité de liquide toujours supérieure à celle évaluée avant la ponction.

Les pleurésies droites de la *grande cavité pleurale* présentent les signes ordinaires des épanchements pleuraux, et je n'ai pas à vous les décrire ici. Mais, d'après l'histoire de mes deux premiers malades, il faut noter la possibilité de l'épanchement à répétition, et celle d'un abaissement considérable du foie donnant une fausse apparence d'hypertrophie hépatique.

La pleurésie droite latente *sus-diaphragmatique* est beaucoup plus intéressante. Notre troisième malade est une preuve tout à fait démonstrative de l'allure vraiment spéciale de ces pleurésies. Son histoire clinique se rapproche complètement des trois observations que j'ai rapportées ici en 1903, dans une conférence antérieure (1). Il existe des faits semblables à ceux que je viens de vous signaler, et nous en devons la relation à M. Huchard qui a fait le premier connaître cette forme curieuse d'épanchement pleural, et y a insisté, au Congrès de médecine de Lille en 1899, en ces termes : « Les épanchements pleuraux des maladies du cœur et de l'aorte sont importants à étudier, d'autant plus qu'ils sont souvent latents

(1) Louis Rénon, La pleurésie droite latente sus-diaphragmatique des cardiaques. *Journal des Praticiens*, 6 juin 1903.

et qu'ils sont cause de la persistance de l'état asystolique. Une forme latente est celle-ci : épanchement pleural droit, collecté entre la partie inférieure du poumon et le diaphragme, souvent très abondant et *latent* en raison de ce siège spécial ; le murmure vésiculaire s'entend dans presque toute la poitrine, et, comme le foie est descendu, on croit simplement à une augmentation de volume de cet organe. »

J'ai résumé ce type clinique dans les lignes suivantes des *Archives générales de médecine*; permettez-moi de vous les lire (1).

« Méfiez-vous des infarctus pulmonaires chez les malades atteints d'une affection du cœur, quelle qu'elle soit, cardiopathie valvulaire ou cardiopathie artérielle; ils sont capables de vous jouer de fort vilains tours, comme vous allez en juger.

Vous donnez vos soins à une cardiaque, malade d'un rétrécissement mitral. Outre les signes propres à la lésion de son cœur, elle présente de la congestion passive de ses deux bases pulmonaires : sous l'influence de la médication classique, la dyspnée a diminué, la situation s'est améliorée, et déjà vous voyez la crise conjurée, quand un jour vous êtes appelé pour une douleur violente et subite survenue dans un point du côté droit. A l'examen, vous trouvez les signes d'un infarctus pulmonaire : matité, râles sous-crépitants fins, souffle; d'ailleurs, les jours suivants, l'apparition des crachats hémoptoïques caractéristiques juge le diagnostic. Jusqu'ici, tout va bien; vous appliquez des ventouses sèches ou scarifiées, vous essayez de calmer l'oppression douloureuse, et vous pensez qu'au bout de peu de temps, cet infarctus, de petites dimensions, va se résorber

(1) Louis Rénon, La pleurésie droite latente sus-diaphragmatique des cardiaques. *Arch. gén. de méd.*, 1903, p. 1508.

complètement. Mais s'il siège sous la plèvre, et si, selon la septicité propre du territoire embolisé, il y détermine un épanchement séro-fibrineux, hémorragique ou purulent, toutes vos prévisions seront en défaut. L'épanchement se produira, et le liquide se collectera le plus souvent dans la grande cavité pleurale. Parfois la pleurésie s'enkystera, se cloisonnera, occupera le médiastin. Enfin, elle pourra se cacher entre la base du poumon droit et le diaphragme : elle sera *sus-diaphragmatique*, et, si vous ne connaissez pas cette localisation bizarre et néfaste, vous ne pourrez jamais la dénicher. Que vous voilà loin de cet infarctus pulmonaire simple, d'apparence si bénigne !

Cette pleurésie droite sus-diaphragmatique est latente. Comme signes fonctionnels, on ne note que la douleur dyspnéisante de l'infarctus. Elle ne se révèle par rien de ce que nous savons des signes pleurétiques habituellement constatés en arrière de la poitrine. Pas de matité, mais seulement la submatité des congestions basiques du poumon; les vibrations sont conservées à la palpation, et l'auscultation ne décèle que quelques râles sous-crépitants. Quelquefois, les signes un peu plus flous n'écartent pas *ipso facto* l'idée d'un épanchement pleural; pour élucider la question, on fait en arrière une ponction exploratrice dans les derniers espaces intercostaux, sur la ligne axillaire, et on ne retire rien.

Par contre, dans l'aisselle et en avant, on remarque quelque chose d'insolite. Il semble que tout à coup le foie soit devenu énorme : la matité hépatique s'étend presque de la clavicule à l'abdomen, et le foie déborde en bas les fausses côtes de deux à trois travers de doigt. L'idée d'un gros foie cardiaque vient seule à l'esprit. On s'occupe alors de la cardiopathie, mettant tout en œuvre, repos, régime lacté, purgations, médicaments cardiaques, pour diminuer le volume du foie, et la malade... meurt subitement, comme j'en ai fait la triste expérience dans une de mes observations.

A l'autopsie, on trouve, comme moi, un litre et demi de liquide dans la plèvre droite, dissimulé sous la base du poumon, entre cette base pulmonaire et la face supérieure du diaphragme. Une lame pulmonaire, assez épaisse, s'étend en arrière du haut en bas de la paroi costale, jusqu'au fond du sinus costo-diaphragmatique; elle rend compte de l'impossibilité de trouver cette pleurésie, cherchée cependant tous les jours, puisqu'on a jugé de l'utilité d'une ponction exploratrice. Tout le liquide est en contact avec le diaphragme et la paroi costale antérieure. Autre surprise, le foie, que l'on croyait très gros, voire même énorme, est de volume normal; il est simplement abaissé par la couche de liquide sus-diaphragmatique, et la matité considérable perçue en avant pendant la vie comprenait deux choses toutes différentes : dans sa partie supérieure, la matité liquide, et, dans sa partie inférieure seulement, la matité hépatique. On a fait une triple erreur, de diagnostic, de pronostic et de traitement.

Si vous connaissez ce type clinique, le diagnostic devient assez facile, et j'ai pu le faire chez d'autres malades, après avoir payé trop cher mon ignorance. A la suite d'un infarctus du poumon droit, j'avais trouvé, peu de jours après, une matité considérable sous l'aisselle et en avant, avec abaissement du foie. J'examinai de la façon la plus minutieuse les signes physiques au niveau de cette matité. Pas de vibrations thoraciques, pas de murmure vésiculaire ; je me méfiai. Je fis une ponction exploratrice dans le quatrième espace intercostal droit sur la ligne mamelonnaire, et je retirai du liquide séro-fibrineux. Une ponction faite en arrière, au lieu d'élection, ne donna aucun résultat, en raison de l'épaisseur de la lame pulmonaire plaquée contre la paroi postérieure ; avec une très longue aiguille seulement, j'aurais eu quelque chance de tomber sur le liquide, en traversant d'abord la paroi costale, puis la partie du poumon adhérente à cette paroi. »

Je n'ai rien à ajouter aujourd'hui à cette description ; les faits que j'ai observés depuis cette époque, l'ont complètement confirmée.

La pleurésie *médiastine* des cardiaques a des symptômes identiques à ceux des épanchements médiastinaux. Le syndrome médiastinal domine la scène avec toutes ses compressions d'organes. Cette pleurésie se termine souvent par une vomique séreuse ou purulente.

La pleurésie *cloisonnée* des cardiaques est assez rare. Les signes sont des plus variables selon les points divers de la séreuse où le cloisonnement se produit.

*
* *

La *pathogénie* de la pleurésie droite des cardiaques dépend tout entière d'un infarctus pulmonaire sous-pleural, septique ou non. Souvent l'apoplexie lobulaire est évidente : une douleur plus ou moins vive et l'apparition de crachats hémoptoïques précèdent d'un ou de plusieurs jours le développement de l'épanchement. Parfois, les signes sont beaucoup plus estompés ; la douleur est insignifiante, mais la dyspnée est vive, et c'est à peine si la présence insolite d'une expectoration muco-purulente attire l'attention.

Aussi le *diagnostic* de ces pleurésies est-il à la fois facile et difficile. Il est facile quand elles siègent dans la grande cavité pleurale, encore que, parfois, on se trompe singulièrement sur l'abondance de l'épanchement. Il est difficile, dans tous les autres cas, surtout dans la pleurésie médiastine et dans la pleurésie droite latente sus-diaphragmatique. Je vous engage à vous méfier, en pareil cas, d'une matité rencontrée dans le creux axillaire ou dans la région sous-claviculaire droite; n'acceptez jamais sans contrôle l'hypothèse d'un gros foie cardiaque dont les limites supérieures sont bien anormales; je vous ai montré qu'en pareil cas le foie était, le plus souvent, simplement abaissé et non pas hypertrophié; faites alors une ponction exploratrice dans la région mate, et, souvent, à votre très grande surprise, vous retirerez du liquide. Si vous ponctionnez en arrière de la poitrine, au lieu d'élection de la thoracentèse, faites-le avec une très longue aiguille, car vous aurez parfois à traverser une lame pulmonaire accolée à la partie postérieure du thorax. L'examen cytologique du liquide, en vous mettant en présence de placards endothéliaux associés à de rares lymphocytes, confirmera la pathogénie de l'épanchement.

Le *pronostic* des pleurésies droites des cardiaques mérite d'être réservé. D'abord, ces épanchements, essentiellement latents, risquent d'être méconnus. Puis, ils se reproduisent souvent, comme dans cette pleurésie qui nécessita treize ponctions. Enfin, ils ajoutent un nouvel élément d'oppression à une maladie déjà très dyspnéisante, et ils sont capables d'aggraver singulièrement une situation bien précaire.

Le *traitement* de cette pleurésie comporte deux grandes indications. La première, c'est d'évacuer le liquide aussi souvent qu'il se reproduira. La seconde, c'est d'instituer la médication de la cardiopathie originelle, pour éviter le développement des infarctus, cause la plus fréquente de ces complications pleurales.

Telle est, Messieurs, cette pleurésie droite des cardiaques. Son histoire est assez intéressante pour que j'aie cru devoir insister à nouveau sur son évolution et vous en montrer tous les dangers.

XIII

DEUX CAS DE CARDIOSCLÉROSE A FORME ARYTHMIQUE ET TACHYCARDIQUE

Exemples cliniques de cette forme morbide.
Importance des écarts de régime sur l'apparition des crises d'asystolie.
La cardiosclérose à forme arythmique et tachycardique.
L'arythmie et la tachycardie. — Diagnostic. — Terminaisons.
Le traitement aux différentes périodes de la maladie.

MESSIEURS,

Je vais vous parler aujourd'hui de deux malades atteints de cardiopathie artérielle, de cardiosclérose à forme arythmique et tachycardique.

Je vous ai déjà, dans la dernière conférence sur la pleurésie droite des cardiaques, indiqué les différences existant entre les cardiopathies artérielles et les cardiopathies valvulaires. D'ailleurs, l'histoire de mes deux malades va encore vous faire mieux saisir toutes ces nuances cliniques.

La première malade, âgée de cinquante-deux ans, est entrée à l'hôpital le 9 mai dernier, dans un état d'oppression des plus marqués, ayant débuté trois mois auparavant dans les circonstances suivantes. Marchande des quatre-saisons, elle poussait une petite voiture d'oranges dans une rue des plus escarpées de Montmartre, quand elle fut prise tout à coup d'un point de côté dans la région du cœur, de palpitations violentes et d'étouffements. Cette crise se calma après trois jours de repos, mais se reproduisit dès la reprise du travail. Un de nos confrères, appelé, mit la malade au lait, et lui fit prendre de la théobromine et de la digitale; par indocilité, elle suivit mal ce régime, et fut forcée de venir nous demander conseil.

Elle avait alors un peu d'œdème des jambes, une teinte cyanotique du visage, et des urines rares contenant de gros flocons d'albumine. Le pouls était irrégulier, fort par moments, faible par d'autres. Les bruits du cœur étaient difficiles à percevoir, tellement l'arythmie était considérable et tellement les battements étaient précipités. Il n'existait pas de bruits de souffle; les bases pulmonaires étaient indemnes de congestion passive et le foie n'était pas gros. Sous l'influence d'une large émission sanguine pratiquée à l'aide de six ventouses scarifiées sur la région cardiaque, à la suite d'un purgatif salin, du régime lacté absolu et d'une dose quotidienne de 2 grammes de théobromine, la courbe urinaire monta de 1000 centimètres cubes à 2700 centimètres cubes, où elle se maintint pendant huit jours. Comme la suppression de la théobromine l'avait fait baisser, je donnai pendant trois jours une fois XV gouttes et deux fois X gouttes de la solution de digitaline cristallisée au millième; la quantité d'urines remonta jusqu'à 2 litres et 2 litres et demi. Elle s'éleva même à 3 litres, le 28 et le 29 mai, sous l'influence de deux doses quotidiennes de 30 centigrammes de théocine. C'est alors que, tout d'un coup, brusquement, le 31 mai, la malade n'urina plus qu'un litre, et qu'elle fut prise d'une oppression terrible avec anxiété des plus pénibles et menace de collapsus; le pouls devint petit, misérable, incomptable; les battements du cœur étaient follement arythmiques. Le tout était survenu à la suite d'un écart de régime, la malade ayant pris le bouillon, la viande et le pain d'une de ses voisines. C'était un bel exemple de dyspnée toxique et de dyspnée chlorurée, car il n'y avait ni œdèmes périphériques, ni congestions viscérales; seule, l'urine, rare, contenait de nouveau de l'albumine. La situation était des plus alarmante. Je fis appliquer dix ventouses scarifiées, je mis pendant trente heures la malade à la diète hydrique, et je lui donnai, pendant quatre jours, la digitaline à la dose de XV, X et V gouttes. Immédiatement, l'oppression diminua, les urines reparurent, et six jours après, elle respirait d'une façon assez normale.

Dans les antécédents de cette femme, nous ne trouvons trace ni de rhumatisme articulaire aigu, ni de maladie infectieuse : elle a eu six enfants, et elle est manifestement alcoolique.

Il ne saurait y avoir le moindre doute sur le diagnostic : il s'agit d'une cardiosclérose à forme arythmique et tachycardique des plus nettes. Remarquez l'influence rapide du traitement sur la tachycardie, sur l'oppression et sur le rétablissement des urines, mais voyez notre impuissance thérapeutique sur le symptôme arythmie : il ne s'est pas modifié, demeurant intangible.

Un point capital de cette observation, c'est l'apparition de la dyspnée toxique avec asystolie subite à l'occasion d'un écart de régime, et sa prompte disparition à l'aide des moyens capables de désintoxiquer et de déchlorurer rapidement l'organisme.

Pendant le mois de juillet, cette malade a présenté deux sortes d'accidents qui méritent d'être relevés.

A la suite d'un nouvel écart de régime (maquereau donné par une de ses voisines), elle faillit de nouveau succomber à une attaque suraiguë de dyspnée toxique et chlorurée avec asystolie sans œdèmes.

Douze jours plus tard, à la suite d'un infarctus très léger du poumon droit, elle fut prise d'une pleurésie droite latente sus-diaphragmatique, et elle dut subir plusieurs ponctions successives. Je l'ai quittée à l'époque des vacances, et j'ai appris qu'elle avait succombé au milieu du mois d'août, à une nouvelle crise de dyspnée toxique chlorurée, après avoir pris des aliments qu'on lui avait défendus.

Le second malade, un homme de cinquante-huit ans, d'abord terrassier, puis chiffonnier, est entré dans notre salle d'hommes le 2 mai dernier, pour une vive oppression.

Depuis deux ans, il est pris, au moment du moindre effort, de violentes crises douloureuses qui siègent à l'épigastre et à l'hypocondre gauche. En même temps, il suffoque, il s'œdématie rapidement, les urines devenant rares, mais non albumineuses. Ces crises durent de deux à trois semaines et disparaissent sous l'influence du repos, du régime lacté et de petites doses de digitale. Pour expliquer ces accidents, on ne trouve dans son histoire ni rhumatisme articulaire aigu, ni maladie infectieuse ; seul, l'alcoolisme est patent, avec deux litres de vin, trois absinthes et différents petits verres chaque jour.

L'examen, fait dès l'entrée du malade, révèle un pouls incomptable, irrégulier, avec des artères radiales dures et rigides. La matité cardiaque est augmentée ; l'auscultation décèle un second bruit retentissant à l'orifice aortique, un souffle systolique à la pointe, souffle dur et rugueux, se propageant à peine dans l'aisselle, et surtout une arythmie des plus prononcées. Les deux bases pulmonaires présentaient des signes de congestion passive. Il n'y avait pas, ici non plus, de doute sur le diagnostic de cardiosclérose à forme arythmique. On purge le malade, on le met au régime lacté absolu, et on lui fait prendre des doses décroissantes de digitaline, XV gouttes, X gouttes, V gouttes.

En deux jours, le taux des urines monte à 3 litres ; le nombre des pulsations, d'abord incomptable, décroît jusqu'à 80, l'oppression diminue, les œdèmes disparaissent. Seule l'arythmie persiste et ne se modifie pas, malgré le repos, et malgré le régime. Comme le taux des urines tendait à baisser, je donne les 29, 30 et 31 mai deux cachets de 30 centigrammes de théocine qui élèvent immédiatement leur quantité à 3 200, 3 400 et 3 800 centimètres cubes.

Le malade est sorti de l'hôpital dans un état d'amélioration très manifeste.

Voilà donc deux malades atteints de cardiosclérose à forme arythmique et tachycardique qui vont me permettre de vous présenter quelques considérations cliniques sur cette curieuse forme de cardiopathie.

*
* *

L'*arythmie*, comme vous l'avez vu, est découverte fortuitement, au hasard d'une auscultation : elle persiste sans trouble apparent jusqu'à un effort plus ou moins violent, suivi immédiatement d'accidents graves, parmi lesquels des crises rapides de dyspnée. C'est la plupart du temps une attaque d'oppression violente, comme chez ma malade, en rapport direct avec une intoxication, ou une chloruration temporaire excessive, mais non sous la dépendance, comme dans les affections mitrales, des œdèmes mécaniques et des stases veineuses. Cette dyspnée toxique sur laquelle a depuis si longtemps et si justement insisté M. Huchard, et sur laquelle les notions nouvelles de la rétention chlorurée ont projeté une vive lumière, bien qu'il faille tenir compte aussi dans sa genèse de la rétention azotée par un régime carné excessif, cette dyspnée, dis-je, est une des caractéristiques de la cardiosclérose. Si la médication peut la faire disparaître presque aussi vite qu'elle est apparue, le traitement n'a malheureusement aucune action sur l'arythmie. Celle-ci reste inattaquable et résiste à tous les médicaments cardiaques. Si vous vous acharnez à la combattre, le malade succombera digitalisé, caféinisé, victime des toni-cardiaques, mais toujours en pleine arythmie, puisque ce sont, dit avec tant de raison M. Huchard, « de véritable boiteries incurables du cœur ».

La *tachycardie* existe seule ou associée à l'arythmie, et cède très bien au contraire à la médication par le régime lacté et la digitale.

Le *diagnostic* n'est guère difficile avec les arythmies et les tachycardies toxiques, réflexes et névrosiques, bien que la tachycardie hystérique ne soit souvent pas aisée à distinguer des cardiopathies et surtout de la tachycardie tuberculeuse. Mais, sans aucun doute, le diagnostic le plus délicat est avec l'arythmie des cardiopathies valvulaires. Outre tout ce que je vous ai déjà dit sur les différences qui séparent les deux affections, vous baserez votre opinion sur quelques signes d'une importance capitale, comme la présence d'artères sous-clavières surélevées, le retentissement diastolique du second ton aortique, l'existence de douleurs à forme angineuse et l'absence de rhumatisme articulaire dans les antécédents.

Quelle peut être la *terminaison* de cette forme de cardiosclérose ?

C'est la mort à une échéance variable. Les malades peuvent succomber lentement, soit dans une période plus ou moins longue d'hyposystolie, à la manière de l'asystolie vulgaire, soit avec dilatation du cœur et thrombose cardiaque ; ils peuvent s'user dans une urémie progressive, véritable cachexie cardio-rénale, dont je vous ai parlé il y a quelque temps.

Ils peuvent être emportés rapidement par une rupture du cœur, un œdème aigu du poumon, une attaque d'urémie, d'hémorragie ou de ramollissement cérébral, résultats d'une hypertension artérielle par rétention chlorurée ou azotée. Enfin, ils sont exposés à la mort subite par syncope ou par angine de poitrine.

C'est vous dire l'extrême gravité du *pronostic*. Si l'on intervient à temps, on peut conjurer les accidents immédiats et permettre même une survie considérable, à la condition expresse que les malades veuillent bien suivre vos conseils sur leur hygiène alimentaire.

Si vous avez pu voir ces malades à la période de présclérose, quelle *médication* allez-vous leur conseiller ? Quand l'hypertension artérielle existe depuis peu de temps, vous les améliorerez rapidement en supprimant de l'alimentation les viandes faisandées et peu cuites, en faisant prendre des légumes, en indiquant un régime lacté temporaire. En ajoutant à cette diététique lacto-végétarienne des massages, des purgatifs fréquents (un verre et demi d'eau de Montmirail tous les huit jours), vous verrez tous les ennuis disparaître, et vous devrez avoir rarement recours à l'usage de la trinitrine ou du tétranitrol, ces excellents vaso-dilatateurs. X à XII gouttes (quatre fois III gouttes) de la solution alcoolique de trinitrine à 1 p. 100, un ou deux comprimés de un milligramme chaque de tétranitrol seraient suffisants dans la plupart des cas.

A la période suivante, quand l'hypertension artérielle est entrecoupée de quelques pauses d'hyposystolie, la théobromine et la digitale à très petites doses doivent être alternées dans la médication.

Si vous intervenez à la troisième période de la cardiosclérose, à celle où j'ai reçu les deux malades qui font l'objet de cette conférence, qu'allez-vous faire ?

Vous devrez avant tout provoquer une émission sanguine locale, en faisant appliquer cinq à six sangsues ou cinq à six ventouses scarifiées sur la région du cœur ; vous répéterez cette application quelques jours plus tard sur la région des reins. Puis, vous donnerez un purgatif salin (trois verres d'eau de Montmirail) ; vous mettrez le malade au régime lacté absolu, et vous lui ferez prendre pendant cinq jours de la théobromine à la dose de 2 grammes par jour en quatre cachets de 50 centigrammes. Vous pourrez donner aussi la théocine, mais en ne dépassant pas 60 centigrammes par jour, soit deux cachets de 30 centigrammes chaque. Si, au bout de deux ou trois jours, la diurèse ne commence pas à s'établir, remplacez le lait par la déchloruration absolue, c'est-à-dire par une diète hydrique de vingt-quatre à trente-six heures, en faisant prendre au malade soit trois litres d'eau d'Évian, soit trois litres de tisane de queues de cerises ou de baies d'alkékenge par jour, selon la méthode que j'ai préconisée en 1899 dans l'urémie, et sur laquelle j'ai beaucoup insisté dans les conférences antérieures ; vous reviendrez ensuite progressivement au lait.

Il est possible que la médication purement diurétique soit insuffisante et qu'il vous faille recourir à la digitale. Donnez alors la solution de digitaline cristallisée à 1 p. 1000 aux doses décroissantes de XV, X et V gouttes. N'utilisez la digitaline par la voie sous-cutanée (il existe des ampoules qui contiennent un quart de milligramme par centimètre cube) que s'il existe des vomissements et si la voie gastrique est réellement impraticable, car vous n'en obtiendrez ni des effets meilleurs, ni une action plus rapide.

Quand vous aurez fait disparaître les accidents alarmants, vous aurez beaucoup de peine à obtenir la continuation du régime lacté, parfois même mal toléré à cette période; vous pourrez vous montrer moins sévère, pourvu que le malade alterne les reprises de régime lacté absolu avec le régime végétarien : eau de riz, eau de fénugrec, bouillon de légumes sans viande (pot-au-feu sans viande), pâtes, purées de légumes, fruits crus et cuits. Vous ne permettrez que plus tard les œufs, ainsi que le poisson frais, et les viandes bien cuites et non faisandées.

Le tabac est des plus nocifs : véritable frein serré sans relâche sur les artères, il est, à mon avis, un des grands facteurs des cardiopathies artérielles : sa suppression complète s'impose, ainsi que la défense de séjourner dans un endroit où l'on fume.

Un cautère à la pâte de Vienne, de la largeur d'une pièce de deux francs, appliqué dans le troisième espace intercostal, sur le bord du sternum, peut être très utile, et j'ai souvent employé cette vieille médication avec profit.

Vous pourrez enfin compléter le traitement par une cure thermale, et vous avez en France trois stations où les cardioscléreux peuvent séjourner avec avantage : Bourbon-Lancy avec ses méthodes d'éducation complète du cardiaque, Royat avec ses bains carbo-gazeux, Evian enfin avec sa médication rénale des cardiopathies.

XIV

LE TABAC ET L'APPAREIL VASCULAIRE

La composition du tabac.
Les matières contenues dans le tabac. — Les produits de la combustion du tabac.
Action toxique de la nicotine. — Son action sur les vaisseaux.
Exemples cliniques de l'influence toxique vasculaire du tabac.
Quatre exemples, dont deux cas de mort. — Un cas de thrombose aortique tabagique : importance de la claudication intermittente dans les signes précurseurs de la thrombose aortique.
Discussion sur l'action toxique vasculaire du tabac.
Les constatations de M. Erb. — Les expériences de M. Josué, de M. Fischer et de M. Adler.
La nocivité du tabac chez les neuro-arthritiques.
La fumée du tabac et la production d'aldéhyde formique.

Messieurs,

Je désire attirer aujourd'hui votre attention sur une question intéressante et toute d'actualité, celle de l'action du tabac sur l'appareil vasculaire. Niée par les uns, admise par les autres, cette action est encore très discutée. Je vais jeter quelques faits dans le débat, et nous verrons les conclusions qu'on peut tirer de cette étude.

Laissez-moi vous parler d'abord de la *composition* du tabac.

Le tabac contient des matières minérales, potasse, chaux, magnésie, fer, ammoniaque ; des acides minéraux, acide azotique, acide chlorhydrique, acide sulfurique ; des acides organiques, acides acétique, malique, oxalique, pectique ; des résines, des matières azotées, de la cellulose, de l'amidon, du sucre, des huiles essentielles; enfin, une base organique de la plus haute importance, la nicotine.

La nicotine est un agent toxique, et elle est absorbée dans l'usage du tabac, chiqué, prisé ou fumé. Dans la fumée du tabac, on trouve de la nicotine, le dixième de la quantité contenue dans le tabac, des bases volatiles comme la pyridine, la picoline, la lutidine, la collidine, de l'ammoniaque, de la méthylamine, du pyrrol, de l'hydrogène sulfuré, de l'acide prussique, de l'acide butyrique, de l'acide carbonique, des produits goudronneux, de l'oxyde de carbone et de l'aldéhyde formique. J'en oublie peut-être, Messieurs. En fumant 50 grammes de tabac, il passe dans la bouche du fumeur 10 centigrammes de nicotine; la moitié à peu près est condensée dans la bouche ; on absorbe donc en pareil cas environ 5 centigrammes de nicotine.

La *nicotine* est un poison. Il suffit d'en mettre quelques gouttes sur la conjonctive d'un animal pour le tuer instantanément. Une injection de VIII gouttes amène la mort d'un cheval en quatre minutes, au milieu de convulsions généralisées. Mais on s'accoutume très vite au poison, et il faut des doses progressivement croissantes pour produire les mêmes accidents. La nicotine agit sur le système nerveux, sur la protubérance annulaire, sur les nerfs pneumogastriques et sur les ganglions cardiaques. Mais elle a une prédilection marquée pour le système musculaire. Elle détermine des convulsions tétaniques des muscles, et la rétraction des vaisseaux. « Strychnine du système vasculaire », selon l'expression de M. Huchard, elle est presque un hémostatique, et la preuve en est dans l'expérience suivante de Claude Bernard sur la grenouille nicotinisée : en regardant la membrane interdigitale de l'animal, on voit le système artériel se vider, pour ainsi dire, et les vaisseaux se rétrécir complètement. En un mot, la nicotine élève la tension artérielle. Cette hypertension nicotinique augmente la diurèse chez l'homme et provoque soit des troubles légers comme la fatigue, les vertiges ou la céphalalgie, soit des accidents graves, comme l'hémianopsie, l'aphasie transitoire ou l'angine de poitrine.

Le tabac, par l'action de la nicotine qu'il contient, possède des effets vaso-constrictifs nets. Peut-il, comme l'adrénaline, altérer les vaisseaux, puisque, depuis les travaux de M. Josué, nous connaissons l'action expérimentale indiscutable de l'adrénaline sur la production de l'athérome artériel? Cette action cardio-vasculaire du tabac est encore très litigieuse et très discutée. Les Anglais l'admettent, et ils ont décrit le « tobacco heart ». De son côté, M. Huchard, dans le tome Ier de la dernière édition de son *Traité des maladies du cœur et de l'aorte*, nous dit que « l'influence du tabagisme sur l'artériosclérose est possible et même probable ».

*
* *

Je vous apporte, Messieurs, quatre observations où l'on peut invoquer l'*action du tabac dans la genèse des accidents vasculaires*. Nous verrons ensuite leur signification, et nous examinerons comment on peut comprendre l'action du tabac sur l'appareil cardio-vasculaire.

Le premier cas concerne un malade de soixante-cinq ans ayant habité pendant longtemps l'Orient où il avait contracté l'habitude de fumer beaucoup. Toute la journée, toute la soirée et une partie de la nuit, il ne cessait de fumer la cigarette, et toute sa famille en faisait autant. Atteint depuis longtemps d'aortite avec double souffle à l'orifice aortique, il fut pris dans les trois dernières années de sa vie de claudication intermittente. D'abord légère, celle-ci devint rapidement intolérable. Cet homme ne pouvait faire dans la rue plus de 50 mètres sans être obligé de s'arrêter complètement, tant ses souffrances étaient vives. Il prenait alors une voiture, et il se sentait renaître dès qu'il était assis. « La vie ne m'est agréable, me disait-il, qu'au-dessus de mes jambes », expression pittoresque indiquant bien l'état physique et moral du malade. Les jambes, les pieds et les mains étaient le siège d'une asphyxie locale très marquée avec refroidissement des extrémités, augmentant rapidement au moindre effort. Il y a quatre ans, on vint me chercher au milieu d'une nuit d'hiver parce qu'il avait été pris tout à coup d'une oppression douloureuse des plus intenses. Quand j'arrivai près de lui, il souffrait dans la région cardiaque, et à peine eut-il le temps de me montrer le siège de son mal, qu'il tomba raide mort sur son lit, succombant à un syndrome ayant les plus grandes analogies avec l'angine de poitrine. Le malade était arthritique, mais dans ses antécédents personnels, on ne trouvait pas d'autre affection que l'intoxication tabagique ; il n'avait jamais eu la syphilis et il n'était pas alcoolique.

Cet homme a un fils âgé de quarante-deux ans, ayant longtemps vécu en Orient, et grand fumeur comme son père. Déjà, il présente des signes de tension artérielle élevée. Le second ton aortique est très frappé ; il existe un bruit de galop, et l'urine contient des doses quotidiennes de 20 à 50 centigrammes d'albumine ; la polyurie est manifeste. Ce malade se plaint continuellement de maux de tête. On ne trouve pas d'autre cause que le tabac pour expliquer cette altération vasculo-rénale. On ne relève dans les antécédents ni infection antérieure, ni syphilis ; mais le malade est arthritique comme son père, et il travaille beaucoup cérébralement. Malgré mes objurgations, il n'a pas cessé de fumer, et j'ai dû le prévenir des dangers sérieux qui le menaçaient, s'il continuait l'usage de son toxique favori.

Le troisième cas concerne un homme de notre service, âgé de soixante-quatre ans, et exerçant la profession de chapelier. Il était venu à notre consultation nous demander conseil pour une dyspnée intense dont il se plaignait depuis deux ans, dyspnée encore plus vive les dernières semaines. C'est, comme vous le voyez, un homme amaigri, très oppressé, au teint terreux. On ne trouve qu'un peu d'emphysème à l'auscultation du poumon. Au cœur, il existe un bruit de galop et une dureté presque clangoreuse du second bruit au niveau de l'aorte. Les sous-clavières sont surélevées, les carotides battent fortement. Les radiales sont sinueuses et indurées, la pression est supérieure à la normale. Les urines sont très rares, et elles contiennent de l'albumine. Le malade est donc atteint de néphrite interstitielle et de cardiosclérose. Dans ses antécédents, on ne trouve aucune maladie infectieuse ayant pu léser le rein; il n'existe ni éthylisme, ni saturnisme, ni syphilis. Ce malade avait des migraines dans sa jeunesse, migraines caractérisées par des troubles de la vue, de la céphalée et des vomissements. Ces migraines ont cessé après une attaque de choléra. Cet homme est un grand fumeur; depuis sa jeunesse, il fume des cigares; il n'en fume que cinq à six par jour, mais il tient constamment à la bouche un cigare allumé ou éteint, dont il mâchonne le bout. Il a fumé pendant cinquante ans de sa vie, et depuis un an il a renoncé complètement à l'usage du tabac. Cet homme a été très amélioré dans notre service par la médication suivante : régime lacté absolu, théobromine, émissions sanguines locales à l'aide de ventouses scarifiées.

Le quatrième cas est un fait extrêmement curieux, presque une rareté pathologique.

Je vous présente l'aorte abdominale complètement thrombosée d'un homme de cinquante-huit ans, atteint depuis cinq ans de claudication intermittente. Ce malade succomba, enlevé par une gangrène des orteils du pied gauche accompagnée d'une asphyxie générale des extrémités, avec des douleurs atroces aux membres inférieurs. A l'autopsie, nous avons trouvé l'aorte athéromateuse au niveau de sa crosse et de sa portion aortique, et complètement oblitérée dans sa portion abdominale par un caillot très adhérent. Ce caillot se termine à sa partie supérieure par un thrombus plus récent, brun violacé et assez friable, en forme de cône, dont le sommet tronqué et arrondi s'arrête au niveau de l'orifice de l'artère mésentérique inférieure, qui est complètement libre. Les orifices des artères rénales sont également libres; cependant le caillot envoie deux petits prolongements qui s'arrêtent complètement à l'entrée de ces artères; celles-ci présentent des petites plaques d'athérome non ulcérées.

Sur une coupe transversale, on constate que la lumière de l'aorte est complètement oblitérée par le caillot. Le diamètre de l'artère est normal, de 19 millimètres. Ses parois sont épaissies irrégulièrement. Le caillot présente au centre une petite fente, un petit pertuis par lequel la pression fait sourdre une gouttelette de sang.

La thrombose de l'aorte se retrouve, avec le même aspect, sur toute la longueur du vaisseau, au-dessous des artères rénales, et jusqu'à sa bifurcation; elle se prolonge même dans les deux artères iliaques primitives, externe et interne, à droite et à gauche.

Au membre inférieur gauche, nous n'avons malheureusement pu prendre que l'artère fémorale, également thrombosée. Mais, au membre inférieur droit, nous avons pu nous procurer tout le tronc artériel principal (artères fémorale, poplitée, tibiale antérieure et pédieuse); partout, nous avons retrouvé un aspect comparable à celui de l'aorte; tous ces vaisseaux sont complètement oblitérés.

Nous n'avons trouvé aucune altération sur la veine cave, les veines iliaques, fémorales et tibiales.

L'examen histologique, pratiqué par M. le Dr E. Géraudel et par M. Laederich, a montré dans les tuniques aortiques l'existence de cellules embryonnaires infiltrant ces tuniques et formant de véritables manchons autour des vaisseaux. La couche élastique est peu altérée sauf en un point où elle a cédé, envahie par une formation de cellules embryonnaires faisant communiquer entre elles les cellules nouvelles situées au dehors ou au dedans de cette couche. Le caillot ne présente pas trace d'organisation. C'est une masse mal colorée, envahie par les cellules embryonnaires du côté où la couche élastique a cédé.

Somme toute, nous avons constaté une inflammation totale de l'aorte, une « panaortite », les zones inflammatoires étant plus particulièrement celles où prédominent les éléments musculaires lisses. Il semble, d'après la disposition de la zone inflammatoire naissante, que le processus s'est établi de dehors en dedans, systématisé par rapport aux vasa-vasorum.

Il s'agit donc d'une thrombose et non d'une embolie.

Dans les antécédents du malade, il n'existait ni alcoolisme, ni syphilis; mais le malade fumait avec excès : il lui fallut un paquet de 50 centimes de tabac par jour, pendant trente-huit ans.

Tel est ce cas curieux de thrombose aortique (1).

(1) L'observation complète du malade a été publiée à la séance du 3 février 1905 de la *Soc. méd. des hôpitaux*. Louis Rénon, Laederich et Mazoux, Claudication intermittente et thrombose de l'aorte abdominale chez un tabagique.

Tandis que l'embolie de l'aorte est fréquente, puisque M. Barié a pu en rapporter 37 cas en 1903, la thrombose est beaucoup plus rare. Parmi ces cas rares, je vous citerai ceux de Thomas Goodisson (de Dublin), de Barth, de MM. Barié et du Castel, de M. Dupuy, de M. Bacaloglu, de MM. Huchard et Milhiet, et celui tout à fait complet de MM. Vigouroux et Charpentier chez un homme de quatre-vingt-deux ans (*Soc. anatomique*, 12 juin 1903) ; dans tous ces cas, l'attention fut attirée par le même signe que chez notre malade, la claudication intermittente, développée longtemps avant les accidents terminaux. Dans plusieurs de ces cas, la gangrène des extrémités fit suite à la claudication.

Notre malade était un tabagique, il fumait avec excès comme les trois malades précédents. Son tabagisme peut-il être incriminé dans la genèse des accidents ? La chose est possible, si l'on songe que le tabac est un poison vaso-constricteur, facteur puissant d'hypertension artérielle.

*
* *

Sans doute, Messieurs, les *accidents tabagiques vasculaires* sont rares ; sans doute, les quelques cas que je viens de vous rapporter ne sont rien en comparaison du nombre colossal de fumeurs qui paraissent supporter sans dommage leurs habitudes toxiques. Mais chez les neuro-arthritiques, — et nos malades l'étaient indiscutablement, — chez les gros mangeurs et buveurs, chez les individus qui vivent dans une atmosphère confinée, livrés, sans exercices physiques, aux soucis et aux préoccupations des affaires, comme dans les professions libérales et dans la politique, il n'est pas impossible que le tabac joue son rôle dans la genèse de leur sclérose artérielle fréquente. D'ailleurs, cette sclérose est beaucoup plus rare chez les emmes, qui fument peu, et à qui cependant ne sont ménagés ni les troubles pathologiques, ni les préoccupaions morales.

Aussi la possibilité de l'action nocive du tabac sur le système vasculaire fait-elle tous les jours de nouveaux adeptes. M. Maine, dans le *New York medical News* de 1903, a insisté de nouveau sur le « tobacco heart », et, au mois d'avril 1904, M. Erb (d'Heidelberg), étudiant au 21ᵉ *Congrès de médecine interne de Leipzig* la claudication intermittente, fait jouer un rôle important au tabac dans sa genèse. M. Erb note cette action nocive dans 38 cas sur 45 cas. Sur ces 38 malades, 13 fumaient peu, 10 fumaient beaucoup et 15 fumaient énormément; dans 14 cas, il ne put trouver d'autre facteur de claudication intermittente que le tabac.

Il est possible aussi que, par suite de l'irritation tabagique, les fumeurs soient obligés de boire plus et plus souvent que les autres, et peut-être le rôle des boissons abondantes n'est-il pas étranger aux lésions vasculaires des tabagiques, comme il ne l'est pas au « cœur de bière » des Allemands.

Messieurs, il m'a paru intéressant de soulever devant vous cette question de l'influence du tabac sur l'appareil vasculaire, parce qu'elle n'est pas encore résolue à l'heure actuelle.

Dans la discussion qui suivit notre communication à la *Société médicale des hôpitaux* sur un cas de thrombose aortique chez un tabagique, M. Josué a fait connaître une série de très intéressantes expériences faites sur des lapins. En injectant pendant quatre à cinq mois de la nicotine à ces animaux, M. Josué a élevé la tension artérielle, mais n'a pu reproduire les lésions athéromateuses provoquées par les injections d'adrénaline. Selon M. Josué, l'athérome devient fonction d'un poison spécifique, le poison surrénal. J'ai fait alors remarquer qu'une expérience de cinq à six mois ne saurait être concluante, car les accidents du tabagisme apparaissent en général bien des années après l'usage du tabac ; il s'agit là d'une intoxication chronique essentiellement lente. De plus, comme le fait remarquer M. Mazoux dans sa thèse de 1905 sur la *Thrombose de l'aorte,* si nous connaissons bien l'action du poison surrénal sur l'athérome, il ne nous est pas possible d'affirmer qu'il n'en existe pas d'autres. M. Sturli (*Soc. de Méd. int. de Vienne*, 9 mars 1905), pense que la sclérose aortique produite chez l'animal par l'adrénaline n'a rien à voir avec la sclérose aortique de l'homme. Selon M. Fischer (*22e Congrès allemand de Médecine interne,* Wiesbaden, avril 1905), on peut produire expérimentalement les lésions vasculaires de l'athérome par des injections intraveineuses de nombre d'autres substances toxiques ; ces lésions sont plutôt de l'artérionécrose que de l'artériosclérose. M. I. Adler, en faisant ingérer chaque jour à des lapins une infusion de tabac avec leur nourriture habituelle, a constaté, après avoir sacrifié les animaux au bout de quatre mois, une infiltration embryonnaire manifeste autour des vaisseaux du cœur (*Journal of the medical research*, novembre 1902). On voit, par toutes ces considérations, que la question des poisons vasculaires est encore loin d'être résolue, et que les idées exprimées dans cette conférence sur l'action vasculaire du tabac n'ont rien d'irrationnel.

L'existence de cette action nocive me paraît comporter des *conclusions pratiques*. Chez les malades qui présentent un début de sclérose artérielle, chez ceux dont l'hypertension est manifeste, qu'elle succède à une rétention chlorurée, à une hétéro ou à une auto-intoxication, peu importe, vous devrez supprimer radicalement le tabac et interdire le séjour dans les endroits où l'on fume. Cette prohibition s'appliquera surtout aux neuro-arthritiques, prédisposés plus que les autres à l'action nocive tabagique. Aux malades qui, préférant courir tous les risques toxiques, ne voudraient pas ou ne pourraient pas quitter leurs habitudes de fumeurs invétérés, vous pourrez conseiller l'emploi des tabacs dénicotinisés.

Parmi les procédés de dénicotinisation, je vous signalerai la méthode très simple de M. H. Thoms. Cet auteur, après de nombreux essais, a constaté que la ouate à carder, imprégnée de sels de fer, retient presque tous les produits toxiques de la fumée du tabac. En utilisant des porte-cigares ou porte-cigarettes avec filtre en ouate imbibée de perchlorure de fer, on ne détruit pas l'arome du tabac, — chose importante pour le fumeur, — mais on détruit la plupart des produits nuisibles de la combustion.

Telle est, Messieurs, ma manière de comprendre la question. Elle vous paraîtra en contradiction avec les dernières recherches de M. Trillat. D'après les expériences de ce chimiste distingué, la combustion des cigares, des cigarettes et des pipes s'accompagne de la production d'aldéhyde formique, corps dont l'action antiseptique vous est bien connue. La fumée du tabac serait donc capable de donner naissance à un corps non seulement annihilant les effets de la nicotine, mais encore doué d'un pouvoir préservateur contre les toxi-infections.

J'ai le regret de ne pas croire à l'hygiène par le tabac, et, à moins de preuve absolue du contraire, je persiste à penser que, dans certaines conditions de terrain, d'intoxications multiples et d'hérédité morbide, le tabac a une action néfaste sur l'appareil vasculaire.

XV

LES PÉRICARDITES TOXIQUES

La péricardite brightique.
L'évolution clinique de la péricardite brightique : signes; marche. — Extrême gravité du pronostic. — Diagnostic.
Lésions et pathogénie de la péricardite brightique. — Rôle des agents infectieux et rôle prédominant de l'action toxique.
Résumé d'une observation de péricardite brightique.
La péricardite toxique d'origine médicamenteuse.
Un cas de péricardite toxique d'origine bromurée.
Un cas de péricardite toxique d'origine mercurielle.
Danger des médications actives et toxiques dans l'insuffisance rénale marquée et dans l'urémie.

Messieurs,

Je vais vous parler aujourd'hui des péricardites toxiques, qui méritent d'être bien connues, car leur étude est importante pour le praticien.

D'ordinaire, la péricardite, qu'elle soit sèche, liquide, ou qu'elle aboutisse à la symphyse cardiaque, est d'origine infectieuse, sous la dépendance de microbes divers. C'est le streptocoque dans l'érysipèle, dans la septicémie puerpérale, dans la scarlatine; c'est le staphylocoque dans la pyohémie, dans l'ostéomyélite; ce sont les germes infectieux secondaires dans le rhumatisme articulaire aigu; c'est la tuberculose, et ce sont les extensions séreuses des néoplasmes qui créent la péricardite.

A côté de ces péricardites infectieuses, il en existe d'autres, les péricardites toxiques; on les rencontre jusqu'ici dans deux intoxications, le scorbut et l'urémie à sa période terminale. Je ne vous parlerai pas du scorbut qui donne lieu, très rarement, à la péricardite; mais j'insisterai sur la péricardite urémique des brightiques. Vous serez peut-être convaincus de son origine toxique, quand je vous aurai présenté les deux cas suivants des plus curieux; mais laissez-moi tout d'abord vous dire ce que l'on pense actuellement de la péricardite urémique, et vous tracer, en peu de mots, son histoire, d'après des documents récents (1).

*
* *

La *fréquence* de cette péricardite est assez grande, mais il faut bien s'entendre sur sa signification. Toutes les altérations du péricarde, rencontrées à l'autopsie des brightiques, ne sauraient s'y rapporter, car elle ne comprend ni les plaques laiteuses, ni les lésions scléreuses du péricarde, lésions essentiellement chroniques. La péricardite urémique est une péricardite aiguë; c'est une complication de la néphrite, un épisode aigu dans une affection chronique qu'elle vient terminer rapidement.

Dans quelle variété de néphrite la trouverez-vous le plus souvent ?

Elle n'existe pas au cours de la néphrite épithéliale, à gros rein blanc, mais vous la rencontrerez toujours dans la néphrite interstitielle à petit rein rouge contracté, granuleux, atrophique.

Cliniquement, elle se présente sous deux formes : une forme latente et une forme commune.

La forme latente n'a pas d'histoire clinique. La péricardite est une trouvaille d'autopsie, et je me rappelle un cas sur lequel mon regretté ami, M. du Pasquier, avait fait une

(1) ODDO, La péricardite brightique. *Marseille médical*, 15 nov. 1903.

leçon clinique à l'Hôtel-Dieu, dans le service de notre maître, le Prof. Dieulafoy. Il s'agissait d'un brightique qui succomba rapidement à une dyspnée excessive; rien n'avait attiré l'attention du côté du péricarde, et la lésion péricardique ne fut découverte qu'à l'autopsie.

La forme commune est beaucoup plus importante à connaître.

Elle débute insidieusement, soit à la phase de la cachexie cardio-rénale des néphrites, soit en pleine urémie confirmée. Avec la diminution de la quantité des urines, avec l'augmentation de la dyspnée, le malade se plaint de quelques palpitations qui forcent l'examen de l'appareil cardio-vasculaire. Le pouls s'accélère, l'aire de matité cardiaque s'élargit et l'on entend déjà un frottement léger près de la base. Puis les signes vont prendre plus de netteté. La matité cardiaque va s'étendre dans tous les sens, dans le sens vertical et dans le sens horizontal. Le frottement va devenir de plus en plus perceptible; très intense et très étendu, il s'entendra sur toute la surface du cœur et même pourra se propager au delà, dans un espace assez considérable de la région costo-sternale. Il est parfois tellement rude et vibrant qu'il est perçu par l'oreille à une certaine distance de la paroi thoracique. Il doit ses caractères d'intensité et d'étendue à l'abondance et à la prolifération de l'exsudat, ainsi qu'à l'hypertrophie du cœur, puisque vous savez que dans la néphrite interstitielle le rein est petit et le cœur très gros.

Cette péricardite urémique est sèche, mais elle peut s'accompagner d'un peu d'épanchement dans la séreuse, provoquant un élargissement encore plus marqué de l'aire cardiaque.

Le frottement péricardique peut diminuer au bout de quelques jours. Il faut se méfier de cette disparition du frottement; elle indique une diminution de l'énergie du cœur et souvent l'approche du collapsus terminal.

Les signes fonctionnels de la péricardite urémique sont peu nombreux. La maladie évolue sans douleur, sans palpitations, sans fièvre. Elle n'est révélée que par un seul signe, la dyspnée; mais celle-ci est formidable et véritablement effrayante. Elle empêche le malade d'avaler, de parler, de faire le moindre mouvement et l'arc-boute souvent en avant, la tête penchée vers les genoux, ou le place dans telle autre position qui lui facilitera la respiration, et où il pourra appeler l'air de toutes ses forces.

La *marche* est rapide et presque toujours fatale. Dès que la lésion est constituée, tout va très vite; le frottement s'étale rapidement et la dyspnée augmente sans cesse. Les accalmies et les rémissions sont rares, et si la dyspnée se calme, si le frottement diminue, il faut craindre le collapsus et la mort. Celle-ci survient au bout de huit, dix, quatorze jours, parfois bien plus tôt et dès le deuxième jour.

Le *pronostic* est donc fatal. Néanmoins, quelques cas de guérison ont été signalés par M. Boy-Tessier et par M. Oddo ; j'en ai aussi observé un, dont je vous parlerai longuement tout à l'heure. Je mets la péricardite urémique sur le même rang pronostique que les sueurs d'urée, ce givre pulvérulent qui blanchit le visage des urémiques dans les quelques jours précédant la terminaison fatale.

Le *diagnostic* de l'affection est facile, si l'on y songe. Au cas d'une aggravation de la dyspnée chez les brightiques, le médecin devra ausculter leur cœur avec soin. Il percevra une augmentation notable de la matité cardiaque, et il entendra un frottement étendu qu'il ne saurait confondre avec des bruits de souffle, en raison de ses caractères spéciaux.

Quand le malade aura succombé, quelles lésions trouverez-vous à l'*autopsie*?

Ce seront des lésions de péricardite, et d'une péricardite un peu spéciale, car l'exsudation fibrineuse est très proliférative et très étendue ; les végétations sont vraiment luxuriantes : elles sont très épaisses et très stratifiées, bien que molles et lâches. Le cœur est recouvert complètement et comme englué de ces fausses membranes. S'il existe du liquide, il est en très petite quantité, séro-fibrineux, légèrement louche, parfois hémorragique ; il fut rencontré purulent dans un cas de MM. Oulmont et Ramond. Les lésions histologiques, communes à toutes les péricardites, ne doivent pas retenir votre attention.

Le cœur est hypertrophié, très volumineux, et présente les lésions classiques de la cardiosclérose. Les reins, très petits, rouges, contractés, sont atteints d'une néphrite interstitielle intense, avec atrophie de la substance corticale et présentent de nombreux kystes urinaires.

La *pathogénie* de la péricardite urémique est encore bien discutée. Pour les uns (Bright, Lancereaux, Kéraval), il s'agit d'une intoxication. Pour les autres (Rayer, Leudet, Maurice Raynaud, Lecorché, Talamon), l'infection est la cause dominante. On a recherché les microorganismes dans les lésions, et on en a trouvé. Le pneumocoque a été décelé par MM. Bosc, Ménétrier, Oulmont et Ramond, le colibacille par MM. Oulmont et Ramond. Dans une intéressante observation de M. le Prof. Debove, la tuberculose a été mise en cause (1). Dans d'autres recherches, on n'a pu rencontrer de microorganismes dans le péricarde, et les cas de MM. Merklen, Dessy, Chatin sont restés stériles. Aussi quelques auteurs, comme MM. Oulmont et Ramond, ont-ils soutenu une opinion mixte : l'aggravation des lésions toxiques par l'infection. L'expérimentation n'a pu

(1) Debove, Péricardite brightique. *Arch. gén. de méd.*, 9 févr. 1904.

donner de preuves concluantes pour trancher la question, et, dans son très intéressant travail, M. Oddo dit sagement qu' « on ne peut encore conclure à la nature constamment et surtout uniquement infectieuse de cette affection » (1).

Le *traitement* n'est guère efficace : ventouses scarifiées, injections de morphine, de spartéine, de caféine, tout cela n'a pas donné grand résultat.

Voilà ce que nous savons de la péricardite urémique.

Je ne veux pas vous laisser sous l'impression de cette étude pathologique, pourtant indispensable, et je vais vous exposer le résumé d'une des observations de M. Oddo, de Marseille.

Il s'agit d'une malade de trente ans, entrée, le 27 août 1903, à l'hôpital de la Conception, en proie à une dyspnée extrême. Pour respirer, cette femme est obligée de rester assise sur les bords du lit, les jambes pendantes, les bras arc-boutés sur les cuisses, le tronc penché en avant. Le visage est pâle et empreint d'une anxiété extrême; les yeux sont brillants et mobiles, les narines battent et la bouche est largement ouverte. Les paupières sont légèrement gonflées. Les jambes présentent un œdème considérable remontant jusqu'au tiers supérieur de la cuisse, et envahissant aussi la face dorsale des mains.

Le cœur est hypertrophié : sa pointe bat dans le sixième espace intercostal au-dessous du mamelon et la matité cardiaque est augmentée dans le sens vertical comme dans le sens transversal. Les battements du cœur sont précipités. Le pouls est petit, dur et rapide.

L'examen du thorax décèle seulement un peu de congestion et d'œdème, aux deux bases pulmonaires en arrière.

(1) Oddo, *loco citato*, p. 686.

Du côté du tube digestif, on note une diarrhée très abondante, avec selles nombreuses et très fétides.

On ne peut examiner les urines qui sont rendues en très petite quantité, mélangées aux matières fécales.

Comme traitement, on prescrit le régime lacté absolu et deux injections de caféine.

Les jours suivants, l'état ne se modifie pas ; la dyspnée s'accentue le 20 août, et il est possible de percevoir un léger frottement péricardique au niveau de la base du cœur. Ce frottement s'étend ensuite progressivement pour s'entendre sur toute la surface de l'aire cardiaque; il est sec, dur, sonore, râpeux, vibrant.

Le dyspnée augmente les 2 et 3 septembre, et l'intensité du frottement diminue.

Le 4 septembre, la malade tombe dans le collapsus; le cœur se laisse dilater; le pouls est petit, dépressible et fuyant, et la mort termine la scène à trois heures de l'après-midi, dans la cyanose, l'asphyxie et l'hypothermie.

L'*autopsie*, faite trente-six heures après la mort par le Prof. Azelaïs, donne les résultats suivants :

Le péricarde est recouvert d'un exsudat membraneux et lamelleux, appliquant assez lâchement l'un contre l'autre les feuillets pariétal et viscéral; il existe un peu de liquide louche.

Le cœur est hypertrophié dans son ventricule gauche; les valvules sont saines,

Les reins sont atrophiés. Le rein gauche pèse 115 grammes; il est parsemé de nombreux kystes, et la capsule est adhérente. Le rein droit ne pèse que 95 grammes et présente les mêmes lésions.

Du côté des autres viscères, on ne signale qu'un peu de périhépatite fibreuse et des ulcérations gastro-intestinales.

Nous voilà dès lors complètement édifiés sur l'histoire

clinique, l'évolution, les lésions de la péricardite urémique. Je vais maintenant vous présenter deux faits personnels de cette péricardite et les jeter pour ainsi dire dans le débat; ils seront, je l'espère, capables de vous convaincre de l'origine toxique de la péricardite urémique dans certains cas, et ils pourront peut-être modifier la conception qu'on doit se faire de ces péricardites.

Vous allez en juger immédiatement.

*
* *

Le premier cas concerne un malade âgé de trente-neuf ans, garçon de café, entré le 24 novembre 1903, salle Monneret, à l'hôpital de la Pitié et qui a succombé le 8 janvier 1904, vous verrez dans quelles conditions.

C'est le second séjour que cet homme fait dans cet hôpital. Il était déjà entré au mois de septembre 1903 dans le service de mon ami Lion, qui avait diagnostiqué une double lésion aortique, insuffisance et rétrécissement, accompagnée d'œdème, d'albuminurie et de dyspnée d'effort. Après une amélioration manifeste, due au régime lacté, le malade partit pour l'asile de Vincennes, où il resta trois semaines.

Du 18 au 22 novembre, cet homme, se sentant plus oppressé, prend, sur le conseil d'un ami, une dose assez forte (il n'a pu la spécifier) de bromure de potassium. Le troisième jour de l'usage de ce médicament, il ressent des signes non douteux d'intoxication bromique : picotements dans les yeux, douleurs derrère les oreilles, empâtement de la région parotidienne. Il existe du coryza, du larmoiement, des ecchymoses sous-conjonctivales.

C'est alors qu'il entre pour la seconde fois à la Pitié, le 24 novembre 1903, dans un état vraiment précaire.

Outre les symptômes que je viens de signaler, on constate une oppression marquée, de la pâleur du visage et une éruption très particulière survenue sur le visage, la face dorsale des mains et sur le cuir chevelu. Elle est caractérisée par des bulles de dimensions variables, allant de la dimension d'une grosse perle à celle d'une noix, remplies d'un liquide séreux ou hémorragique. Ces éléments sont indolores et ne sont pas le siège de démangeaisons.

L'oppression est vive. Les urines (un litre et demi de quantité) renferment 25 centigrammes d'albumine par litre.

L'examen du cœur donne les résultats suivants :

A la palpation, on sent battre la pointe dans le cinquième espace intercostal et on perçoit un léger frémissement à ce niveau. La percussion dénote une légère augmentation de la matité cardiaque. A l'auscultation, on entend un double frottement des plus nets, frottement râpeux, bruit de va-et-vient, à maximum dans le troisième espace intercostal gauche, et tellement intense que les bruits d'insuffisance et de rétrécissement aortiques dont j'avais eu connaissance antérieurement sont complètement couverts et ne peuvent plus être perçus. Les frottements étaient plus superficiels et plus intenses, quand on faisait asseoir le malade. Le pouls est petit, dépressible.

Je porte le diagnostic de péricardite urémique chez un homme atteint de double lésion aortique et je réserve le pronostic de la manière la plus formelle.

Je mets le malade au régime lacté absolu, à la théobromine et je lui fais appliquer quatre ventouses scarifiées sur la région cardiaque.

Les jours suivants, je suis très surpris de l'évolution de cette péricardite. Contrairement à mon attente, les frottements diminuent et les souffles aortiques reparaissent.

Au bout de huit jours, la péricardite semble avoir complètement disparu. Fait très curieux, en même temps que les frottements rétrocèdent, l'éruption bulleuse si singulière et les phénomènes catarrhaux diminuent parallèlement; en dix jours les éléments bulleux se sèchent et se couvrent d'une croûte cornée rougeâtre.

L'état général s'améliore aussi : la dyspnée diminue, l'œdème disparaît, le taux de l'albumine descend dans l'urine, et on met le malade d'abord au régime lacto-végétarien, puis au régime ordinaire.

Le 18 décembre, les urines sont moins abondantes, l'oppression reparaît et un léger œdème des membres inférieurs se manifeste de nouveau. On reprend le régime lacté et la théobromine. Malgré tout, l'état ne change pas; une épistaxis assez abondante se déclare dans la nuit du 4 au 5 janvier 1904. L'albumine oscille depuis quelques jours entre 40 et 60 centigrammes. On met le malade à la diète hydrique pendant vingt-quatre heures ; mais l'oppression augmente toujours; des ventouses scarifiées appliquées sur la région cardiaque et sur la région rénale ne la modifient pas. Les souffles aortiques s'entendent toujours, sans récidive de la péricardite. La nuit du 7 au 8 janvier est très agitée, avec plusieurs crises d'étouffements, et le malade succombe brusquement le 8 janvier à neuf heures du matin.

Voilà donc un homme atteint d'une double lésion aortique et de néphrite qui prend du bromure de potassium, et qui, à la suite de cette ingestion, présente deux manifestations morbides, une éruption accompagnée de catarrhe oculo-nasal et une péricardite; ces deux affections suivent la même évolution; elles naissent, augmentent et disparaissent en même temps. L'éruption avait le caractère des éruptions bromiques.

Dans le bromisme, à côté des éruptions pustuleuses, l'acné bromique et les pustules ecthymatiformes suivies d'ulcérations, il existe des éruptions bulleuses comme dans l'iodisme (le malade n'avait pas pris d'iodure); ces bulles, analogues au pemphigus, renferment un liquide séreux, hémorragique ou purulent, et, après rupture, elles forment des croûtes et des ulcérations. Il ne me semble pas douteux, que chez mon malade il se soit agi d'accidents de bromisme, et la question suivante peut être très légitimement posée : La péricardite était-elle de même nature? Ne pouvait-on songer à une péricardite bromique?

La preuve absolue n'eût pu être faite que le péricarde en main, et s'il eût renfermé du brome ou du bromure. L'autopsie n'a malheureusement pas pu être faite, et je ne puis parler que de probabilités. Cependant, si l'on tient compte de l'évolution parallèle des deux phénomènes, de leur apparition et de leur disparition simultanée, on est incité à voir dans leurs connexions plus qu'une simple coïncidence. Je crois à une relation possible des deux faits, et je pense à la possibilité d'une lésion péricardique d'origine médicamenteuse, d'une péricardite toxique, chez un malade intoxiqué par le bromure de potassium, au cours d'une insuffisance rénale des plus nettes.

Ce même fait me permettra d'expliquer un second cas de péricardite urémique, observé il y a plus de quatre ans, et chez lequel j'avais interprété les accidents de façon toute différente. Je vais, d'ailleurs, vous faire juge de la question.

*
* *

Au mois de décembre 1901, un de mes confrères de province m'amena un de ses malades, me demandant mon avis sur son cas très complexe.

C'était un homme de trente ans, syphilitique depuis dix ans, et qui présentait à la fois une néphrite et une aortite syphilitiques. La néphrite avait débuté six ans auparavant, et les urines contenaient de l'albumine depuis cinq ans.

L'aortite ne datait que de l'été dernier; elle s'était développée au bord de la mer, à la suite d'une course rapide à bicyclette.

Depuis ce temps, le malade avait eu des épistaxis, de l'œdème des jambes et plusieurs crises d'œdème aigu du poumon.

Mon confrère me demandait, vu l'état extrêmement précaire du malade, s'il était possible d'instituer un traitement spécifique, et, si tel était mon avis, de le faire pratiquer sous ma direction.

J'examinai ce malade, pâle, anémique, en proie à une grande oppression dès qu'il voulait parler longuement ou faire un mouvement un peu vif. L'aorte était très dilatée, elle débordait à droite le sternum, et la matité s'étalait sur 5 centimètres de largeur. La pointe du cœur battait dans le septième espace. Les sous-clavières étaient très surélevées. A l'auscultation, il existait un double souffle aortique classique, mais très intense. Le pouls était dur, tendu et battait de 90 à 100. La tension artérielle était à 27, la respiration à 24. La quantité d'urines rendue en vingt-quatre heures était de un litre trois quarts, et elles contenaient un gramme d'albumine.

Devant ces symptômes alarmants, devant la répétition des crises d'œdème aigu du poumon, je portai le pronostic le plus grave, et je donnai le conseil d'essayer le traitement mercuriel, dernière planche de salut pour le malade qui, de toutes façons, me paraissait perdu. C'est ainsi que nous présentâmes la situation à la famille qui l'accepta. Je proscrivis l'usage de l'iodure de potassium, en raison de son action irritante sur les bronches, et nous décidâmes d'utiliser le cacodylate iodo-hydrargyrique, en injections sous-cutanées, à la dose quotidienne de 3 centigrammes; j'avais obtenu de cette préparation un résultat remarquable, quelques semaines auparavant. Je confiai le soin des injections à mon collègue le Dr Baillet, et nous revîmes le malade ensemble tous les deux ou trois jours.

Les injections furent commencées le 7 décembre, et pendant les sept premiers jours elles furent parfaitement tolérées; l'urine n'était nullement modifiée dans sa quantité, et le taux de l'albumine ne bougea pas (le malade était soumis au régime lacté absolu). Il se produisit même des signes évidents d'amélioration : les râles d'œdème pulmonaire avaient disparu, les sous-clavières étaient moins élevées, les souffles diminuaient d'intensité, la matité aortique était moins large, le malade dormait mieux et se sentait plus fort. Devant ces symptômes favorables, nous avions élevé un peu la dose du cacodylate iodo-hydrargyrique, et les quatre dernières injections avaient été de 4 centigrammes et demi.

Le huitième jour, la situation se modifia; le malade fut pris de cauchemars, d'épistaxis, de vomissements, de douleurs plus vives à la région précordiale, et le dixième jour, nous décidâmes de supprimer les injections.

Le neuvième jour, nous perçûmes un signe nouveau, un bruit de galop présystolique, au niveau du ventricule gauche, et non perceptible à la main. Puis, on constatait une légère douleur à la pression de la région précordiale.

Les jours suivants, les accidents s'accentuèrent nettement du côté du péricarde. On entendit d'abord un double frottement léger dans le quatrième espace gauche, ntre le mamelon et le sternum, plus perceptible quand on appuyait fortement l'oreille sur la poitrine. Le frottement augmenta rapidement d'intensité, recouvrant toute la région cardiaque et masquant les souffles aortiques. Nous conseillâmes d'appliquer des ventouses scarifiées et une vessie de glace sur l'aire précordiale.

Recherchant l'origine de cette péricardite, nous fûmes amenés à incriminer un refroidissement, subi le 12 décembre aux water-closets, le malade ayant, contre notre ordre, quitté sa chambre où la température était de 19°, pour se promener dans les couloirs froids ; il avait eu une légère angine à la suite de cette imprudence.

Le quatrième jour de la péricardite, le frottement diminua, indiquant par son atténuation l'affaiblissement du myocarde. On utilisa dès lors les injections sous-cutanées d'huile camphrée, de strychnine, de spartéine, d'éther, et cela sans grand résultat. Après une très légère amélioration, la situation continua de s'aggraver, le malade fut pris de syncopes continuelles, avec un pouls à 150, arythmique, et il succomba dans le collapsus le dixième jour de sa péricardite.

Voilà donc un malade syphilitique, atteint de néphrite atrophique syphilitique, d'aortite syphilitique avec double lésion de l'orifice aortique, arrivé à un état des plus lamentables, ayant subi déjà plusieurs crises d'œdème aigu du poumon.

Comme seule planche de salut, nous décidons un traitement spécifique avec des injections de cacodylate iodohydrargyrique. Pendant huit jours, nous assistons à une amélioration manifeste révélée par une diminution de la matité aortique, des râles d'œdème pulmonaire et de la surélévation des sous-clavières. Puis nous voyons des douleurs survenir dans la région sternale, des épistaxis se produire et une péricardite se déclarer, quatorze jours après le début et quatre jours après la cessation du traitement. Cette péricardite évolue comme toutes les péricardites urémiques et se termine par la mort dans le collapsus, le dixième jour de son évolution.

Nous nous sommes alors demandé, avec le Dr Baillet, si notre thérapeutique ne devait pas être incriminée dans la genèse des accidents. Nous ne l'avions pas pensé, et nous avions mis la péricardite urémique sur le compte d'une infection consécutive à l'angine contractée pendant le refroidissement.

Aujourd'hui, avec l'expérience acquise par le cas précédent, je serais peut-être moins affirmatif, et je pose nettement la question de savoir si notre traitement spécifique n'a pas été pour quelque chose dans l'apparition de la péricardite. Nous pratiquions des injections de cacodylate iodo-hydrargyrique. Puis-je incriminer le cacodylate, le mercure ou l'iodure? Je ne le puis directement, car mon malade n'a présenté trace ni d'iodisme, ni d'arsenicisme, ni d'hydrargyrisme, et cependant je crains que notre médication n'ait joué un certain rôle dans la production de la péricardite terminale, et je me demande, une seconde fois, s'il ne pourrait pas exister des péricardites toxiques médicamenteuses.

A l'état normal, on n'a rien à craindre de semblable; mais chez un malade atteint d'insuffisance rénale, c'est une hypothèse qui n'a rien d'irrationnel, si l'on songe qu'il existe toute une série de lésions toxiques sur d'autres séreuses. Les articulations peuvent être atteintes de rhumatisme toxique, comme en témoignent les arthropathies consécutives à l'urémie et à l'uricémie, aux injections de tuberculine et de sérums thérapeutiques, à l'ingestion 'acide lactique, de poissons et de mollusques (1). Ce qui 'applique aux jointures ne pourrait-il s'appliquer au péri- arde?

*
* *

Toutes ces considérations commandent une grande éserve dans l'intervention thérapeutique médicamenteuse, u cours de l'insuffisance rénale très marquée avec .rémie.

M. Huchard cite un cas semblable au mien dans ses *Vouvelles Consultations médicales* (Paris, 4e édit., 1906, . 460); il s'agit d'un homme atteint d'aortite syphilitique vec double souffle, d'angine de poitrine, de dyspnée oxique et d'œdème aigu du poumon, pour lequel on lui emandait son avis. Un de nos confrères avait pratiqué des ajections de benzoate d'hydrargyre sans aucune amélio- ation. M. Huchard conseilla de s'abstenir du traitement pécifique; il réserva la question du mercure et montra les iéfaits de l'iodure sur les bronches et le poumon. Dans et article, il voulut bien faire allusion à un travail que ai publié il y a quelques années sur la question (2). C'est ue, si méfiant qu'on soit des médications, il ne faudrait ourtant pas interdire le traitement mercuriel de toutes les éphrites syphilitiques.

Mon travail porte sur deux cas personnels de néphrite yphilitique aiguë et chronique, très améliorés par le trai- ement : l'un des malades vit encore, l'autre s'est suicidé n 1900.

Ils n'ont éprouvé que des effets bienfaisants de la médi- ation hydrargyrique. Il est vrai qu'atteints de néphrite

(1) Louis Rénon, Rhumatisme toxique par intoxication alimentaire dans décours d'une grippe très légère. *Soc. méd. des hôpitaux*, 17 fév. 1899.

(2) Louis Rénon, La fragilité du rein dans la syphilis. *Presse médicale*, 5 avril 1899.

intense, ils n'étaient pas en état d'urémie. Mais si la lésion est ancienne, le rein atrophié et l'insuffisance rénale des plus marquées, abstenez-vous de toute médication toxique; proscrivez d'abord l'iodure, le mercure ensuite. Tout au plus pourrez-vous donner ce dernier médicament, et avec une très grande prudence, après avoir institué un traitetement énergique contre l'intoxication urémique : diurétiques, émissions sanguines, déchloruration et régime lacté.

En définitive, tout ceci vous prouve que dans la classe des péricardites urémiques et toxiques, il n'est pas illogique de considérer des péricardites toxiques d'origine médicamenteuse, et la conclusion s'imposera d'elle-même : vous ne devrez pas donner des médicaments actifs à un brightique avancé en imminence d'urémie.

XVI

L'ANESTHÉSIE GÉNÉRALE CHEZ LES CARDIAQUES

Le chloroforme et la justice.
Le jugement de Château-Thierry condamné par toute l'opinion médicale.
La chloroformisation des cardiaques.
Exemples de l'innocuité du chloroforme chez les cardiaques dans des conditions bien déterminées. — Indications et contre-indications.
Manière de couvrir, même par écrit, sa responsabilité.

MESSIEURS,

Je vais vous entretenir aujourd'hui d'une question pratique très importante, l'anesthésie générale chez les cardiaques. C'est en même temps une question d'actualité. A notre époque, les médecins sont rendus de plus en plus responsables de leurs actes médicaux, et les tribunaux, peu bienveillants et peu tendres pour eux, discutent souvent leur pratique courante.

Un jugement du tribunal de Château-Thierry, rendu le 7 juin dernier, pose nettement, et contre nous, la responsabilité du médecin en cas de mort pendant la chloroformisation.

Sur une demande de 5 000 francs de dommages-intérêts formée contre un de nos confrères par la famille d'un individu mort au cours d'une anesthésie par le chloroforme pratiquée pour permettre de réduire une luxation de l'épaule, le tribunal a jugé :

« D'une part, que notre confrère a pris de suffisantes

précautions dans l'administration du chloroforme, et que le décès ne saurait engager sa responsabilité ;

« D'autre part, qu'en administrant le chloroforme sans avoir obtenu de P... un acquiescement donné en pleine connaissance d'un dénouement fatal possible, alors que l'existence de l'intéressé n'était pas menacée par le *statu quo*, B... a commis une faute lourde engageant complètement sa responsabilité.

« Pour ces motifs, déclare B... responsable d'avoir pratiqué, sans y être autorisé en connaissance de cause par l'intéressé, cette anesthésie, alors qu'elle n'était pas nécessaire, puisque l'existence de P... n'était pas en danger.

« En conséquence, condamne B... à payer 8 000 francs à titre de dommages-intérêts, avec intérêts de droit. Le condamne, en outre, à tous les frais. »

C'est un jugement inique, et il vient heureusement d'être infirmé. Sans cela, il ne tendrait à rien moins qu'à provoquer « une grève » des chloroformisateurs. Comment ! Le jugement reconnaît que notre confrère « a pris de suffisantes précautions dans l'administration du chloroforme, et que le décès ne saurait engager sa responsabilité », et il le condamne pour n'avoir pas prévenu le malade de la *possibilité* « d'un dénouement fatal » ! Il nous faudrait prévenir le patient qu'il court un risque à être chloroformé, alors que la peur, nous le savons tous, est souvent la cause des accidents du chloroforme. Ce serait le suicide de la médecine ! Ce serait transformer le médecin en bourreau ! Jamais nous ne ferons une œuvre aussi cruelle et aussi inhumaine, malgré des jugements comme celui de Château-Thierry, rendus sans aucune connaissance des difficultés scientifiques et sans aucun souci du bien de malades. Vous rappellerai-je les paroles prophétiques de Velpeau en 1853, à l'occasion d'un procès analogue, à la suite du décès d'un blessé survenu au cours de la chloroformisation, dans lequel deux opérateurs avaient été condamnés à 50 francs d'amende. Velpeau n'avait pas craint de prononcer devant la cour d'appel les paroles suivantes :

« Vous tenez entre vos mains l'avenir de la chirurgie ; a question intéresse le public plus que le médecin ; si vous condamnez le chirurgien qui a employé le chloroforme, aucun de nous ne consentira à l'employer désormais ; aucun médecin, s'il sait qu'à la suite d'un accident, mpossible à prévoir, il encourt une responsabilité, ne voudra plus l'administrer. C'est à vous de maintenir l'aboition de la douleur ou de la réinventer. »

Aussi, Messieurs, une protestation indignée s'est-elle élevée de tous les milieux médicaux, et la *Société de médecine légale*, vivement émue, a, le 8 janvier 1906, entendu et approuvé à l'unanimité un rapport de M. Chassevant sur ce sujet ; vous me permettrez de vous en lire les intéressantes et judicieuses conclusions :

« En résumé, dans l'état actuel de la science :

1° Le nombre des accidents mortels, qui surviennent au cours des anesthésies, étant excessivement minime par apport au nombre de chloroformisations pratiquées, il erait exagéré de qualifier l'anesthésie chloroformique de pratique dangereuse.

2° Malheureusement, à chacune des périodes de l'anesthésie chirurgicale, peuvent survenir des accidents capables d'entraîner la mort.

Ces accidents sont parfois rapidement mortels et ne permettent aucune intervention. Parmi ces derniers, il faut signaler la *syncope laryngo-réflexe*, accident du début e la chloroformisation.

3° Il n'existe pas de contre-indications absolues à l'anesthésie chirurgicale. L'alcoolisme, les tendances aux syncopes ne sont pas une contre-indication de l'anesthésie chirurgicale. Un grand nombre de circonstances exigent cependant une prudence excessive dans l'administration du chloroforme.

4° Avant et en dehors de l'emploi des anesthésiques, les syncopes mortelles, subites, brusques (mort par inhibition) survenant avant ou au début des opérations chirurgicales, ont été souvent notées par les chirurgiens. Elles s'observent surtout chez les personnes pusillanimes, *qui craignent la douleur et la mort.*

L'anesthésie chloroformique n'empêche pas ces syncopes mortelles de se produire ; on les attribue alors, *à tort,* à la chloroformisation.

5° Au cours de l'anesthésie, la pusillanimité, *la crainte de la mort,* une grande appréhension au moment de s'endormir favorisent l'apparition des accidents mortels. Le médecin a le devoir, en demandant l'autorisation du malade, d'obtenir sa confiance, sans diminuer ni exagérer les dangers possibles.

6° La responsabilité civile du médecin ne doit être engagée que lorsqu'on relève contre lui de la *négligence* ou de la *légèreté.* »

*
* *

Messieurs, si le médecin donne le chloroforme à un malade atteint d'une affection cardiaque, va-t-on l'accuser de « négligence ou de légèreté » ? Et si ce cardiaque succombe à la chloroformisation, va-t-on poursuivre le médecin devant les tribunaux? Il y aurait là matière à des « considérants » dangereux énoncés par des juges peu bienveillants, ne connaissant pas tous les termes du problème, et désireux d'assurer leur avancement par une « belle affaire ».

La question de l'anesthésie générale chez les cardiaques mérite donc d'être discutée de très près, d'autant plus qu'elle vous sera fréquemment posée, et vous devrez répondre par oui ou par non, sans pouvoir vous dérober. Vous serez souvent embarrassés pour donner votre avis, et je le comprends, car il règne une légende sur le sujet : cette légende veut que l'anesthésie générale par les divers agents ne soit pas supportée par un malade atteint d'une cardiopathie, et, dans la pratique, vous serez requis pour examiner soigneusement le cœur de tout individu qu'on va opérer. Certes, on a raison d'ausculter soigneusement ces malades, mais les conclusions de cet examen sont bien différentes de celles ayant cours dans le public, et même dans le public médical.

Laissez-moi vous raconter brièvement l'histoire de quatre cardiaques, à qui j'ai conseillé l'anesthésie : trois l'ont supportée sans dommage ; le quatrième cas s'est terminé par la mort dans des circonstances particulières. Vous verrez ensuite quelle doit être votre ligne de conduite, quand vous aurez à prendre une décision sur ce sujet délicat.

Un de mes malades de l'hôpital de la Pitié était atteint d'aortite chronique paludéenne, avec dilatation de l'aorte, surélévation des sous-clavières et gros souffle diastolique rude au foyer aortique. Des symptômes de péritonite tuberculeuse à forme ascitique se déclarèrent, et je me résolus à faire opérer le malade, convaincu que sa lésion aortique ne contre-indiquait nullement l'intervention. M. Terrier l'anesthésia à la scopolamine et lui fit trois injections sous-cutanées de un milligramme de scopolamine chacune, six heures, quatre heures et deux heures avant l'opération. Le malade s'étant réveillé pendant l'incision du péritoine, on lui fit respirer une petite quantité de chloroforme. Cette double anesthésie par la scopolamine et le chloroforme s'effectua sans le moindre incident, et le malade est depuis longtemps guéri.

En 1903, j'ai été consulté trois fois par des chirurgiens sur la possibilité de l'anesthésie chez des cardiaques. Une malade, atteinte d'un gros fibrome utérin développé beaucoup depuis peu de temps, me fut adressée par mon ami J.-L. Faure ; l'extirpation de la tumeur paraissait indispensable. La malade avait eu des attaques antérieures de rhumatisme compliqué d'endocardite aortique, ayant donné naissance à une insuffisance aortique légère. On constatait un souffle diastolique à l'orifice aortique, sans dilatation aortique, sans pâleur marquée du visage, mais avec un peu de pouls de Korrigan. Les poumons étaient en bon état, sans congestion et sans dyspnée ; l'urine ne contenait ni albumine, ni sucre, et, fait important, il n'existait pas d'œdème. Dans ces conditions, je donnai par écrit mon avis concluant à la possibilité de l'anesthésie. Cette opinion fut confirmée par M. Huchard qui examina la malade quelques jours après moi. L'opération se passa sans le moindre incident, et, quelques mois après, j'ai revu cette femme complètement guérie.

Au mois d'octobre 1903, mon ami Paul Delbet me pria d'examiner une malade de trente-trois ans, atteinte quelques semaines auparavant d'une crise d'angine de poitrine, et à laquelle il devait faire une colpo-périnéorraphie, opération toujours longue, dans une région où les points de départ réflexes sont nombreux. A l'examen, je ne trouvai au cœur qu'un peu de retentissement du second ton aortique et qu'un peu d'élévation de la tension artérielle. Je mis le tout sur le compte de plusieurs attaques de paludisme contractées en Italie les années précédentes. Comme les urines étaient normales, je conclus à la possibilité de l'intervention, et je donnai mon opinion par écrit, demandant seulement que l'anesthésie fût confiée à un chloroformisateur compétent. L'opération s'est bien effectuée ; mais la malade a eu encore depuis cette époque d'autres attaques d'angine de poitrine, très améliorées par une médication hypotensive et par une médication antispasmodique régulièrement suivies.

La quatrième malade était atteinte de cardiosclérose, caractérisée par de l'arythmie, de la tachycardie, une grande élévation de la tension artérielle, de l'œdème des jambes, de l'œdème pulmonaire et de grandes quantités d'albumine dans l'urine. Au cours de cet état, entrecoupé de crises asystoliques des plus graves, un fibrome utérin que la malade portait depuis longtemps devint le siège d'hémorragies fréquentes et rebelles. Les métrorragies soulageaient l'oppression cardio-rénale vive, mais elles ne pouvaient plus se reproduire sans danger, et avec mon ami J.-L. Faure, nous dûmes envisager l'opportunité de l'extirpation du fibrome. L'anesthésie nous paraissait redoutable dans d'aussi mauvaises conditions. La malade, femme énergique, sans famille, se déclarait prête à encourir tous les risques plutôt que de rester dans une situation lamentable dont elle entrevoyait toute la gravité.

Après avoir envisagé la question sous toutes ses faces, aussi désastreuses les unes que les autres, nous n'avons pas osé prendre de décision ; nous avons dit à la malade que l'intervention, sur trois chances, mettant une chance de son côté, et deux contre elle, nous ne pouvions pas dans ces conditions lui donner de conseil. Elle déciderait elle-même de son sort. Elle prit la résolution de se faire opérer, quoique ayant encore $0^{gr},30$ d'albumine dans l'urine. Le fibrome fut enlevé habilement en dix-huit minutes, et, le soir de l'intervention, tout allait bien. Dans l'après-midi du second jour, la malade fut prise de dyspnée et d'œdème aigu du poumon, auquel elle succomba rapidement, sans que l'on ait osé la saigner, tant elle était exsangue. Ce cas de mort est-il dû à l'opération, à l'anesthésie ou à la maladie antérieure ? Il est très difficile de le dire ; mais nous étions intervenus dans des conditions si mauvaises que nous n'en avions pas pris la responsabilité, et que ce fait ne saurait être invoqué contre l'anesthésie générale des cardiaques.

Ces quatre cas sont un exemple net de l'intérêt pratique de la question. Comment devez-vous faire, si vous êtes consultés sur ce sujet ? C'est ce qu'il me reste à vous dire.

A l'heure actuelle, il existe quatre modes d'anesthésie générale : le chloroforme, l'éther, la scopolamine-morphine, et la scopolamine-morphine-chloroforme. Chaque méthode a ses partisans, et je ne me charge pas de les départager. Si l'éther paraît compter moins de morts subites que le chloroforme, en revanche, il compte plus d'accidents ultérieurs, surtout du côté des voies respiratoires, et son usage est franchement contre-indiqué chez les malades atteints de pneumopathies, de dyspnée toxique et de menace d'œdème aigu du poumon. On compte en général un cas de mort sur 2 075 chloroformisations et un seulement sur 5 122 éthérisations (*Société allemande de chirurgie*, 1897), tandis qu'il existe un cas de mort sur 100 malades anesthésiés avec la scopolamine-morphine (*Semaine médicale*, 11 janvier 1905) ; par contre, la scopolamine-morphine-chloroforme a donné à M. Walther des résultats excellents, sur 337 cas observés (*Soc. de chirurgie*, 28 février 1906), même chez des malades très vieux, obèses, emphysémateux et cardioscléreux. Je me bornerai à vous parler ici de la chloroformisation, les mêmes considérations pouvant s'appliquer aux trois autres modes d'anesthésie générale.

Le chloroforme est-il indiqué en principe chez les cardiaques ? M. Huchard a conseillé l'anesthésie chloroformique à plus de 300 cardiaques ou aortiques sans jamais avoir observé un accident. M. Finney, de Philadelphie, a recueilli 142 cas de chloroformisation chez des cardiaques, sans incident.

Voilà des faits qui comptent. Mais, il y a plus encore. M. Brouardel, sur vingt-cinq enquêtes provoquées à la suite de la mort par chloroformisation, n'a trouvé sur le cadavre aucune lésion valvulaire ; ces malades étaient morts anesthésiés, mais sans altération du cœur ou de l'aorte. Il n'y a donc aucun rapport entre la mort par le chloroforme et l'existence de cardiopathies antérieures. Ce n'est pas tout. On a donné le chloroforme pour calmer les douleurs de l'angine de poitrine coronarienne et M. Hare, de Philadelphie, a observé l'amélioration de l'état cardiaque après la chloroformisation. Le chloroforme, médicament cardiaque, c'est bien là chose faite pour vous surprendre. Ceci vous prouve qu'on peut fort bien chloroformer les cardiaques, avec quelques restrictions cependant.

La chloroformisation est indiquée dans toutes les affections valvulaires, dans l'insuffisance aortique, l'insuffisance mitrale quand elle est bien compensée, dans l'aortite chronique, dans l'angine de poitrine coronarienne et dans la cardiosclérose, quand il n'y a ni œdème, ni dyspnée.

Elle est contre-indiquée, dit M. Huchard, — et je partage complètement son avis — dans les endocardites infectieuses aiguës, en raison de l'état général grave dont elles sont la révélation, dans la symphyse cardiaque avec médiastinite, dans la cardiosclérose des gibbeux et des obèses accompagnée de dyspnée, et enfin dans l'asystolie. Les congestions passives des poumons, l'œdème pulmonaire, l'infiltration œdémateuse généralisée avec rétention chlorurée forment les contre-indications les plus strictes.

Dans tous les autres cas, vous devez donner un avis favorable, en vous rappelant toutefois le célèbre aphorisme de Sédillot : « Le chloroforme bien préparé et surtout bien administré ne tue pas. » Vous devez donc confier l'anesthésie du cardiaque à un aide sûr et compétent, utilisant un chloroforme d'excellente qualité. Les mélanges titrés de chloroforme et d'air, préconisés autrefois par Paul Bert, employés journellement jadis dans les services de Péan et de Labbé, me paraissent présenter une sérieuse garantie en pareil cas. Servez-vous des appareils modernes de Roth-Dræger, de Reynier, de Dupont, de Ricard, etc., et vos cardiaques seront anesthésiés avec le maximum de sécurité. Ils ne courront pas de risques plus grands que les autres malades, et vous leur rendrez un grand service, en sachant prendre en temps opportun la responsabilité de l'anesthésie générale et de l'opération chirurgicale.

Je vous engage très vivement toutefois à faire remarquer à la famille du malade, — et non au malade lui-même, comme le veut le jugement de Château-Thierry — que l'anesthésie du cardiaque n'est pas plus dangereuse que celle d'un malade quelconque, mais qu'elle n'est pas sans danger. Dans deux des cas signalés plus haut, j'ai dû prendre par écrit la responsabilité de l'anesthésie, et j'ai eu bien soin de spécifier : « L'examen complet de Mme X... m'autorise à donner le conseil de la chloroformer pour son intervention chirurgicale. J'estime qu'elle ne court dans la chloroformisation pas plus de risques qu'une autre malade. » Je vous demande d'agir avec la même prudence, pour vous couvrir, si un accident, toujours possible, survenait, et si, comme la chose arrive malheureusement trop souvent, votre conduite était portée plus tard devant les tribunaux.

MALADIES

DES POUMONS ET DE LA PLÈVRE

XVII

LES CONGESTIONS PRIMITIVES DU POUMON

Exemple clinique d'une congestion pleuro-pulmonaire primitive.

Difficulté d'apprécier la quantité du liquide pleural : balancement entre les signes pulmonaires et les signes physiques.

Les congestions primitives du poumon. Divers types cliniques.

La congestion pulmonaire type (Woillez).

La fluxion de poitrine catarrhale (Dupré, Grasset, Dieulafoy).

La congestion pleuro-pulmonaire (Potain, Serrand).

La spléno-pneumonie (Grancher, Queyrat).

La congestion subite. — Le coup de sang pulmonaire. — La congestion paroxystique (Weill). — La congestion bronchoplégique (Huchard).

La congestion pulmonaire sans expectoration (Louis Rénon).

La congestion pulmonaire primitive, traînante et prolongée (Louis Rénon).

Diagnostic, pronostic et traitement des congestions primitives du poumon.

MESSIEURS,

Je vais vous parler aujourd'hui des congestions primitives du poumon. C'est un sujet intéressant, mais encore mal connu et difficile ; aussi je réclame toute votre attention.

Vous avez vu dans le service plusieurs cas de congestion pulmonaire. Les uns sont simples, et il n'y a aucune hésitation sur leur diagnostic. Les autres sont beaucoup plus délicats : on se demande s'il s'agit d'une congestion simple, d'une congestion pleuro-pulmonaire ou d'une pleurésie. Y a-t-il ou n'y a-t-il pas de liquide, telle est la question qui se pose, et la réponse en est souvent fort malaisée.

Un fait tout récent survenu chez un malade de nos salles vous donnera une nouvelle preuve de l'incertitude régnant souvent en pareil cas.

Il s'agit d'un homme de trente et un ans, serrurier, pris six jours auparavant d'un point de côté dans la région sous-mammaire droite, à la suite d'un refroidissement. En examinant l'appareil pulmonaire, on constate, à l'inspection du thorax, une légère voussure du côté droit, en avant et en arrière. On note, en avant, l'abolition des vibrations thoraciques à la palpation, depuis la région sous-claviculaire droite jusqu'au bord supérieur du foie. En arrière, et du même côté, les vibrations vocales sont abolies depuis la base du poumon jusqu'à l'angle inférieur de l'omoplate; à ce niveau, les vibrations reparaissent, mais moins nettement perçues que de l'autre côté. A la percussion, la matité est absolue en avant et à droite ; il n'existe pas de skodisme. En arrière, la matité remonte jusqu'à la fosse sus-épineuse droite. A l'auscultation du thorax à droite, on constate l'abolition du murmure vésiculaire en avant et en arrière. En arrière, en faisant compter le malade, on perçoit de la broncho-égophonie et une pectoriloquie aphone très nette ; enfin, un peu au-dessous de l'angle inférieur de l'omoplate droite, on entend un souffle qui n'a pas les caractères du souffle pleurétique. Il est plus rude, il n'est pas simplement expiratoire, mais inspiratoire et expiratoire ; c'est un double souffle de congestion du parenchyme pulmonaire. La température est de 39°,5, le pouls est rapide. Il existe une légère expectoration muqueuse, un peu purulente. Le foie déborde en bas de trois travers de doigt le bord inférieur des fausses côtes.

En face des symptômes précédents, quel diagnostic porter? Il existe une pleurésie droite avec épanchement, c'est indiscutable. On trouve même des signes, tels que la matité remontant en avant jusqu'à la clavicule, le souffle entendu à un niveau assez élevé et l'abaissement du foie, qui pourraient faire croire à un épanchement très abondant. Malgré cette apparence de grande pleurésie, j'ai conclu à l'existence d'une quantité de liquide bien moins considérable, et vous m'avez vu émettre l'hypothèse d'une congestion pleuro-pulmonaire, le poumon droit congestionné ne s'étant pas laissé aplatir et ayant refoulé le liquide autour de lui, en haut et sur les côtés. Cette opinion était basée sur les faits suivants : la matité n'était pas absolue en arrière et en haut ; les vibrations étaient diminuées, mais non abolies, au-dessus de l'angle inférieur de l'omoplate ; il existait de la broncho-égophonie plus que de l'égophonie vraie ; le souffle était double, et il était inspiratif et expiratif, rude et non voilé ; enfin le malade expectorait, chose insolite dans les simples épanchements pleuraux.

L'histoire de la maladie a confirmé cette opinion. En moins de huit jours, le liquide a considérablement diminué de quantité ; les vibrations thoraciques ont fait leur réapparition d'abord en avant, puis en arrière, au-dessous de l'omoplate. Le double souffle a fait place à des râles fins, puis à des frottements-râles au niveau de la base droite et, le quinzième jour, il n'y avait plus ni liquide, ni congestion, sans que l'on ait été obligé de pratiquer la thoracentèse. Une ponction exploratrice avait permis de retirer du liquide séro-fibrineux, contenant, à l'examen cytologique, des lymphocytes et des globules rouges. L'examen des crachats n'a pas révélé l'existence de bacilles de Koch, mais celle de nombreux pneumocoques.

Telle est, Messieurs, la description clinique de cette observation.

*
* *

Dans toutes les congestions primitives du poumon, il y a toujours un grand intérêt de diagnostic, de pronostic et de traitement. Aussi, je crois utile de vous exposer, au point de vue clinique seulement, et d'une façon très succincte, les divers types de congestion primitive, les formes cliniques paraissant être indépendantes des lésions et de leur pathogénie microbienne.

Il existe sept types cliniques de congestion primitive du poumon. Ce sont :

1° La congestion pulmonaire type (Woillez).

2° La fluxion de poitrine catarrhale (Dupré, Grasset, Dieulafoy).

3° La congestion pleuro-pulmonaire (Potain, Serrand).

4° La spléno-pneumonie (Grancher, Queyrat).

5° La congestion subite. Le coup de sang pulmonaire. La congestion paroxystique (Weill). La congestion bronchoplégique (Huchard).

6° La congestion pulmonaire sans expectoration (Louis Rénon).

7° La congestion pulmonaire primitive, traînante et prolongée (Louis Rénon).

Examinons, les uns après les autres, ces divers types cliniques.

1° *Congestion pulmonaire type.* — Cette forme, décrite par Woillez, débute brusquement par un frisson, par un point de côté et une élévation rapide de la température. Le frisson n'est pas unique, il se compose de petits frissonnements ; le point de côté siège dans la région sous-mammaire, et il n'est pas très violent. La température monte à 39, 39,5, 40 degrés. La dyspnée est vive, le pouls rapide. Le malade expectore; les crachats comprennent une couche supérieure spumeuse, un peu jaune, et une couche inférieure liquide, transparente, albumineuse, comparable à une solution fluide de gomme.

Les signes physiques sont nets. A la palpation, les vibrations sont souvent normales, parfois diminuées, jamais exagérées. La percussion ne donne pas de matité vraie, mais de la submatité. A l'auscultation, on entend une respiration rude et soufflante, puis un souffle doux, humé, inspiratoire et expiratoire, très mobile; à la périphérie du souffle, on perçoit des râles crépitants moins secs et plus gros que ceux de la pneumonie.

Quelle est l'évolution de cette forme de congestion? Sa durée cst courte. La température tombe du quatrième au cinquième jour dans une crise, suivie d'une abondante émission d'urines. La dyspnée et le point de côté disparaissent, mais les signes physiques persistent plus longtemps; le souffle fait place, du quatrième au sixième jour, à des râles humides plus ou moins gros qui se résolvent vers le huitième jour. Le malade est guéri le dixième jour.

Le diagnostic n'offre guère de difficulté qu'avec la pneumonie; cependant, dans cette dernière, les symptômes sont plus intenses et plus fixes: les crachats sont rouillés, adhérents au vase; le point de côté est plus violent, la température plus élevée, les signes stéthoscopiques plus définis. L'évolution enfin est plus longue.

2° *Fluxion de poitrine catarrhale.* — Décrite par Dupré (de Montpellier), la fluxion de poitrine a vu son existence confirmée par les professeurs Grasset et Dieulafoy. Elle atteint tous les plans de la poitrine, les muscles intercostaux, le tissu cellulaire, la plèvre, les bronches et le parenchyme pulmonaire.

Elle débute, comme la variété précédente, par un point de côté, des frissonnements, de la fièvre. A l'examen on trouve, du côté de la plèvre, des gros frottements et des frottements-râles ; du côté des bronches, des râles ronflants sibilants ou muqueux ; du côté du poumon, les signes de congestion énumérés dans le type de Woillez. Les signes fonctionnels sont : la dyspnée, la toux, et une douleur vive dans la région thoracique, douleur spontanée, très exagérée par le moindre mouvement, par la palpation et par les quintes de toux.

La résolution de cette fluxion de poitrine s'effectue en quatre, cinq ou six jours. C'est, somme toute, la congestion de Woillez, avec des symptômes surajoutés du côté des bronches, de la plèvre, et des plans musculo-fibreux de la poitrine.

Le diagnostic est parfois délicat avec la broncho-pneumonie. Celle-ci est cependant moins étendue que la fluxion de poitrine, et on y rencontre des foyers multiples au lieu d'un seul foyer.

3° *Congestion pleuro-pulmonaire.* — Cette forme de congestion, décrite par M. Potain et ses élèves, MM. Serrand et Duflocq, porte à la fois sur la plèvre et le poumon. Je vous en ai montré un bel exemple, au début de cette conférence, et je ne reviens pas sur son histoire. Rappelez-vous seulement le balancement existant entre les signes pulmonaires et les signes pleuraux, ce qui rend souvent difficile à établir la part exacte des uns et des autres. Un gros poumon congestionné plongeant dans une petite quantité de liquide sera recouvert par celui-ci et donnera l'illusion d'un grand épanchement.

La congestion pleuro-pulmonaire a toujours une durée plus longue que les types congestifs précédents. Si la fluxion du poumon cède rapidement, il n'en est pas de même de celle de la plèvre, dont la résolution est toujours plus ou moins lente.

Le diagnostic est vraiment très difficile avec le simple épanchement pleural. Comment pourrez-vous le faire? Procédez comme vous me l'avez vu pratiquer chez notre malade, en analysant minutieusement tous les symptômes. Vous constaterez une matité incomplète, une diminution plutôt qu'une disparition absolue des vibrations thoraciques ; à l'auscultation, un double souffle inspiratoire et expiratoire, à timbre bronchophonique, l'existence d'une expectoration, toutes choses qu'on ne rencontre jamais réunies ensemble dans la simple pleurésie avec épanchement. Je reconnais que ce sont là des nuances cliniques délicates, mais elles ont une grande importance.

4° *Spléno-pneumonie.* — Ce type congestif, décrit d'abord par M. Grancher et ultérieurement par MM. Bourdel et Queyrat, est d'une interprétation plus délicate. On constate tous les signes d'une pleurésie : matité, abolition des vibrations, souffle expiratif; on fait une ponction et on ne retire pas de liquide. C'est une congestion pulmonaire à forme de pleurésie.

Le diagnostic avec cette dernière est facile, si l'on se contente d'une ponction exploratrice qui doit juger la question en dernier ressort. Il est difficile, très difficile même, si l'on a recours aux procédés cliniques. Parfois, il est impossible, et il m'est arrivé dans divers cas de ne pouvoir conclure, encore que j'aie une grande expérience de ces faits, et j'ai dû, alors, avoir recours à la ponction. Dans la majorité des cas, le diagnostic clinique est possible. Ici encore, par une analyse détaillée des symptômes, on peut, dans la spléno-pneumonie, constater les particularités suivantes : la matité n'est pas tout à fait hydrique; les vibrations ne sont pas complètement abolies; le souffle est double, bronchophonique ou broncho-égophonique; après la toux, à la fin de l'inspiration, on perçoit quelques frottements-râles ténus et fins; il n'existe enfin ni voussure, ni déviation d'organes, ni matité de l'espace semi-lunaire de Traube, quand l'affection siège à gauche.

5° *Congestion subite du poumon.* — Cette forme se compose de trois types distincts :

a. Le coup de sang pulmonaire.

C'est une congestion intense, consécutive au coup de froid ou au coup de chaleur par insolation, surtout chez les alcooliques. Elle se révèle par des hémoptysies abondantes, une dyspnée intense, des râles fins disséminés dans toute la poitrine, et elle se termine rapidement par la mort.

b. La congestion paroxystique.

C'est une variété décrite par M. Weill (de Lyon). Son grand caractère est de se répéter tous les mois.

c. La congestion bronchoplégique.

Décrite par M. Huchard, c'est une des formes de l'œdème aigu du poumon. Par suite de la paralysie des muscles bronchiques, le flux œdémateux peut rester emprisonné dans les alvéoles et les bronchioles sans être rejeté au dehors, et le malade est asphyxié par cette inondation séreuse.

6° *Congestion pulmonaire sans expectoration.* — Cette forme de congestion m'a paru exister dans toutes les variétés décrites jusqu'ici, et j'ai attiré l'attention sur ses symptômes en 1899 (1). Elle se caractérise par une dyspnée violente et par des signes d'auscultation : souffle constant et surtout double souffle à timbre légèrement bronchophonique. Les malades ne crachent pas pendant toute la durée de l'affection. Cette congestion ressemble à la pneumonie sèche de Wiedeman; c'est une congestion pulmonaire massive, analogue à la pneumonie massive de M. Grancher.

7° *Congestion pulmonaire primitive, traînante et prolongée.* — Il s'agit là d'une variété intéressante de congestion pulmonaire, dont vous avez vu plusieurs types dans le service depuis le mois de janvier dernier. Appelée congestion pulmonaire chronique par Bouchut qui l'avait observée chez l'enfant à la suite d'une rougeole, d'une coqueluche ou d'un simple rhume, elle fut décrite, dès 1889, par M. Fiessinger dans la grippe endémique des enfants. J'ai repris, chez l'adulte, en 1903, l'histoire de cette forme congestive, vraiment bien spéciale par sa longue durée. La maladie évolue pendant trente, quarante, quarante-cinq jours, trois mois et demi et même cent quatorze jours dans une de mes observations. A cause de l'évolution traînante, de l'amaigrissement et de la persistance de la fièvre, on songe à la bacillose, et on y a pensé dans la plupart des cas.

L'examen bactériologique peut seul résoudre le problème : la recherche du pneumocoque dans les crachats, on inoculation à la souris d'une part, la recherche du bacille, et l'injection au cobaye d'autre part, en sont les deux termes obligés; se complétant l'un et l'autre, ils donnent la certitude, par une affirmation doublée d'une négation.

(1) Louis Rénon, Sur un type clinique de congestion pulmonaire et pleuro-pulmonaire sans expectoration. *Soc. méd. des hôpit.*, 22 mars 1899.

La congestion traînante et prolongée peut ressembler encore à une variété particulière de broncho-pneumonie, la broncho-pneumonie pseudo-lobaire à entérocoques, dont nous devons la connaissance à M. Rosenthal. Mais, dans cette broncho-pneumonie, le début est celui d'une broncho-pneumonie banale, et non celui d'une congestion pulmonaire; l'aspect pseudo-lobaire n'apparaît qu'après une phase de régression, il existe des troubles intestinaux, de la fièvre, et une maigreur effrayante; cependant, dans les cas litigieux, il faudra recourir à la différenciation du pneumocoque trouvé dans les crachats avec l'entérocoque. On se fondera, pour faire le diagnostic, sur quelques caractères morphologiques, et surtout sur la grande virulence et la longévité persistante de l'entérocoque. D'ailleurs, dans la prochaine conférence, je vous indiquerai en détail tous les points importants de cette forme clinique intéressante.

*
* *

Telles sont, Messieurs, ces différentes variétés cliniques de congestion pulmonaire primitive. Elles vous paraîtront bien nombreuses, trop nombreuses même. Elles existent réellement comme je vous les ai décrites, et vous serez obligés de compter avec elles dans votre pratique médicale journalière. Je ne reviens pas sur leur *diagnostic*; je vous l'ai signalé à propos de chaque type congestif. Je tiens cependant à attirer votre attention sur le fait suivant, dont l'intérêt ne saurait vous échapper. La ponction exploratrice faite dans la zone de matité d'un poumon congestionné modifie parfois profondément les signes physiques. Selon une remarque très juste de M. Netter, on peut voir le souffle ou l'obscurité respiratoire disparaître et faire place à des râles sous-crépitants, ce qui assure un diagnostic impossible quelques instants auparavant.

Le *pronostic* de ces congestions paraît bénin, même dans les formes traînantes et prolongées. Deux réserves sont cependant à faire. Sur un terrain tuberculeux, chez ceux qui portent dans leur système ganglionnaire le bacille prêt à se développer à la moindre occasion favorable, la congestion pulmonaire peut favoriser l'éclosion de la bacillose. Enfin, comme ce sont presque toujours des affections à pneumocoques, le malade peut succomber à son infection pneumococcique, si le pneumocoque ne reste pas emprisonné dans les mailles fibrineuses du poumon, envahit d'autres organes et se généralise; j'ai observé avec M. Lesné un cas de ce genre chez une malade qui, au cours d'une congestion pulmonaire traînante et prolongée, fut prise d'un herpès à pneumocoques ayant envahi successivement la bouche, la pharynx, le larynx, la trachée et les bronches; la malade succomba à cette infection surajoutée (1).

Le *traitement* des congestions primitives du poumon comporte plusieurs indications.

C'est d'abord de limiter le processus phlegmasique par la révulsion sanguine locale; cinq à six ventouses scarifiées, entourées d'une couronne de ventouses sèches, soulageront beaucoup le point de côté et la dyspnée; vous répéterez l'application de ventouses sèches tous les jours. Vous pourrez encore faire sur la partie malade une onction avec du salicylate de méthyle pur, ou avec une pommade salicylée telle que la suivante :

Salicylate de méthyle............	5 grammes.
Menthol........................	0^{gr},30
Axonge fraîche..................	10 grammes.

(1) Louis Rénon et Lesné, Du pronostic des congestions pulmonaires primitives traînantes et prolongées. *Soc. méd. des hôpitaux*, 23 décembre 1904.

On peut, pour éviter l'odeur désagréable de la préparation, remplacer dans cette formule le salicylate de méthyle par l'ulmarène ou le mésotane.

Avec la révulsion, la médication exsudative me paraît très indiquée. Donnez la poudre de Dower à la dose de $0^{gr},15$ matin et soir dans un cachet. Si la température est très élevée, des petites doses de 15 à 20 centigrammes d'aspirine, de cryogénine ou de marétine répétées matin et soir pourront rendre de grands services.

Dans les formes prolongées, vous userez avec avantage de la médication tonique. Je vous conseille d'employer la lécithine, à la dose de $0^{gr},30$ à $0^{gr},40$ par jour, l'arsenic, les injections d'huile camphrée et de cacodylate de soude, le formiate de soude, à la dose de 1 gramme par jour, l'extrait de quinquina, excellente préparation que vous pouvez utiliser, associée à la glycérine et à l'arsenic, comme dans la formule suivante :

Extrait de quinquina.............	3 grammes.
Arséniate de soude..............	$0^{gr},05$
Glycérine neutre..................	50 grammes.
Sirop d'écorces d'oranges amères.	Q. S. p. 300 gr.

A prendre 3 à 4 cuillerées à soupe par jour, soit pures, soit dans un peu d'eau.

Parfois, une piqûre faite dans le foyer congestionné avec une longue aiguille aseptique facilitera la résolution, et j'ai pu voir, sous l'influence du réflexe ainsi produit, les alvéoles pulmonaires se vider de leur contenu fibrineux. Cette petite manœuvre pourra rendre des services dans les formes de longue durée où les symptômes s'immobilisent sans aucun changement. Des pointes de feu m'ont donné aussi de bons résultats en pareil cas.

Le régime alimentaire comprendra tout au début la

diète lactée exclusive et mitigée, puis un régime plus substantiel pour reprendre peu à peu l'alimentation normale.

Quand tout sera terminé, s'il est besoin de parachever la convalescence, un séjour à la campagne dans un endroit sec, ou dans une station d'altitude de 600 à 700 mètres, sera de la plus grande utilité.

XVIII

LES CONGESTIONS PULMONAIRES PRIMITIVES, TRAINANTES ET PROLONGÉES

Divers exemples de cette variété clinique.

La congestion pulmonaire primitive, traînante et prolongée dans les types de congestion de Woillez, dans le type pleuro-pulmonaire, dans la spléno-pneumonie.

Étude clinique de la congestion pulmonaire primitive, traînante et prolongée.

Nature et longue durée de cette entité morbide.

Diagnostic, pronostic et traitement.

MESSIEURS,

Dans la dernière conférence, je vous ai montré les divers types cliniques des congestions primitives du poumon. Aujourd'hui, je veux insister sur la dernière de ces variétés, les congestions pulmonaires primitives, traînantes et prolongées, et vous faire comprendre tout l'intérêt diagnostique et pronostique de cette forme.

Je vous présenterai quelques observations d'abord dans le type de *congestion pulmonaire de Woillez*, quand le poumon est fluxionné, puis dans le type de congestion pleuro-pulmonaire et dans la spléno-pneumonie, quand la plèvre est ou paraît être en jeu.

Voici d'abord une première observation.

Le 7 avril 1902, un homme de cinquante ans entre à l'hôpital Necker, salle Trousseau, avec tous les signes d'une congestion pulmonaire localisée à la base gauche : toux, dyspnée, point de côté, température de 40°,4. Malade depuis trois jours, le 4 avril au soir, il est pris de frissons, de point de côté violent à gauche et d'une fièvre vive. Il tousse péniblement, crache beaucoup et fait venir un de nos confrères qui lui prescrit une potion calmante et des sinapismes, puis lui conseille d'entrer à l'hôpital.

A l'examen, nous trouvons du côté gauche, en arrière, tous les signes d'une congestion pulmonaire limitée à la base gauche, submatité, souffle et râles sous-crépitants, et nous prescrivons le régime lacté, des ventouses scarifiées et 0gr,10 de poudre de Dower. En trois jours, les signes physiques s'améliorent, la température baisse, l'état général se modifie et nous entrevoyons la guérison, quand, le 10 avril, le malade est pris à nouveau de frissonnements, de dyspnée, d'une douleur du côté droit, et d'une température de 39°,7. Les signes physiques dénotent une nouvelle congestion du côté droit. En deux jours, les signes s'améliorent, la température tombe à 37 et 36°,8; tout semble aller bien par la suite, le malade augmente d'un kilogramme, quand, le 20 avril, il se sent moins bien, est pris de dyspnée et d'une température de 38°,5. L'auscultation fait découvrir un nouveau foyer de congestion à la base droite en avant. Le 22 avril, la congestion passe en arrière de la poitrine. Les jours suivants, l'état général s'altère, le malade maigrit; il a une expectoration abondante, et nous nous demandons si cette congestion n'est pas de nature bacillaire, ou n'est point devenue bacillaire, cet homme étant environné de tuberculeux pulmonaires chroniques dans le navrant encombrement de nos hôpitaux parisiens; d'ailleurs, nous relevons dans ses antécédents une fluxion de poitrine d'une durée de quatre mois lors de son service militaire, et une adénite cervicale, ayant évolué à quarante ans, suivie d'une bronchite se répétant à peu près tous les hivers. Les crachats, un peu gommeux, avaient été examinés à l'entrée du malade ; ils contenaient du pneumocoque. Le 28 avril, devant les craintes qui nous hantaient, M. Louste, mon interne, fit un nouvel examen : il n'y avait, dans les crachats, que des pneumocoques et pas de bacille de Koch. Une souris blanche, inoculée avec des parcelles de l'expectoration, succomba en quatre jours; à l'autopsie, il existait des pneumocoques dans le sang du cœur, pneumocoques peu virulents, en raison de la survie relativement grande de l'animal. Nos craintes étaient donc vaines. La congestion pulmonaire droite dura jusqu'au 16 mai ; un nouvel examen bactériologique des crachats, pratiqué le 8 mai, décela encore du pneumocoque. Le malade partit à Vincennes le 22 mai, ayant augmenté de 3 kilogrammes.

Voici donc un malade, qui, en *quarante-sept* jours, a fait *trois* poussées de congestion pulmonaire, une à gauche, deux à droite, la dernière ayant duré *trente* jours. Ces poussées congestives ont évolué sous la forme clinique de la congestion de Woillez avec tous ses signes particuliers. Cette congestion était due au pneumocoque ; la virulence de l'agent pathogène persistait, puisqu'il tuait la souris; mais elle était peu considérable. Cette congestion enfin était traînante, prolongée, simulant la tuberculose.

Existe-t-il d'autres observations semblables à celle-ci, ressortissant au type Woillez? Oui, j'en connais d'autres, avec examen bactériologique à l'appui, et dans lesquelles la durée a été fort longue aussi.

En voici une que je trouve dans la thèse de M. Roux (1) en 1899. Cette observation est intitulée : « Congestion pul-

(1) Roux, Congestions pulmonaires à pneumocoques. *Thèse de Paris*, 1899.

monaire à pneumocoque, prolongée, ayant duré *un mois et demi* ; guérison ». Il s'agit d'une femme de vingt-quatre ans, typographe, chez laquelle la congestion se localisa au sommet gauche du poumon, à ce point qu'on songea à la tuberculose. Les crachats contenaient du pneumocoque virulent qui tuait la souris en vingt-quatre heures ; mais leur inoculation au cobaye resta négative.

Voici un autre cas rapporté par M. Bourla dans une thèse fort bien faite (1) sur la virulence du pneumocoque dans certaines formes de congestion pulmonaire. Le titre porte : « Congestion pulmonaire du sommet gauche, type Woillez. Persistance des signes physiques et généraux pendant *un mois et demi*, simulant la tuberculose. Pneumocoque virulent pendant toute la durée de la maladie ». Ce fait concerne une malade de vingt ans, issue d'une famille tuberculeuse, atteinte d'une broncho-pneumonie antérieure, et qui entre à l'hôpital après une période de symptômes peu nets, de malaises, avec une congestion pulmonaire du sommet gauche. Ce foyer persiste un mois et demi, s'accompagnant d'un mouvement fébrile, de signes généraux alarmants, d'amaigrissement, de perte des forces et de l'appétit. L'examen des crachats, leur inoculation au cobaye, démontrent que la tuberculose ne peut être incriminée. Au contraire, on constate, à deux reprises différentes, la présence du pneumocoque virulent, tuant la souris en vingt-sept à trente-deux heures ; le résultat est le même, en inoculant la sérosité pulmonaire retirée par ponction.

Vous voyez donc trois observations de congestion pri-

(1) O. Bourla, Virulence du pneumocoque dans certaines formes de congestion pulmonaire. *Thèse de Paris*, 1902, obs. VI, p. 66.

mitive du poumon, type Woillez, sans aucune participation pleurale, dans lesquelles l'évolution n'est pas classique. Elle en diffère par la durée, par les poussées congestives successives, par la ressemblance à la tuberculose, en raison du siège fréquent au sommet, de l'amaigrissement et de la déchéance des malades. Le diagnostic n'est possible qu'à l'aide des procédés de laboratoire; l'examen bactériologique des crachats doit porter sur la recherche du bacille de Koch et sur celle du pneumocoque; il faut les inoculer au cobaye et à la souris blanche; la durée de la maladie, la mort de l'animal et la présence du pneumocoque dans le sang du cœur jugeront la virulence du microbe; si le malade ne crache pas, ou crache peu, il faudra faire une ponction dans la zone pulmonaire congestionnée et inoculer le peu de sérosité retirée. Les résultats sont de la plus haute importance. Depuis cette époque, j'ai observé d'autres faits absolument identiques aux précédents.

*
* *

Vous venez d'être convaincus de l'existence de la congestion pulmonaire primitive, traînante et prolongée, quand le poumon seul est en cause. Vous allez voir maintenant cette même forme évoluer quand la plèvre est en jeu, c'est-à-dire dans la congestion *pleuro-pulmonaire.*

Je vais vous présenter quatre cas de congestion pleuro-pulmonaire prolongée et traînante.

Dans le premier, une femme de cinquante ans fut prise, le 21 juillet 1900, de frissons, de point de côté violent à droite au-dessous du sein, avec une gêne notable de la respiration. Elle n'entre à l'hôpital Necker que cinq jours plus tard, le 26 juillet, et nous la trouvons dans l'état suivant : il existe encore un point de côté à droite, avec de la dyspnée, de la toux sèche un peu quinteuse, sans expectoration ; la température est à 37°,2, le pouls à 80. Les signes physiques sont très importants à préciser. A la percussion, il existe une zone de matité en arrière dans le tiers inférieur du poumon droit. A la palpation, les vibrations sont conservées. A l'auscultation, mais après une forte inspiration, surtout après la toux, on perçoit des frottements-râles très fins et très superficiels, avec un peu de broncho-égophonie. C'est dire que la plèvre et le poumon sont congestionnés, mais sans liquide, la conservation des vibrations et la présence des frottements-râles indiquant nettement l'absence d'un corps interposé entre les deux feuillets pleuraux. Les jours suivants, les signes se modifient : on entend toujours les frottements-râles, puis, au-dessus d'eux, on perçoit un souffle aux deux temps de la respiration ; la dyspnée persiste. Le 30 juillet, on note un changement important ; les vibrations sont abolies dans le tiers inférieur, la matité y est plus marquée, et le silence respiratoire est complet ; au-dessus, il existe encore quelques frottements-râles et le souffle aux deux temps. Donc, il y a du liquide ; d'ailleurs une ponction exploratrice, faite le 5 août au niveau de la zone d'abolition des vibrations, ramène 2 centimètres cubes de liquide citrin. Le même jour, la malade expectore quelques crachats jaunâtres, adhérant au vase ; l'examen bactériologique y décèle des pneumocoques seuls, et l'inoculation à la souris détermine la mort en cinquante heures, avec présence du pneumocoque dans le sang du cœur. L'expectoration continue les jours suivants et les signes physiques se modifient. Le bloc pulmonaire congestionné redevient perméable à l'air ; le souffle diminue, finit par disparaître, et fait place à de gros râles humides ; des frottements de retour indiquent la résorption du liquide. La durée totale de l'affection, véritable congestion pleuro-pulmonaire apyrétique, sans température, a été de *vingt-cinq* jours.

Une seconde observation concerne un homme de cinquante-sept ans, entré à l'hôpital Broussais le 22 août 1899. Ce malade, à la suite d'une chute sur le côté gauche de la poitrine, fut pris d'un violent point de côté, de frissonnements, et d'une température de 40°. A l'examen, il présentait des signes nets de pleuro-congestion ; en arrière, du côté gauche, on constatait de la matité, une diminution très marquée des vibrations thoraciques, et, dans le tiers moyen, un souffle double, assez éclatant. Une ponction exploratrice faite au-dessous de la région soufflante amena du liquide clair et séreux. J'avais admis l'existence d'un gros poumon et de peu de liquide, en raison du double souffle et de la persistance très faible des vibrations. Comme cette opinion n'était pas celle d'un de nos élèves, nous décidâmes de faire immédiatement une thoracentèse pour trancher la question : avec l'appareil Potain, la ponction ne donna pas de résultat; nous avions trop enfoncé l'aiguille qui avait traversé la lame très mince de liquide pour pénétrer dans le poumon. D'ailleurs, les jours suivants, la dyspnée augmenta, et l'accentuation de la congestion fut des plus nettes : le souffle devint encore plus éclatant aux deux temps de la respiration, et alors seulement le malade se mit à expectorer des crachats non rouillés, visqueux, blancs, contenant du pneumocoque; je n'ai pas fait d'inoculation à la souris. Puis, tous les signes commencèrent à diminuer, le souffle fut remplacé par des râles fins qui devinrent plus gros par la suite, des frottements furent entendus tout en bas, la fièvre tomba progressivement, et la malade quitta l'hôpital au bout de *trente-cinq* jours.

Dans sa thèse, M. Bourla relate, sous le titre suivant, une curieuse observation : « Congestion pleuro-pulmonaire de la base droite. Persistance pendant *deux mois et demi* avec modification des signes physiques, mais persistance des signes généraux. Pneumocoque virulent pendant toute la durée de la maladie » (1). C'est à peu près les mêmes signes que ceux dont je vous ai parlé précédemment. L'examen cytologique du liquide révéla la présence de polynucléaires nombreux et de cellules endothéliales, dont quelques-unes soudées en placards ; la culture du liquide, ensemencé sur bouillon et gélose, fit pousser des colonies de pneumocoque pur ; les crachats renfermaient du pneumocoque, et le sang, retiré par ponction pulmonaire, inoculé à la souris, fit succomber l'animal en vingt-huit et en trente-huit heures.

Le quatrième cas est celui d'une malade entrée à la Pitié en mars 1903, salle Cruveilhier. Son histoire ressemble aux faits relatés plus haut. Le début est marqué par un point de côté à gauche, en bas et en arrière, survenu dans les premiers jours de mars 1903 ; elle se mit à tousser, et on fit le diagnostic de pleurésie. Je le confirmai à son entrée dans le service : il s'agissait d'une pleurésie gauche avec épanchement moyen. Au bout de quelques jours, malgré la médication prescrite, la dyspnée devint plus grande ; un examen rigoureux des signes physiques me fit voir qu'il s'agissait en réalité d'une congestion pleuro-pulmonaire, et non pas d'une pleurésie à gros épanchement, comme le pensaient quelques-uns de mes élèves. Si la matité remontait jusqu'en haut, en arrière et même en avant, si les vibrations étaient abolies et diminuées

(1) O. Bourla, *Loc. cit.*, obs. VII, p. 70.

presque partout à l'auscultation, on entendait de la broncho-égophonie plutôt que de l'égophonie simple, et un double souffle à timbre assez éclatant. L'événement me donna raison, puisque la thoracentèse, qui de toutes façons s'imposait, ne permit de retirer qu'un litre à peine de liquide citrin, alors que certaines prévisions allaient jusqu'à près de trois litres. Le liquide ne se reforma pas par la suite; la plèvre resta épaissie, comme en témoignait l'existence de frottements-râles, accompagnant le gros souffle pulmonaire. La température présenta de grandes oscillations, la malade maigrit, et nous pensâmes à la bacillose; comme elle expectorait des crachats un peu verdâtres, l'examen bactériologique fut décidé, et, contre toutes les prévisions, on ne trouva pas de bacilles, mais des quantités de pneumocoques. Peu à peu, la température baissa, et se maintint longtemps entre 38° et 37°; l'appétit se releva, les forces reparurent, et deux nouveaux examens de crachats faits par mon interne, M. Flourens, ne décelèrent encore que du pneumocoque. L'auscultation montrait chaque semaine la diminution de l'épaisseur de la coque pleurale, et la liquéfaction progressive du bloc pulmonaire, où les râles sous-crépitants, d'abord fins, puis gros, avaient remplacé le souffle. L'état de la malade s'est amélioré de jour en jour. Elle a quitté l'hôpital le 16 juin 1903, après plus de *trois mois* de maladie; elle était dans un état de convalescence très satisfaisant.

*
* *

La congestion pulmonaire traînante et prolongée existe aussi dans la *spléno-pneumonie*, cette forme si bizarre de congestion du poumon, qui donne tous les signes d'une pleurésie avec épanchement, sans qu'il existe de liquide.

Je vais vous en montrer trois cas observés personnellement : j'en grouperai ensuite trois autres dispersés dans la littérature médicale.

Le dimanche 9 novembre 1902, je fus appelé à la maison des Frères Saint-Jean de Dieu pour voir, avec un de mes confrères, un malade atteint de pleurésie droite probable. L'affection avait débuté quelques jours auparavant par un point de côté droit et de la fièvre, et une dyspnée vive était survenue depuis la veille. J'examinai le malade qui avait alors une température de 39° ; je trouvai à la percussion du côté gauche, en arrière, de la matité, une diminution des vibrations thoraciques, de l'absence complète de tout bruit à l'auscultation, le silence respiratoire étant absolu. Je conclus à une pleurésie avec 1 800 grammes de liquide, mais j'avoue que je ne me sentais pas tout à fait assuré de mon diagnostic, pour deux raisons : il n'y avait aucune ampliation du thorax du côté malade, et les vibrations thoraciques n'étaient pas abolies complètement. Néanmoins, en raison de l'oppression, je pris rendez-vous le soir avec mon confrère pour faire une thoracentèse. Celle-ci, faite au lieu d'élection, ne donna issue à aucun liquide ; une seconde, faite un peu plus bas, fut aussi négative que la première. Je m'étais donc trompé, mais sans en être autrement surpris, peu satisfait de l'opinion que j'avais émise. Fait très curieux, signalé par M. Netter (1) et dont je vous ai déjà parlé dans la conférence précédente, en auscultant de nouveau le malade, immédiatement après les deux piqûres, dans son poumon, les signes avaient changé ; au lieu du silence respiratoire absolu, je trouvai une série de râles fins qui n'expliquaient que trop l'insuccès de mes deux ponctions. Il se produit, par réflexe des nerfs pul-

(1) NETTER, *Soc. méd. des hôpitaux*, 17 mars 1899, p. 308.

monaires, des troubles vaso-moteurs qui se traduisent objectivement par des râles et assurent alors le diagnostic de congestion et non celui d'épanchement. C'est là un effet important à connaître, et qui démontre la grande utilité de la ponction exploratrice, en cas d'incertitude ; une pluie de râles succédant à une ponction négative et remplaçant le silence respiratoire, devient un précieux moyen d'affirmer l'existence d'une congestion.

Les jours suivants les signes se modifièrent un peu : il y avait toujours de la matité, toujours de la diminution des vibrations, mais en plus des frottements-râles, des râles fins, et un peu de double souffle, perceptible aussi bien à l'inspiration qu'à l'expiration, indices indéniables d'une congestion du poumon. Au bout de vingt-cinq jours, malgré la baisse de la température qui oscillait autour de 38°, au lieu de 39°, le malade était considérablement amaigri, et il était d'autant plus logique de penser à la bacillose, qu'on relevait, dans les antécédents, de la tuberculose familiale, une pleurésie antérieure, et que des crachats sanglants venaient de faire leur apparition ; cette expectoration réellement hémoptoïque, composée de sang rouge foncé, noirâtre, dura pendant dix jours. L'examen bactériologique ne décela pas de bacilles, mais des pneumocoques virulents, à virulence atténuée, puisqu'ils tuaient la souris en quarante heures. Une ponction exploratrice, faite peu de temps après, ne ramena pas de liquide. Peu à peu, le bloc pulmonaire congestionné se mit à dégeler pour ainsi dire ; la matité fit place à la submatité, les vibrations thoraciques reparurent progressivement, le souffle diminua, le poumon redevint perméable à l'air, et l'on put entendre une ébauche de murmure vésiculaire. Le malade quitta Paris pour se rendre dans le Midi, les premiers jours de janvier 1903, *cinquante-cinq jours* après le début de sa spléno-pneumonie. J'ai revu plusieurs fois le malade dans ces trois dernières années; il allait bien.

En 1899, je voyais avec un de mes confrères une malade de soixante ans qui présentait à peu près les mêmes signes que ceux dont je viens de vous entretenir. Convaincu qu'il n'y avait pas de liquide dans la plèvre, je résistais à la ponction. Je dus cependant la faire sur les demandes expresses de la malade ; je ne retirai rien, non plus que dans une autre ponction faite quatre jours après. L'affection dura *quarante-huit jours*. Aucun examen bactériologique ne fut pratiqué, mais je revis la malade un an et demi après ; elle ne portait aucune trace d'une lésion pulmonaire.

La même année, dans une famille dont je suis depuis longtemps le médecin, j'observais une spléno-pneumonie qui dura pendant *trois mois et sept jours*. L'expectoration n'apparut que le cinquantième jour ; insignifiante, elle se composait uniquement de pneumocoques. Depuis cette époque, la malade alla bien, et elle eut une grossesse menée parfaitement à terme. Depuis un an, cependant, son état pulmonaire s'est modifié, et j'ai des craintes sérieuses du côté de la bacillose.

Je puis vous citer encore trois observations publiées depuis quelques années. Dans l'une, due à MM. Caussade et Laubry (1), il s'agit d'une spléno-pneumonie type, avec ponctions exploratrices négatives ; la durée fut de *trois mois et demi* ; l'examen des crachats, fait directement et par

(1) Caussade et Laubry, Congestion pulmonaire à forme spléno-pneumonique remarquable par sa durée (trois mois et demi) et par la persistance de la virulence du pneumocoque pendant cette longue période. *Soc. méd. des hôpitaux*, 10 mars 1899.

inoculation au cobaye, resta négatif au point de vue bacillaire; le pneumocoque y existait en abondance, et tuait la souris en dix-huit heures; un second examen fait quarante jours après le premier, donna des résultats identiques : le malade guérit complètement sans tuberculose ultérieure.

Dans deux autres cas rapportés par M. Picot (1), et dont l'un est sa propre histoire, la durée fut supérieure à *un mois et demi*; il s'agissait bien aussi de spléno-pneumonie avec ponctions exploratrices négatives, et l'examen bactériologique des crachats, fait par M. Sabrazès, ne fit découvrir que du pneumocoque.

J'ai observé en 1905 trois nouveaux cas identiques, d'une durée de *deux à quatre mois*.

*
* *

Vous venez de voir une série de faits qui vous prouvent l'existence indiscutable des congestions pulmonaires traînantes et prolongées; le moment est venu d'essayer de dégager quelques considérations générales sur leur nature, leur diagnostic, leur pronostic et leur traitement.

Quelle est la *nature* de ces congestions ?

On peut trouver une série de microbes dans les congestions du poumon (Carrière) (2) : des cocci, des diplocoques, encapsulés et non encapsulés, des streptocoques, des staphylocoques, des pneumocoques. Or, c'est le pneumocoque seul que l'on rencontre dans les examens bactériologiques, au cours de ces congestions. Ce pneumocoque est

(1) Picot, Sur la spléno-pneumonie. *Bulletin médical*, 23 juillet 1902, p. 669.

(2) Carrière, Congestion idiopathique pulmonaire. *Revue de médecine*, 10 janv. 1899, n° 1, p. 61.

virulent, il n'a pas une durée éphémère comme à l'état normal, mais il conserve sa vitalité par réensemencements successifs. Sa virulence est cependant un peu atténuée, et les souris inoculées avec lui meurent moins vite qu'avec le pneumocoque virulent. Pourquoi cette persistance de la virulence? Elle tient, selon toute vraisemblance, plus à l'état du terrain qu'à celui de la graine. Et, en effet, dans les cas que j'ai suivis de près, les malades étaient affaiblis par des affections antérieures, par des travaux excessifs, des chagrins, des soucis de famille, ou de grandes préoccupations morales.

C'est là peut-être la raison de la *durée* tout à fait anormale de l'évolution de ces congestions primitives.

Dans la forme de Woillez, au lieu de quatre, cinq, huit jours, chiffre normal, je note une évolution de quarante-cinq à quarante-sept jours. Dans la forme pleuro-pulmonaire, la durée normale est de vingt jours; vous avez vu qu'elle s'était élevée à vingt-cinq, trente-cinq jours, deux mois et demi et même trois mois. Dans la forme spléno-pneumonique, la durée normale de trois semaines est singulièrement dépassée, puisque je vous ai cité des exemples de quarante-huit jours, cinquante-cinq jours, trois mois et sept jours, trois mois et demi. Dans une de mes dernières observations, la durée fut de cent quatorze ours.

Le *diagnostic* de ces congestions pulmonaires est facile à leur début, puisqu'elles revêtent tous les signes classiques de chacune de leurs formes respectives. Il devient moins aisé par la suite. A cause de la longue durée, de l'amaigrissement, de la persistance de la fièvre, on est autorisé à songer à la bacillose, et vous avez vu qu'on y a pensé dans la plupart des cas. Je me suis assez longtemps étendu sur ce diagnostic pour que je n'en fasse maintenant qu'un simple résumé. L'examen bactériologique seul peut résoudre la question ; la recherche du pneumocoque dans les crachats, son inoculation à la souris, la recherche du bacille et l'injection au cobaye s'imposent toujours, et les deux examens se complètent l'un l'autre. L'association de la bacillose et de la pneumococcie est trop rare, et se produit dans des conditions tellement bien déterminées, comme dans l'évolution d'une pneumonie au cours d'une tuberculose, pour qu'on puisse s'y arrêter en pratique courante. Un diagnostic qu'on aura rarement l'occasion de discuter à fond est celui de broncho-pneumonie : la fixité des signes congestifs ne ressemble nullement à la mobilité de cette dernière. La broncho-pneumonie à entérocoques, que je vous ai signalée dans la dernière conférence, sera distinguée par les troubles intestinaux du début, par la persistance des signes généraux graves, et par la différenciation du peumocoque et de l'entérocoque dans l'expectoration.

D'après tout ce que je vous ai dit jusqu'ici, le *pronostic* de ces congestions pulmonaires traînantes et prolongées paraît bénin : presque tous les cas rapportés ont guéri. Sans doute, la guérison s'est fait attendre, la convalescence a été longue et pénible ; mais la *restitutio ad integrum* s'est maintenue sans tare et sans récidive, comme dans la plupart des pneumococcies. Cependant, sur un terrain tuberculeux, chez ceux qui portent dans leurs ganglions le bacille prêt à envahir l'organisme, semblable à ces graines qui germent au bout de nombre d'années, la congestion pulmonaire prolongée peut favoriser l'éclosion de la bacillose, dans des cas extraordinairement rares. Enfin le malade peut succomber à son infection pneumococcique, comme dans le cas observé avec M. Lesné et dont je vous parlais dans la dernière conférence.

Quel *traitement* allez-vous opposer à cette forme si ésespérante de pneumopathie ?

Je n'ai rien à ajouter à ce que je vous ai déjà dit de la lédication propre aux congestions primitives du poumon. 'outefois, dans cette forme, le traitement général doit être astitué avec une très grande rigueur.

XIX

LA PNEUMONIE DES ALCOOLIQUES

Exemples cliniques de pneumonie alcoolique.

Quatre cas, dont deux suivis de mort : influence heureuse de la ponction lombaire chez un alcoolique délirant.

La pneumonie des alcooliques.

La pathogénie. — Influence de l'alcool : l'alcoolisme du peuple et l'alcoolisme des gens du monde.

L'évolution clinique. — La forme délirante. — La forme latente.

Le diagnostic : recherche d'une pneumonie au cas de délire; la méningite ; le méningisme.

La gravité du pronostic : les statistiques de M. Talamon.

Le traitement. — La question de la suppression de l'alcool et de la contention. — La médication par l'opium et la strychnine. — L'hydrothérapie et la ponction lombaire.

MESSIEURS,

Je vais vous parler d'une question de pratique médicale importante, la pneumonie des alcooliques. L'alcoolisme modifie la pneumonie, et la pneumonie met en pleine lumière l'alcoolisme; elle le démasque, s'il est latent.

Je vais vous présenter quatre exemples de pneumonie chez les alcooliques. Trois ont été observés à l'hôpital, le quatrième a été recueilli chez un malade de la ville. Nous pourrons ensuite tirer des conclusions intéressantes de cette étude clinique.

Un malade, âgé de trente-trois ans, exerçant la profession de tonnelier, entre à la salle Monneret en juillet 1903. Il est atteint de pneumonie de la partie moyenne du poumon droit et est manifestement alcoolique. Sa température monte jusqu'à 40°,7, et la pneumonie gagne le sommet du poumon. Le malade est pris, surtout pendant la nuit, d'une agitation considérable. Il délire de ses occupations professionnelles. Il crie et il vocifère, croyant faire tourner un tonneau dans la rue et courant après lui sans pouvoir l'arrêter. Le malade est traité par une potion de Todd, contenant de 10 à 20 centigrammes d'extrait thébaïque.

Malgré la gravité de la situation, la défervescence s'opéra le neuvième jour, et le malade entra en convalescence quelques jours après.

Le second malade ne fut pas si heureux, mais il avait lui-même préparé sa fin.

Charretier, fils d'alcoolique, il avait déjà eu deux crises antérieures de delirium tremens. C'était un homme de trente ans, qui buvait quotidiennement trois litres de vin et une moyenne de trois à dix absinthes. Entré à l'hôpital le quatrième jour d'une pneumonie du sommet droit, sa température est de 40°. Pendant la nuit, le malade est pris d'une très vive agitation, et le lendemain matin, il tombe, vers six heures, dans une attaque de delirium tremens. Il vocifère, il menace ses voisins et les infirmiers, il sort de son lit en criant « au feu! », et va trouver successivement chaque malade en les prenant pour des pompiers, et en leur reprochant de ne pas aider à éteindre l'incendie.

Je vois le malade le matin à neuf heures, à la visite, et je fais un pronostic grave, prévoyant la terminaison fatale dans la journée suivante. Je reçus un démenti dans mes prévisions, car cet homme succomba dans le coma à la fin de la soirée, après avoir présenté des crises terribles d'excitation. Le traitement avait consisté en une dose de 20 centigrammes d'extrait thébaïque, mise dans une potion de Todd, et en des injections de morphine.

A l'autopsie, on constata une hépatisation grise de tout le poumon droit, un foie gras, hypertrophié et hémorragique, et des reins congestionnés.

L'histoire du troisième malade est bien plus curieuse encore.

Je fus appelé, le 15 janvier 1904, par le Dr Régnier, pour voir avec lui un malade de quarante-huit ans, atteint d'une pneumonie alcoolique. La consultation eut lieu le soir, à cinq heures. Je fus reçu à la porte de l'appartement par un homme de grande taille, pâle, ayant l'aspect d'un vieillard. Il nous introduisit dans une pièce où se trouvaient deux dames. Là, le Dr Régnier m'explique devant elles le cas du malade et me fait passer dans la chambre de ce dernier. Je trouve le lit défait et personne dedans. « Où est le malade ? » demandai-je à mon confrère. — « C'est lui qui nous a ouvert la porte, me répondit-il, il doit se promener dans l'appartement. » Nous le cherchons, nous le faisons déshabiller, et je constate une pneumonie du lobe moyen et du lobe inférieur du poumon gauche. Les crachats sont rouillés. Il existe un peu d'ictère. La température est seulement de 37°,2. Le malade me montre sa langue très pâteuse et très saburrale, et me dit : « Je ne suis pas malade, j'ai seulement dans mon estomac des réserves pour longtemps. » Je veux m'entretenir sur son cas, seul à seul avec le Dr Régnier, mais le malade tient à assister à la consultation, il se lève, s'habille et nous avons toutes les peines du monde à l'empêcher de venir avec nous. Je fais le pronostic le plus grave et nous prescrivons des injections d'huile camphrée, ainsi qu'une dose de 25 centigrammes d'extrait thébaïque, mise dans une potion alcoolisée. En m'en allant, je pus avoir un entretien avec la femme du malade, une véritable martyre, et j'appris d'elle sur l'alcoolisme de son mari des renseignements stupéfiants.

Cet homme, alcoolique depuis fort longtemps, ne prenait jamais un repas chez lui. Il quittait la maison pour se rendre dans un grand restaurant du boulevard, où d'ailleurs il n'arrivait presque jamais. En effet, chaque fois qu'en route il rencontrait un café un peu convenable, il y entrait et demandait une bouteille de champagne, puis il recommençait au café suivant. S'il trouvait du foie gras, des huîtres à sa convenance, il en faisait usage en les arrosant de bons vins et d'alcools variés. La plus grande partie de ses revenus passait en ces libations. Ce malade avait une manie, celle de l'hydrothérapie permanente, pour ainsi dire. Il avait chez lui une installation des mieux comprises, et il se douchait plusieurs fois dans la journée.

Le lendemain de notre consultation, le malade s'enferme à clef dans sa salle de bains, et on l'entend se doucher toute la journée. Pardonnez-moi, Messieurs, d'insister aussi longuement sur ces détails, mais ils ont leur importance.

Le malade succombe dans le marasme, quatorze jours après le début des accidents.

C'est là un bel exemple de pneumonie alcoolique latente, l'affection évoluant sans grands symptômes, sans délire, et permettant au malade de ne pas s'aliter. La gravité d'un pareil état n'en est pas moins considérable.

Je veux vous dire un simple mot d'un quatrième malade, entré dans notre salle Piorry, le 8 octobre dernier.

Cet homme, alcoolique manifeste, fut atteint d'une pneumonie double et présenta un délire furieux qui me fit porter un très grave pronostic. Nous eûmes l'idée de pratiquer une ponction lombaire, qui donna issue à 40 centimètres cubes de liquide céphalo-rachidien clair, ne renfermant que peu de lymphocytes et une légère quantité d'albumine. Immédiatement, un calme complet succède à la grande agitation. Le malade peut même donner tous les renseignements sur son état et sur le début de son affection. La température baisse tout d'un coup et la convalescence peut se poursuivre sans incidents.

Une seconde ponction lombaire, faite trois jours après, donne issue à un liquide céphalo-rachidien normal. La décompression résultant de la soustraction du liquide céphalo-rachidien a eu, selon toute évidence, une influence des plus heureuses sur la disparition des phénomènes délirants.

*
* *

Messieurs, après vous avoir exposé ces exemples cliniques, je vais pouvoir maintenant vous présenter quelques considérations sur la pneumonie des alcooliques.

Quelle est la *pathogénie* de cette affection pulmonaire?

C'est évidemment l'influence de l'alcool sur l'infection pneumococcique. Elle est donc l'apanage exclusif des alcooliques. L'alcoolisme sévit sur le peuple, vous le savez tous, puisqu'il est très difficile, pour ne pas dire impossible, de le déraciner, pour des raisons tout à fait indépendantes du bien public. L'alcoolisme atteint aussi les gens du monde. Ceux-ci boivent parfois tout autant et même plus que les ouvriers. Un de mes malades consommait par jour trois bouteilles de vin ordinaire, une bouteille de bordeaux, une bouteille de bourgogne, deux bouteilles de champagne et une bouteille de madère. Cela faisait une dépense de 50 à 60 francs par jour. Aussi, écorna-t-il en boissons une partie de sa fortune. L'alcoolisme des gens du monde reste souvent latent et ne se réveille qu'à l'occasion d'une maladie infectieuse, comme la pneumonie, ou à la suite d'un traumatisme. J'ai vu un malade, un officier, à qui M. Trélat avait réduit, en 1889, une luxation de la hanche, être pris, la nuit suivante, d'un délire alcoolique furieux, et avoir obligé, « par ordre », les infirmiers militaires qui le soignaient, à le retirer de la gouttière de Bonnet où M. Trélat l'avait placé. Le délire ne céda qu'à l'administration de 30 centigrammes d'extrait thébaïque, et à deux injections de morphine.

La pneumonie survenant chez l'alcoolique est une grave complication de l'intoxication. Pourquoi cela, Messieurs ? Faut-il incriminer une action locale de l'alcool, s'éliminant par le poumon? C'est possible, mais je croirais plutôt à l'effet d'une débilité générale et d'une sénilité prématurée. Or, Messieurs, vous connaissez tous la gravité de la pneumonie chez le vieillard.

Au point de vue *clinique*, la pneumonie des alcooliques présente-t-elle des caractères particuliers ?

Je dois vous signaler quelques points spéciaux comme la localisation au sommet, la tendance à l'envahissement rapide et à la suppuration, l'apparition d'un subictère et d'un ictère, la présence de l'urobiline dans l'urine, et le peu d'intensité des signes locaux pneumoniques. Il n'existe ni point de côté, ni toux, ni expectoration, et peu de dyspnée.

Cliniquement, la pneumonie des alcooliques évolue sous deux formes, la forme délirante et la forme latente.

La forme *délirante* débute par de l'agitation, de la vivacité du regard, de la mobilité du facies, de la loquacité, de l'incohérence des idées, un léger tremblement de la langue, des lèvres et des mains. Puis, le délire éclate ; il consiste en une agitation professionnelle, en hallucinations terrifiantes, en vociférations et en cris. Le malade se lève, se promène d'une façon incessante, et ne peut rester une minute en place. Ensuite vient une période d'adynamie, caractérisée par de la faiblesse et de la dépression. Le malade veut se soulever, mais il retombe comme une masse sur son oreiller, la langue devient sèche et noire, et la mort clôture le tableau clinique, soit dans le coma, soit au cours d'une phase d'excitation.

Dans la forme *latente*, la pneumonie des alcooliques est une surprise d'autopsie. On trouve un poumon atteint d'hépatisation grise, alors que le malade était encore debout la veille de sa mort. Au début, il n'existe ni frissons, ni point de côté. Le malade se lève, comme dans notre troisième cas, et il continue ses occupations : il est même pris d'une activité immodérée. Puis, bientôt, il se met au lit avec une langue pâteuse et des signes d'embarras gastrique. Quelques heures après, la mort survient dans un état semi-comateux après une légère excitation.

Le *diagnostic* de la pneumonie alcoolique vous sera facile si vous avez soin, chez tous vos malades délirants, d'examiner attentivement la poitrine, pour rechercher s'il n'existe pas, dans l'aisselle ou ailleurs, un foyer pneumonique.

La méningite se distinguera du délire alcoolique par la recherche du signe de Kernig, par la raideur de la nuque, par la céphalée violente, par les signes oculaires, et par la présence d'éléments anormaux dans le liquide céphalo-rachidien, à la suite de la ponction lombaire.

Le méningisme s'observe surtout chez l'enfant, mais j'ai vu, il y a quelques années, un jeune homme de seize ans en présenter tous les signes. Il offrait l'aspect clinique d'une méningite, lorsque, le troisième jour, une pneumonie centrale devint perceptible à l'auscultation. Tous les signes méningés et tous les signes pneumoniques disparurent après la défervescence. C'est vous montrer la difficulté de diagnostic de certains cas de pneumonie alcoolique.

Le *pronostic* de la maladie est très grave, puisque sur quatre observations, nous comptons deux cas de mort. M. Talamon, sur 100 cas de pneumonie, relève 26 cas de mort, dont 10 survenus chez des alcooliques succombant au delirium tremens. M. Talamon remarque la grande mortalité de la pneumonie alcoolique : sur 30 alcooliques avérés, il compte 14 morts, soit 46,6 p. 100. Sur 22 pneumoniques non alcooliques, il compte une seule mort, celle d'une femme de soixante-seize ans, soit une mortalité de 5 p. 100. « L'alcool, dit M. Talamon, sénilise en quelque sorte l'organisme avant l'âge, et cette sénilité précoce fait qu'un alcoolique de quarante à quarante-cinq ans se comporte, vis-à-vis d'une pneumonie, comme un vieillard de soixante ans (1). » Or, je vous répète, Messieurs, que la pneumonie est la fin naturelle des vieillards.

Qu'allez-vous faire, pour *traiter* la pneumonie alcoolique? Le traitement consiste d'abord dans l'application de ventouses scarifiées sur le thorax et dans l'administration d'une légère ration d'alcool. Je suis opposé à la suppression complète de l'alcool, comme veulent l'établir en pareil cas la plupart des médecins aliénistes. Il y a danger à mon avis à l'abstinence du toxique habituel, comme il y a danger, dans les maladies aiguës, à l'absti-

(1) TALAMON, Cent cas de pneumonie (mortalité et pronostic). *Médecine moderne*, 1er mars 1899, p. 130.

nence totale de la morphine chez les morphinomanes.

Par contre, je partage tout à fait les idées de mes confrères de médecine mentale, en proscrivant absolument la contention du malade par la camisole de force, celle-ci risquant d'augmenter rapidement les accidents par l'exaspération qu'elle provoque chez le délirant.

La médication doit comprendre à la fois l'administration des opiacés et celle de la strychnine.

L'opium est très bien supporté par les alcooliques, même à des doses considérables. Au début de la pneumonie, faites prendre par cuillerées à soupe, dans le courant de la journée, la potion suivante :

Extrait thébaïque.............	*0,15 centigrammes.*
Julep gommeux..............	100 grammes.

Vous pourrez augmenter les jours suivants la dose d'extrait thébaïque, si l'excitation persiste, et la porter même jusqu'à 20 et 25 centigrammes.

Vous pourriez ensuite recourir aux injections de morphine, si l'action de l'opium n'était pas suffisante.

Vous ajouterez au traitement opiacé de petites doses de sulfate de strychnine, *deux* à *cinq* milligrammes, soit en potion, soit en injection sous-cutanée.

L'hydrothérapie a pu donner parfois de bons résultats, et peut-être est-ce à son action favorable qu'on doit attribuer la survie assez longue du malade du Dr Régnier.

En cas d'excitation violente, je vous engage à recourir aux bains tièdes, dont la durée pourra varier d'une demi-heure à une heure ou deux heures.

Les suites heureuses de la ponction lombaire chez notre quatrième malade prouvent que cette médication n'est pas à dédaigner quand les autres n'auront pas donné de résultats. Aussi vous donnerai-je le conseil d'y recourir au cas de délire alcoolique violent.

XX

LA PLEURÉSIE RHUMATISMALE

Description clinique de la pleurésie rhumatismale.
Allures de la pleurésie rhumatismale. — Son diagnostic avec la tuberculose pleurale.
Traitement de cette pleurésie par les préparations salicylées administrées intérieurement et extérieurement.

MESSIEURS,

Je vous ai montré tout à l'heure un homme atteint de goutte saturnine chronique présentant d'énormes tophi aux deux coudes, aux mains, aux genoux, sur le tendon d'Achille, aux pieds. Cet homme, comme je vous le disais, a eu le bon esprit d' « extérioriser » sa goutte, car il a ses viscères en excellent état, et il vaut mieux pour lui avoir localisé son urate de soude dans ses bourses séreuses que d'en avoir imprégné profondément ses reins, son aorte et ses vaisseaux.

* *

Je voudrais terminer cette conférence en vous disant quelques mots de la pleurésie rhumatismale. Je viens d'en observer un cas chez un malade de la ville, et tout ce que je vais vous exposer est la reproduction exacte de ce que j'ai pu constater chez des malades antérieurs atteints de cette assez rare et bien intéressante complication.

Vous êtes appelé près d'un malade atteint de rhumatisme

articulaire aigu, franc, qui vient d'immobiliser plusieurs jointures, et vous surveillez le cœur régulièrement à chaque visite, redoutant l'apparition d'une péricardite, d'une endocardite et d'une myocardite, toutes complications fâcheuses, souvent très graves.

Rien d'anormal ne s'est produit. Les douleurs articulaires ont cédé à la médication salicylée, la fièvre est tombée, vous avez diminué les doses du médicament, et le malade va beaucoup mieux, quand brusquement, du sixième au huitième jour, il se plaint d'une violente douleur dans la poitrine. Ce n'est pas un simple point de côté, mais une douleur plus étendue, diffusée dans plusieurs espaces intercostaux. Cette douleur s'exagère par la pression et par les moindres mouvements qui mettent en jeu les muscles du thorax. La température remonte à 38°,5, 39°, 39°,5. Le pouls est rapide, une toux violente se déclare, et s'installe pénible et déchirante. Mandé de nouveau et souvent en grande hâte, car les récents phénomènes sont survenus très rapidement, parfois brutalement, vous examinez le thorax de votre malade, et vous n'êtes pas peu surpris de reconnaître tous les signes d'un épanchement pleural. Rien n'y manque : ni la matité, ni la disparition des vibrations thoraciques, ni le souffle lointain, voilé, expiratif, ni l'égophonie, ni la pectoriloquie aphone. Souvent la plèvre n'est pas seule en cause. Au processus pleural, s'ajoute un élément pulmonaire, caractérisé par un souffle un peu rude s'entendant aux deux temps de la respiration, une légère bronchophonie, une diminution plutôt qu'une disparition complète des vibrations, voire même une légère expectoration jaunâtre et gommeuse.

Vous annoncez la pleurésie à la famille. Celle-ci, mise, comme tant d'autres, et d'une façon bien regrettable, au courant des questions médicales par la grande presse quotidienne, agite immédiatement devant vous le spectre de la tuberculose. Elle vous cite l'exemple de tel ou tel qui a eu une pleurésie. L'un, devenu tuberculeux pulmonaire, s'est trouvé amélioré ou guéri après quelques années de cure dans les sanatoria ou dans les stations maritimes ; l'autre, faute d'une résistance naturelle suffisante ou d'une médication bien comprise, a terminé sa carrière au bout de peu de temps. Devant de telles appréhensions, vous êtes vous-même ébranlé. Il n'y avait cependant aucun doute dans votre esprit sur la relation étroite unissant la pleurésie et le rhumatisme, puisque l'une avait succédé à l'autre. Mais, qui sait ? On a rapporté tant d'exemples de pleurésies les plus franches qui masquaient la tuberculose pleurale. Vos doutes seront encore bien plus grands, si vous avez la malchance d'être appelé près d'un pleurétique rhumatisant, dont les douleurs articulaires n'ont pas précédé, mais suivi la complication pleurale. Il en sera encore de même dans ces formes d'épanchements latents découverts au hasard d'une auscultation faite pour un peu de dyspnée ou par simple conscience professionnelle. Le diagnostic de cette variété latente de grands épanchements de la plèvre chez les rhumatisants s'obscurcit par la disproportion absolue qu'on observe entre les signes fonctionnels et les signes physiques ; la plèvre peut contenir beaucoup de liquide avec une oppression insignifiante et une simple sensibilité diffuse du thorax.

Allez-vous encore songer à la tuberculose, s'il n'existe pas d'épanchement, et si vous entendez des frottements pleuraux, indice d'une pleurésie sèche? Ne penserez-vous pas enfin à la possibilité d'un pseudo-rhumatisme tuberculeux, dont on parle tant depuis quelques années, mettant sur le compte de la tuberculose et les arthropathies et la pleurésie? C'est possible ; vous subissez comme presque tout le monde le joug, j'allais dire la tyrannie, de la tuberculose pleurale.

Toute pleurésie qui ne fait pas sa preuve est tuberculeuse, a dit le professeur Landouzy dans un aphorisme d'une vérité absolue, qui s'est vivifié par la puissance du temps. Auparavant, on ne soupçonnait pas les relations fréquentes unissant la tuberculose et la pleurésie, et la formule est intangible. Mais, ici, comme toujours, les exceptions confirment d'autant mieux la règle que certaines pleurésies sont maintenant connues dans leur essence et se distinguent nettement de la pleurésie tuberculeuse. Telles sont la pleurésie rhumatismale, la pleurésie biliaire et la pleurésie appendiculaire; ces deux dernières succèdent, l'une à l'infection biliaire dans toutes ses modalités, l'autre à la toxi-infection de l'appendicite, l'appendicémie, comme la dénomme le professeur Dieulafoy, bien plus fréquente qu'on ne pourrait le supposer. Qui de nous, d'ailleurs, ne connaît de ces pleurétiques, dont on attend la tuberculisation pulmonaire depuis plus de dix, quinze ou vingt ans. Ils ont guéri de leur tuberculose pleurale, et, pour beaucoup, la guérison semble être définitive.

Je vous dis tout ceci, Messieurs, pour vous montrer l'importance de votre *diagnostic*. La pleurésie rhumatismale n'a ni l'évolution, ni la gravité des pleurésies tuberculeuses. Sur quels éléments allez-vous donc baser votre verdict?

Si la pleurésie a débuté dans le cours du rhumatisme, vous devez logiquement compter plus sur une relation de cause à effet que sur une simple coïncidence. Si la pleurésie a précédé les douleurs, l'apparition des arthropathies éclairera une situation restée obscure jusque-là. Dans l'évolution même de la pleurésie, certaines particularités cliniques ressortissent au rhumatisme. Les épanchements de la grande cavité pleurale se résorbent avec une surprenante rapidité, parfois en quelques heures, sans laisser de traces; vous constaterez des différences considérables du jour au lendemain dans la quantité du liquide. Quelquefois la pleurésie est réellement tournante (Lasègue), et l'autre plèvre se prend à son tour. Dans les pleurésies circonscrites, la limitation à une partie de la cavité peut être très étroite, sous forme de galette (Lasègue). Toutes ces irrégularités dans l'évolution de la pleurésie, vous devez les interpréter dans le sens de la pleurésie rhumatismale.

Puis, la pierre de touche thérapeutique vous sera suffisante la plupart du temps, puisque ces pleurésies s'exsudent d'une façon merveilleuse, sous l'influence des préparations salicylées.

Un doute reste-t-il dans votre esprit? Vous n'avez qu'à recourir aux procédés modernes d'exploration, surtout si vous êtes à proximité d'un grand centre. De tous ces moyens, le plus pratique, le plus rapide est certainement le cyto-diagnostic de M. Widal, c'est-à-dire la recherche de la formule cellulaire de l'épanchement. Une ponction exploratrice, faite avec une seringue de Pravaz stérilisée par l'ébullition, vous donnera une quantité de liquide suffisante pour l'examen; ce liquide sera séro-fibrineux, car la pleurésie rhumatismale franche ne suppure jamais. La centrifugation réunira au fond d'un tube tous les éléments histologiques, où vous n'aurez qu'à puiser pour mettre sous le microscope la lamelle colorée qui vous donnera la clef du diagnostic. Si le dépôt centrifugé contient des cellules endothéliales pleurales, isolées ou agglomérées en larges placards, avec quelques rares globules rouges et leucocytes, vous pouvez affirmer la pleurésie rhumatismale. Dans la tuberculose, au contraire, vous trouverez une prédominance des petits leucocytes mononucléaires, des lymphocytes, comme on les appelle, mélangés à des globules rouges : il n'existe pas de cellules endothéliales. Je ne vous parlerai pas d'autres moyens de différenciation, très scientifiques à la vérité, mais beaucoup plus délicats à manier, comme le séro-diagnostic tuberculeux de MM. Arloing et P. Courmont, la culture du liquide sur les milieux sanglants, son inoculation aux animaux et la recherche de la perméabilité pleurale. Je fais toutefois des réserves pour l'injection de tuberculine, qui mérite d'être relevée du discrédit dans lequel elle est tombée en France depuis l'emploi de la lymphe de Koch en 1890.

Vous avez fait votre diagnostic de pleurésie rhumatismale, vous avez écarté complètement la tuberculose. Quel *traitement* allez-vous instituer ?

Messieurs, vous aurez tout d'abord recours à la médication spécifique du rhumatisme, le traitement salicylé; institué à doses suffisantes dès le début des arthropathies, il peut déjà prévenir à lui seul l'invasion de la plèvre dans les formes graves viscérales du rhumatisme. L'estomac est-il bien tolérant, vous donnerez le salicylate de soude, à la dose de 3, 4 et 6 grammes par jour, associé au bicarbonate de soude que vous intercalerez directement dans les cachets ou la solution, ou que vous ferez prendre sous forme d'eau de Vichy. Au cas de nausées, de pesanteurs gastriques et surtout de ces pénibles bourdonnements d'oreilles, indices d'une intolérance salicylée, vous conseillerez l'emploi de l'aspirine ou acide acétyl-salicylique; ce sel jouit de la propriété de ne livrer son acide salicylique que dans l'intestin, en milieu alcalin, et supprime presque radicalement tous les troubles gastriques. Une dose de 2 à

4 grammes par jour est suffisante, et vous la formulerez soit en cachet, soit en simple émulsion dans l'eau, où son goût légèrement acidulé la rend assez agréable; vous aurez soin de ne pas la mélanger au bicarbonate de soude qui peut la décomposer dans les préparations médicinales.

Contre la douleur, la révulsion sur le côté atteint, à l'aide de ventouses sèches et scarifiées, rendra plus tolérable la situation pénible du malade. L'application locale de 2 ou 3 grammes par jour de salicylate de méthyle, ou mieux de mésotane ou d'ulmarène, sur la poitrine peut amener un soulagement plus appréciable encore ; on tire à la fois bénéfice de la révulsion locale et des effets généraux des préparations salicylées. Si, malgré toute cette médication, la douleur et l'oppression ne cèdent pas, vous aurez recours à une injection sous-cutanée de un centimètre cube de la solution suivante de chlorhydrate d'héroïne, qui aura, comme je vous l'ai indiqué déjà dans des conférences antérieures, une action efficace sur la dyspnée :

Chlorhydrate d'héroïne........	0,05 centigrammes.
Eau distillée bouillie...........	Q. S. p. 10 cent. cubes.

Contre l'épanchement, vous ferez usage du régime lacté et des diurétiques. XX gouttes de teinture de scille par jour, à la dose de quatre fois V gouttes dans un verre d'eau d'Evian contenant 4 grammes de lactose, ont souvent beaucoup d'action; j'en dirai autant de l'emploi de la teinture de racine d'Apocynum cannabinum (chanvre du Canada), à la dose de V à LV gouttes par jour.

La thoracentèse est rarement indiquée dans la pleurésie rhumatismale; vous n'y aurez recours qu'au cas d'abondance extrême du liquide, ou de sa résorption tardive et nulle. Vous la ferez au lieu classique d'élection, et vous ne retirerez qu'un litre de liquide, le reste ayant toutes les chances de se résorber rapidement.

XXI

DE LA GRAVITÉ DE LA PNEUMONIE FRANCHE AU COURS DE LA TUBERCULOSE PULMONAIRE

La pneumonie franche et la pneumonie caséeuse.
Description clinique rapide de la pneumonie caséeuse.
Exemple clinique d'un cas de pneumonie franche évoluant au cours d'une tuberculose pulmonaire.
Les signes cliniques. — Les examens bactériologiques. — L'autopsie.
Diagnostic, pronostic et traitement de cette redoutable association morbide.
Le danger de la pneumonie dans la tuberculose. — Diagnostic par l'examen bactériologique. — Les indications thérapeutiques.

Messieurs,

Je vais vous parler aujourd'hui d'une malade atteinte de pneumonie franche, au cours d'une tuberculose pulmonaire chronique; les rapports de ces deux affections sont intéressants à étudier, au point de vue du diagnostic, du pronostic et du traitement.

Mais avant d'aborder le fond de mon sujet, je dois vous dire que j'ai en vue ici la pneumonie franche, vraie, à pneumocoques, et non pas la pneumonie caséeuse, et je crois utile de vous rappeler en peu de mots ce qu'est cette pneumonie caséeuse, si différente de la pneumonie, dans sa nature et dans son évolution.

Laënnec, dans une vue de génie, avait décrit deux formes de tuberculose pulmonaire, comme de toute tuberculose : la tuberculose nodulaire, la granulation tuberculeuse proprement dite, et la tuberculose infiltrée, l'infiltration caséeuse tuberculeuse, dont la pneumonie caséeuse était le type dans le poumon. C'était admettre d'une façon formelle l'unicité de la phtisie. Une des grosses erreurs de l'école allemande du siècle dernier, fut de battre en brèche la conception de Laënnec, et de rejeter la pneumonie caséeuse hors du cadre de la tuberculose ; pour Reinhardt, la pneumonie caséeuse n'est pas la terminaison d'une inflammation banale du poumon ; c'est une maladie de misère et de déchéance, qui n'a rien à voir avec la tuberculose. Cette dualité de la phtisie, une hérésie pathologique, ne devait pas longtemps durer ; des Français allaient remettre les choses au point. Ce fut d'abord Villemin qui démontrait l'inoculabilité de la tuberculose, aussi bien avec des produits contenant des nodules tuberculeux qu'avec le caséum infiltré ; ce fut ensuite M. Grancher qui, au nom de l'anatomie et de l'histologie pathologiques, fit voir que le bloc pneumonique caséeux, à la surface homogène, sans granulation, avec l'aspect classique du fromage de Roquefort, était de même nature que la granulation. Aussi la cause était déjà entendue, quand Koch, en 1883, vint, avec la découverte du bacille tuberculeux, en donner une décisive vérification. Depuis, les travaux de M. Auclair, en 1900 et 1901, ont scellé définitivement le débat ; cet auteur reproduit expérimentalement la pneumonie caséeuse chez le lapin, par l'inoculation intra-trachéale d'un extrait éthéré du corps des bacilles tuberculeux humains, alors qu'un extrait chloroformé de ces mêmes bacilles détermine chez le même animal une pneumonie interstitielle scléreuse ; la double évolution fibro-caséeuse du tubercule dépend donc d'une double toxine rendant compte de l'orientation de la maladie vers l'un ou l'autre de ces processus ou vers les deux à la fois.

Au point de vue *clinique*, la pneumonie caséeuse se développe chez un sujet indemne de tuberculose antérieure, ou atteint d'un foyer latent de tuberculose.

Le début est parfois brusque, par un frisson intense et unique, comme dans la pneumonie franche, mais souvent moins bruyant. Comme signes fonctionnels, on note une toux sèche et quinteuse, avec des douleurs diffuses dans les masses musculaires, une expectoration muqueuse, muco-purulente, avec des stries de sang, parfois une véritable hémoptysie, très utile au diagnostic, rarement des crachats rouillés ; ils contiennent des bacilles dès le début, mais pas de pneumocoques. Les signes physiques indiquent la condensation du parenchyme pulmonaire, plus marquée à la base qu'au sommet; il y a de la matité, de l'augmentation des vibrations thoraciques ; l'auscultation décèle au début des râles secs, puis de la faiblesse et de l'absence complète du murmure vésiculaire; ensuite le bloc pulmonaire se taraude d'ulcérations, et les bruits perçus deviennent humides ; c'est la période des râles sous-crépitants, des râles cavernuleux, du souffle caverneux et amphorique; on a discuté beaucoup sur l'existence du souffle tubaire, je le crois assez exceptionnel. Les signes généraux sont très marqués : la température est élevée, irrégulière, le pouls est rapide et faible, non vibrant comme dans la pneumonie. L'évolution se fait sous deux formes : une forme rapide qui tue le malade en trois à quatre semaines, avec une phase granulique terminale; une forme traînante, qui désagrège, en l'ulcérant en six à huit semaines, par émiettements successifs, le bloc caséeux; c'est alors la période des signes cavitaires, de la consomption, de la diarrhée, de l'albuminurie, de la cachexie marastique en un mot.

*
* *

Tout autre est l'évolution de la pneumonie franche dans le décours de la tuberculose pulmonaire : vous allez en juger par l'histoire de ma malade.

Il s'agit d'une femme de trente-quatre ans, entrée dans mon service de la Pitié le 25 avril 1904, pour une pneumonie gauche ayant débuté la veille par un grand frisson et un point de côté violent survenus brusquement. Tous les signes habituels d'une pneumonie sont constatés : la matité, l'exagération des vibrations, les râles crépitants et le souffle tubaire. En même temps, je trouve aux deux sommets une bacillose à la première période, craquements secs à gauche, respiration rude, soufflante à droite. D'ailleurs cette femme a été contagionnée par son mari, mort de tuberculose au même hôpital après six mois de maladie. Nous discutons la question de la pneumonie caséeuse, mais nous la rejetons, car les crachats contiennent, à l'examen bactériologique, une quantité considérable de pneumocoques, et nous faisons le diagnostic d'une pneumonie franche survenue chez une femme atteinte d'une tuberculose fermée des deux poumons. En plus, il existe au niveau de la base du cœur un double bruit, s'entendant à droite et à gauche dans le deuxième espace intercostal : s'agit-il d'un double souffle aortique ou d'un frottement péricardique ? Comme ce bruit naît et meurt sur place, comme il augmente quand on fait asseoir la malade, j'opine pour un frottement, et j'émets l'idée d'une péricardite tuberculeuse, latente, insidieuse, plutôt que d'une pneumococcie péricardique.

La température reste élevée, la défervescence ne se fait pas, et peu à peu nous assistons à un ramollissement par endroits multiples du bloc pulmonaire hépatisé. C'est d'abord une véritable crépitation soufflante, puis peu à peu la crépitation devient plus manifeste, et les râles cavernuleux plus gros s'entendent au milieu du souffle et des râles plus fins, indiquant l'ulcération par places de la partie atteinte. La température oscille entre 37°,8 et 39°,6 ; l'état général devient mauvais, l'amaigrissement fait des progrès rapides. L'examen bactériologique des crachats, pratiqué à trois reprises différentes, y décèle à la fois des pneumocoques et des bacilles de Koch, aussi abondants les uns que les autres : il n'y a pas de doute, le bloc pneumonique s'est tuberculisé. Vous voyez que ce processus n'a rien de commun avec la pneumonie caséeuse. L'état général devient encore plus mauvais, la dyspnée s'installe pénible et asphyxiante, et la malade succombe le 13 juin, à onze heures et demi du soir, cinquante jours après le début de sa pneumonie.

L'autopsie vient d'être faite ce matin même, il y a quelques minutes. Elle nous a prouvé la justesse de notre diagnostic pulmonaire, mais il n'existait pas de péricardite.

Je vous présente le poumon gauche de cette femme : vous voyez qu'il est très dense, qu'il ne s'affaisse pas, et qu'il existe à sa surface de légères adhérences plus marquées au sommet. A la coupe, vous distinguez deux parties bien différentes d'aspect, le lobe supérieur avec de la tuberculose ancienne, conglomérée et ulcérée au sommet, le lobe inférieur qui forme une masse jaunâtre, tachetée par places de points rouges, et séparée du lobe précédent par une partie rouge, relativement peu atteinte. Ce lobe inférieur forme un tout compact dans lequel on trouve des granulations tuberculeuses isolées, d'autres réunies en amas, des masses caséeuses amorphes, et de petites cavernes, une de la grosseur d'une noix, les autres encore moins volumineuses, comme des noisettes et des pois ; les parties rouges qui séparent les parties tuberculeuses présentent au raclage un aspect granuleux, hérissé de blocs de fibrine, comme dans la pneumonie. Le poumon droit, atteint de cavernes au sommet, était congestionné à la base, dans son lobe inférieur, parsemé aussi de granulations tuberculeuses. L'examen des poumons rendait bien compte de la marche du processus : tuberculose ancienne des sommets, tuberculose récente dans toutes les parties hépatisées ou congestionnées.

Dans le reste de l'autopsie, je ne vois guère que le foie et le cœur qui puissent vous intéresser.

Le foie était très gros, complètement jaune, d'une couleur jaune-soufre : c'était le type du gros foie gras tuberculeux, comme vous pouvez le voir sur cette tranche de parenchyme que j'ai mise à côté du poumon gauche.

Le cœur nous réservait une surprise : il n'existait pas de péricardite, malgré toute la probabilité des signes physiques en faveur de cette affection ; le cœur était petit, comme c'est la règle dans la tuberculose, et l'orifice aortique était considérablement rétréci ; il n'avait que six centimètres de circonférence, alors que l'orifice pulmonaire en avait huit, et il présentait quelques petites plaques dures au-dessus des valvules sigmoïdes. Comme nous étions pressés pour l'heure de cette conférence, nous n'avons pu faire l'épreuve de l'eau, et vous voudrez bien excuser ce que cette description a de hâtif, mais je tenais à vous rendre compte aujourd'hui même de ce que nous trouverions après la mort.

En résumé, voici donc une malade tuberculeuse qui est atteinte d'une pneumonie franche à pneumocoques. Cette pneumonie persiste en tant que pneumonie, mais le réseau fibrineux pneumonique sert de milieu de culture très favorable au bacille de Koch, qui s'y greffe, s'y développe, et détruit peu à peu ce bloc fibrineux; d'où l'association des deux agents pathogènes, pneumocoque et bacille; d'où l'apparition de signes cliniques particuliers, persistance de la fièvre qui prend bientôt les allures de la fièvre hectique, souffle tubaire, puis crépitations soufflantes de plus en plus marquées du bloc pneumonique; la malade succombe avant que la désagrégation totale ait pu s'effectuer.

*
* *

J'ai trouvé dans une thèse fort bien faite, celle de M. Lequyer (1), des observations semblables à la mienne; dans l'une, le souffle tubaire et les râles crépitants persistaient encore vingt-deux jours après le début de la pneumonie; dans une autre, le malade succombe au huitième jour de sa pneumococcie pulmonaire, et, à l'autopsie, on ne trouve pas de pneumonie caséeuse, mais de l'hépatisation grise avec des tubercules disséminés en grand nombre; dans une troisième, six semaines après, la tuberculisation du bloc pneumonique s'effectuait d'une façon progressive, et les crachats, donnant la tuberculose au cobaye, contenaient aussi du pneumocoque.

Ceci vous prouve bien le grave *danger* de l'association de la pneumonie franche et de la tuberculose pulmonaire, encore que l'on ait soutenu la parfaite innocuité de la coexistence de ces deux affections. Aussi je me range complètement à l'avis de MM. Grancher et Hutinel : pour eux, la défervescence n'est ni franche, ni définitive, et l'inflammation du parenchyme favorise les progrès de la tuberculose. C'est là l'expression même de la vérité.

Puisque la pneumonie peut servir de point d'appel pour

(1) Lequyer, De l'évolution de la pneumonie franche chez les tuberculeux. *Thèse de Paris*, novembre 1901, obs. V, VI et VII, p. 27, 30 et 34.

la tuberculisation en masse d'un poumon, il est de toute importance de faire le *diagnostic*, et il n'est réellement délicat qu'avec la pneumonie caséeuse.

Je vous ai exposé au début de cette conférence tous les caractères de l'infiltration caséeuse des poumons, je n'y reviens pas. Laissez-moi seulement insister sur l'examen bactériologique de l'expectoration, seul vraiment capable de trancher la question d'une façon précise. Dans la pneumonie compliquant la tuberculose, vous trouvez les deux agents pathogènes dans les crachats, le pneumocoque et le bacille de Koch; dans la pneumonie caséeuse, vous trouvez seulement le bacille de Koch. La broncho-pneumonie tuberculeuse n'a pas les signes nets de la tuberculisation d'un bloc pneumonique, et vous n'y trouvez pas le souffle tubaire étendu, devenant plus tard crépitant et soufflant tout à la fois : il s'agit de foyers disséminés et non d'une masse pulmonaire compacte.

Le diagnostic fait, il faut poser les *indications thérapeutiques* de cette redoutable association morbide.

Au début de la pneumonie, vous devez tout mettre en œuvre pour en limiter l'étendue, et négliger complètement la tuberculose. Vous appliquerez des ventouses scarifiées sur le foyer, et vous en renouvellerez l'emploi; vous donnerez matin et soir 10 ou 15 centigrammes de poudre de Dower; vous faciliterez la diurèse avec le régime lacté, et avec XX à XXX gouttes de teinture de scille ou d'Apocynum cannabinum. Si la défervescence s'effectue normalement, vous reprendrez le traitement de la bacillose. Si elle ne se fait pas, il faut intervenir dans les deux affections à la fois : contre la tuberculose, instituer le traitement habituel; contre la pneumonie, continuer la révulsion, à l'aide surtout de pointes de feu, dans l'espoir de diminuer la surface du bloc fibrineux qui sert à la colonisation du bacille.

Si, malgré tous vos efforts, le bloc pneumonique se caséifie, les indications thérapeutiques restent seules celles de la tuberculose ulcéreuse à marche rapide; vous ne pouvez plus que traiter les symptômes des lésions que vous n'avez pu empêcher et qui vont être irrémédiables. Contre la fièvre à grandes oscillations, donnez de petites doses de 15 à 20 centigrammes d'aspirine, de marétine ou de cryogénine, répétées matin et soir. Contre la toux, employez deux à trois comprimés de 5 milligrammes de chlorhydrate d'héroïne ou trois pilules de 1 centigramme de dionine par jour, ou encore la potion quotidienne suivante :

Teinture de lobélie..........		XX gouttes.
Eau de laurier-cerise...........		10 grammes.
Sirop de codéine...............	ãã	35 grammes.
Sirop de tolu......		
Eau de tilleul.................		40 —

Contre la diarrhée, souvent incoercible, je ne connais rien de plus efficace que les médications indiquées dans une conférence ultérieure sur le traitement médicamenteux de la tuberculose pulmonaire.

Comme toniques, utilisez la lécithine soit pure, soit sous forme de jaunes d'œufs, l'acide phosphorique, le cacodylate de soude à la dose de 5 centigrammes en injections sous-cutanées. Variez l'alimentation si difficile des tuberculeux, en y joignant soit un peu de pepsine et d'acide chlorhydrique, soit la gastérine ou les autres sucs gastriques organiques. En un mot, mettez tout en œuvre pour reculer l'échéance désormais fatale.

XXII

L'EMPHYSÈME SOUS-CUTANÉ DANS LA TUBERCULOSE PULMONAIRE CHRONIQUE

Exemples cliniques d'emphysème sous-cutané dans la tuberculose.
Observations de cas de mort. — Quatre cas de guérison.
La valeur pronostique de l'emphysème dans la tuberculose.
Mécanisme de l'emphysème sous-cutané : emphysème pulmonaire, médiastinal, cervical.
L'emphysème médiastinal et ses signes cliniques.
La gravité du pronostic est liée, pour une part, au développement de l'emphysème médiastinal.
Le traitement de l'emphysème sous-cutané au cours de la tuberculose.

Messieurs,

Je vais vous parler aujourd'hui d'une complication extrêmement rare de la tuberculose pulmonaire chronique, l'emphysème sous-cutané. Je vais vous en présenter quelques exemples, et vous verrez ensuite quelles déductions de diagnostic et de pronostic il est possible de tirer de cette exposition.

Voici d'abord un premier cas observé en 1902 par mon interne M. Louste.

Il s'agit d'une femme de trente-cinq ans qui entre à l'hôpital Necker le 29 août 1902, se plaignant de toux et d'étouffements. A l'examen, on trouve des signes de tuberculose pulmonaire au troisième degré : cavernes aux deux sommets, température élevée avec grandes oscillations ; les crachats, nummulaires, contiennent en grand nombre des bacilles de Koch, des streptocoques et des tétragènes. L'état de la malade s'améliore un peu les jours suivants, lorsque le 23 septembre, vers les six heures du soir, après une quinte de toux violente, en faisant un effort pour se soulever, elle éprouve une douleur vive dans la poitrine, derrière le sternum, douleur angoissante accompagnée de dyspnée brusque et intense. Le lendemain matin, l'oppression et la douleur sont aussi marquées ; la malade est assise sur son lit, avec un pouls rapide ; à la contre-visite du soir, l'attention de M. Louste est attirée sur un autre trouble, une difficulté spéciale pour déglutir ; quand cette femme prend des aliments, liquides pour la plupart, il lui semble qu'après avoir franchi le pharynx, ils pénètrent difficilement dans l'estomac ; cependant, l'examen de la gorge ne révèle rien de particulier. Le 25 septembre, la dyspnée augmente, bien que l'auscultation ne décèle rien de nouveau ; la malade reste dans le décubitus dorsal, dans l'immobilité absolue, de peur de réveiller la toux et la douleur. Le 27 septembre, à la visite du matin, on est frappé de l'aspect bouffi qu'elle présente. Le cou est élargi, gonflé ; les creux sus-claviculaires sont remplacés par des saillies ; en appliquant la main sur ce pseudo-œdème, le diagnostic s'impose ; les doigts produisent la crépitation neigeuse caractéristique de l'emphysème sous-cutané. Le soir, l'air a gagné le thorax et les épaules. Le 29 septembre, l'emphysème ne s'est pas étendu sur les téguments, mais la malade s'est affaiblie, la dyspnée augmente, le pouls est presque incomptable ; la mort survient dans la matinée au milieu de symptômes asphyxiques.

Dans l'autopsie très détaillée que fit M. Louste, je relève les points suivants intéressants pour nous. Le plastron costal enlevé, on voit sa face interne et la face antérieure du péricarde infiltrées de petites bulles d'air. Tout le tissu cellulaire sous-pleural, pariétal et viscéral, est rempli des mêmes vésicules aériennes, comme s'il avait été insufflé pour décoller les organes en rapport avec lui. L'emphysème est tellement abondant que les bases des deux poumons sont affaissées et comprimées en quelque sorte par l'air extra-pulmonaire. Les poumons sont le siège de lésions tuberculeuses ulcéreuses. L'infiltration gazeuse a envahi tout le médiastin : l'œsophage, l'aorte, les veines azygos, les hiles pulmonaires sont engainés dans un manchon aérien, les isolant les uns des autres.

D'ailleurs, l'air a franchi le diaphragme et pénétré dans la cavité abdominale ; il gagne l'atmosphère périrénale, s'insinue sous la gaine du psoas, et dissocie les fibres de ce muscle. Par l'orifice aortique, l'envahissement a été plus considérable encore ; l'aorte abdominale et ses différentes branches, tronc cœliaque, artères rénales, etc., sont engainées d'air. Les branches de l'hypogastrique sont nettement dessinées par l'emphysème qui s'est infiltré dans tout le bassin. Le feuillet antérieur de la vessie est décollé, et les ligaments larges sont insufflés. Fait curieux, l'air a respecté les membres inférieurs et n'a pas franchi l'anneau crural. Il a été complètement impossible de retrouver, et même de soupçonner, le point de départ de la rupture pulmonaire.

Si nous essayons d'analyser ce cas curieux, nous voyons que, chez cette pauvre femme, les accidents terminaux ont duré cinq jours, marqués au début par la quinte de toux violente, la douleur angoissante et dyspnéisante dans la poitrine. L'emphysème ne nous est devenu perceptible que trois jours plus tard, ayant d'abord envahi le médiastin où il ne s'extériorisait pour ainsi dire que par la dyspnée et la dysphagie, puis il a gagné le coü, où

M. Louste l'a constaté tout d'abord ; il s'est ensuite généralisé, entraînant la mort.

Je puis vous signaler encore d'autres cas d'issue fatale. Dans la thèse de M. Colas (1), en 1893, je trouve trois observations de mort due à l'emphysème sous-cutané au cours de la tuberculose pulmonaire. C'est d'abord un cas de M. Grancher (2) concernant une fillette de quatre ans, morte en trois jours, au milieu de signes asphyxiques : à l'autopsie, le médiastin était rempli d'air. C'est ensuite un cas observé par M. Colas lui-même (p. 31 de sa thèse), concernant une fillette de neuf ans et demi, qui toussait depuis trois ans et qui est morte treize jours après le début de l'emphysème ; à l'autopsie, le médiastin était aussi rempli d'air. C'est enfin un cas de Fr. Müller (3) ; une jeune fille de quinze ans a succombé en deux jours à l'emphysème sous-cutané, et son médiastin était encore rempli d'air.

*
* *

N'allez pas croire, Messieurs, que tout tuberculeux atteint d'emphysème sous-cutané aille fatalement succomber à cette complication. Il existe heureusement des cas de guérison, et je puis vous en citer quatre tout à fait probants.

Le premier a été rapporté par M. E. Géraudel et par moi à la *Société médicale des hôpitaux* (4). Voici le résumé de cette observation.

Un homme de quarante-cinq ans, atteint de tuberculose à forme fibreuse, est pris, à la suite d'une légère quinte de

(1) Colas, Essai sur une complication rare de la tuberculose (emphysème sous-cutané généralisé). *Thèse de Paris*, 1893.

(2) Grancher, De l'emphysème chez l'enfant. *Revue mensuelle des maladies de l'enfance*, 1886, p. 305.

(3) Fr. Muller, Ueber Emphysem der Mediastinum. *Berliner klin. Wochensch.*, 1888, p. 205.

(4) Louis Rénon et E. Géraudel, Emphysème sous-cutané au cours d'une tuberculose pulmonaire. Guérison. *Soc. méd. des hôp.*, 10 oct. 1902.

toux, d'une douleur vive, très brutale, dans la région sous-claviculaire gauche, avec irradiations thoraciques et brachiales. Le lendemain, l'endolorissement était général, avec maximum à la région cervicale et dans la moitié du thorax; mais c'est seulement quarante-huit heures après le début de la douleur que le malade s'aperçoit, en boutonnant sa chemise, que son cou a grossi. A l'examen. nous sommes frappés de la bouffissure de la face, et en palpant la région du cou, nous notons aussitôt une crépitation fine, cédant sous le doigt et caractéristique de l'emphysème. Toute la région cervicale antérieure est envahie, et l'emphysème déborde en bas de deux travers de doigt les clavicules, remontant en haut, à droite seulement, jusqu'à la mâchoire, à gauche jusqu'à l'os malaire, s'arrêtant à l'arcade zygomatique. Le menton est respecté; en arrière, la crépitation est limitée par une courbe convexe, allant de l'apophyse mastoïde vers la colonne cervicale : la nuque est tout à fait indemne.

A la percussion, on constate une sonorité exagérée du thorax avec conservation presque complète de la matité cardiaque. Le lendemain, la déformation atteint son maximum. Sous l'influence des injections de chlorhydrate d'héroïne qui calment la dyspnée, le gonflement de la face, du cou et du thorax commence à diminuer, et au bout de quinze jours, il n'existe plus qu'une légère crépitation sous les clavicules.

La tuberculose a continué son évolution, et le malade a succombé quinze mois après aux progrès de sa phtisie fibreuse, sans récidive d'emphysème.

Voilà donc un premier cas de guérison. Vous allez en voir un second, dû à mon honorable confrère, le Dr E. Lecœuvre de Sebourg (Nord).

M. Lecœuvre, ayant lu notre communication faite avec M. E. Géraudel à la *Société médicale des hôpitaux*, avait relaté en quelques lignes un cas semblable au nôtre dans la correspondance de la *Gazette des hôpitaux* du 4 novembre 1902. J'écrivis à M. Lecœuvre pour lui demander de bien vouloir m'envoyer l'observation détaillée de son malade. Il me répondit avec la plus grande amabilité, et voici la note qu'il m'a fait parvenir, sous le titre suivant : Emphysème sous-cutané survenu pendant le cours d'une tuberculose pulmonaire chronique. Guérison de l'emphysème.

« Le 29 mai 1902, le sieur H. L., âgé de quarante-cinq ans, menuisier, demeurant à Sebourg (Nord), atteint, depuis vingt mois environ, de tuberculose pulmonaire à forme hémorragique, localisée au sommet du poumon droit, me fit appeler pour une douleur de la région sous-claviculaire droite qui avait débuté la veille à la suite d'un effort de toux. Cette douleur, parfaitement localisée à cette région, ne présentait pas d'irradiations dans les bras et était accompagnée d'une dyspnée assez prononcée pour obliger le malade à garder le repos absolu au lit, et d'un gonflement de la partie droite du cou, remontant jusqu'à la glande parotide ; ce gonflement était caractérisé au toucher par une crépitation fine, dépressible, superficielle, sans changement de coloration de la peau, en un mot pathognomonique de l'emphysème sous-cutané.

« Cet homme, grand buveur de bière, père d'une nombreuse famille, a eu, il y a quelques années, quelques accès de rhumatisme articulaire qui n'ont laissé aucune trace apparente du côté de l'appareil circulatoire.

« Le lendemain de la complication qui fait l'objet de cette communication, le côté gauche de la région cervicale fut pris à son tour, jusques et y compris la glande parotide;

le menton fut épargné ainsi que la nuque. Pendant les deux jours suivants, la tuméfaction eut encore tendance à s'accroître.

« Comme cet emphysème n'avait pas envahi la région thoracique, à part deux travers de doigt au-dessous de la clavicule droite, il m'était très facile de percuter, d'ausculter la poitrine et de constater que les signes physiques étaient les mêmes que quelques semaines avant l'apparition de cette complication : à la percussion, il existait de la submatité en avant et, en arrière, à la partie supérieure du poumon droit ; à l'auscultation on percevait des craquements humides, surtout accentués en haut et en arrière au niveau de la fosse sus-épineuse droite.

« Les lèvres sont légèrement cyanosées ; le pouls est à 120.

« La voix, nasillarde antérieurement, n'a pas subi de changement.

« Au bout d'une huitaine de jours, le gonflement du cou, de la face et de la région sous-claviculaire droite a commencé à s'effacer pour disparaître complètement en l'espace de quinze jours.

« Ce malade est mort quatre mois après cette complication, succombant aux progrès de sa pneumophymie, qui a de nouveau déterminé des hémoptysies, mais sans récidive de son emphysème sous-cutané. »

Le troisième et le quatrième cas ont été observés par M. Halipré (de Rouen) et consignés dans la thèse de son élève M. Henrion (1).

Chez un malade, au cours d'une tuberculose pulmonaire très avancée, éclatent brusquement des accidents

(1) A. Henrion, L'emphysème sous-cutané dans la tuberculose pulmonaire. *Thèse de Paris*, 1905.

d'emphysème sous-cutané caractérisés surtout par une dyspnée intense, une dysphagie gênant l'alimentation. Après quelques jours, l'emphysème sous-cutané diminue, la dyspnée s'atténue, mais le malade succombe aux progrès de la tuberculose. L'examen *post mortem* fait découvrir un petit pertuis siégeant sur la face antérieure du poumon et faisant communiquer une cavernule sous-jacente avec la cavité pleurale. L'existence d'une symphyse pleurale presque généralisée empêcha la production d'un pneumothorax total de la grande cavité pleurale.

Dans ce cas, la mort est due à la tuberculose. L'emphysème sous-cutané extra-médiastinal ne paraît avoir eu que peu d'influence sur l'évolution des accidents.

Le second malade, atteint d'une tuberculose peu avancée et à marche lente, a présenté des accidents d'emphysème sous-cutané survenus brusquement et caractérisés, indépendamment des signes stéthoscopiques, par une douleur intra-thoracique, une légère dyspnée, des troubles de la phonation et une expectoration albumineuse abondante. La matité cardiaque était disparue, mais il n'y avait point de crépitations précordiales synchrones aux contractions du cœur.

L'emphysème sous-cutané a guéri; seule, l'aphonie persistait encore deux mois après le début des accidents.

*
* *

Tels sont, Messieurs, les cas de guérison que je puis vous présenter : il doit certainement en exister d'autres, bien qu'il s'agisse là d'une affection rare. Vous allez immédiatement vous demander pourquoi certains malades guérissent tandis que les autres meurent, sans qu'on puisse invoquer seulement la gravité de la tuberculose sous-jacente. C'est là le point le plus intéressant de l'histoire de l'emphysème sous-cutané ; il n'est nullement spécial à la bacillose, et le problème reste le même dans les autres pneumopathies. On sait que l'emphysème sous-cutané se termine généralement par la mort. Toutefois il peut guérir, même dans la broncho-pneumonie, — M. Ch. Aubertin en a rapporté un fait de guérison à la *Société de pédiatrie*, en juin 1902, — mais tous les auteurs insistent sur la gravité de l'emphysème sous-cutané dans cette affection pulmonaire, comme dans les autres, la coqueluche par exemple.

Pourquoi donc d'un côté la mort et de l'autre la guérison ? Si nous pouvons expliquer cette différence d'évolution, nous pourrons attribuer, dans tel cas ou dans tel autre, une *valeur pronostique* précise à l'emphysème sous-cutané. Je vais vous montrer que la chose est possible ; mais, auparavant, laissez-moi vous dire quelques mots du mécanisme de l'emphysème sous-cutané dans les maladies du poumon.

Supposons qu'une alvéole pulmonaire saine se rompe dans un violent effort, comme dans celui de l'accouchement par exemple, nous verrons l'air s'épancher dans le tissu cellulaire du poumon et gagner le tissu conjonctif du médiastin, par deux voies différentes : par la voie sous-pleurale, s'il s'agit d'une alvéole périphérique, et par la voie périvasculaire, s'il s'agit d'une alvéole centrale. Du médiastin, l'air remonte vers la tête, passant derrière le pharynx et le larynx, apparaissant sur les côtés du cou et fusant dans les cavités maxillo-zygomatiques, d'où il vient soulever les joues. C'est l'emphysème classique à triple siège de Roger : à siège pulmonaire, à siège médiastinal, et à siège cervical ; l'envahissement du cou, première manifestation objective, n'est en réalité qu'une localisation consécutive à l'envahissement du poumon et du médiastin.

Si nous supposons le poumon altéré, au lieu d'être sain, dans le cas d'une tuberculose de l'alvéole, par exemple, nous allons voir deux cas tout différents se présenter.

Une granulation tuberculeuse peut faire adhérer un lobule sous-pleural à la plèvre viscérale, en substituant un tissu fragile au tissu normal résistant : que, dans une quinte de toux ou dans un effort, le tissu néoformé vienne à se rompre, l'alvéole communiquera directement avec la grande cavité pleurale, qui se remplira d'air, d'où création d'un pneumothorax, sans production d'emphysème dans le tissu cellulaire. Si, au contraire, la granulation tuberculeuse comprend dans son extension la paroi du lobule sous-pleural, la plèvre viscérale, la plèvre pariétale, soudés en une véritable symphyse pleurale, et si elle englobe même le tissu cellulaire sous-pleural (je parle de la plèvre pariétale et non de la plèvre viscérale), les conséquences de la rupture alvéolaire seront bien différentes. L'air ne passera plus dans la grande cavité pleurale, il s'épanchera dans le tissu cellulaire, soit dans le tissu sous-pleural viscéral, et alors vous aurez toute l'évolution de l'emphysème à triple siège (pulmonaire, médiastinal, cervical), soit dans le tissu sous-pleural pariétal. Dans ce cas, l'emphysème va prendre une double voie pour se faire jour au dehors. Suivant que la rupture aura lieu dans le tissu cellulaire du plastron costal ou dans celui du dôme pleural au sommet du poumon, l'emphysème apparaîtra à la paroi costale, ou à la base du cou. Ce sera dans tous les cas un emphysème à siège unique, qui n'intéressera pas le médiastin. Le fait est le même, s'il s'agit d'une caverne pulmonaire au lieu d'une simple granulation alvéolaire. Il peut donc exister un emphysème non médiastinal, amédiastinal, pour ainsi dire, et c'est là une constatation intéressante, puisque je vais vous montrer que c'est justement dans l'intégrité ou dans l'envahissement primitif du médiastin, que gît, pour une part, la clef du pronostic, au cas d'emphysème sous-cutané survenu dans le cours de la tuberculose pulmonaire chronique.

Cette notion que je soutiens depuis quelques années, avec M. E. Géraudel, est contraire à l'opinion classique, et n'a pas été acceptée sans réserve. M. Galliard, dont vous connaissez les intéressants travaux sur le pneumothorax, et qui s'est occupé depuis longtemps aussi de l'emphysème sous-cutané (1), discutant notre communication à la *Société médicale des hôpitaux*, nous a objecté qu'il ne lui semblait pas possible de faire toujours le diagnostic de l'emphysème médiastinal, généralement latent.

Si vous voulez bien comparer entre eux les divers cas que je vous ai cités, vous verrez, au contraire, que les signes de l'emphysème du médiastin ont présenté une certaine netteté dans les cas de mort, et qu'ils ont manqué dans les cas de guérison. Dans le cas de M. Louste, il existait une douleur angoissante, accompagnée de dyspnée intense, de dysphagie, et d'œsophagisme; dans le cas de M. Grancher, on a noté « des accès de toux avec difficulté de la respiration, entrecoupés de pleurs et de cris ». Dans les cas de guérison, ces symptômes n'ont pas la même intensité, et vous ne les retrouverez aussi accentués ni dans notre observation avec M. Géraudel, ni dans l'observation de M. Lecœuvre. Seules, les deux observations de M. Henrion peuvent prêter à discussion. Dans la première, suivie d'autopsie, l'emphysème ressortissait à la cause indiquée par M. Géraudel et par moi; le médiastin était indemne, et cependant le malade avait eu une dyspnée intense et de

(1) GALLIARD, De l'emphysème sous-cutané dans les infections pulmonaires aiguës. *Archives générales de médecine*, déc. 1880.

la difficulté pour avaler. Dans la seconde observation, M. Henrion fait lui-même ses réserves en ces termes :

« Dans cette observation, nous retrouvons des signes de l'emphysème du médiastin : douleur thoracique, troubles de la phonation, dysphagie, disparition de la matité cardiaque. Quand nous avons vu le malade, la dyspnée n'était pas très marquée ; pas d'affolement du cœur, pas de crépitations rythmées ; ainsi, quelques signes faisaient penser à l'emphysème du médiastin, bien que l'état général restât peu inquiétant. »

Je devais, Messieurs, vous exposer toutes les pièces du débat, avant d'en tirer des conclusions cliniques.

Dans l'emphysème médiastinal, il existe toute une série de signes physiques bien exposés par F. Müller, et qui seraient pathognomoniques de cette localisation : l'effacement des espaces intercostaux, la disparition de l'impulsion du cœur, celle du choc de la pointe, une sonorité anormale remplaçant la matité cardiaque, et, à l'auscultation, une crépitation fine, synchrone à la systole cardiaque, perçue dans la région du cœur, et dans cette région seulement. La recherche de ces signes n'a pas été faite dans le cas de M. Louste, mais elle le fut dans le cas de M. E. Géraudel, et nous y avons constaté la non-disparition des bruits du cœur, l'absence de toute crépitation rythmée dans la région précordiale et la conservation d'une aire de matité cardiaque. De même, M. Lecœuvre, dans son observation, nous dit que l'auscultation de la poitrine était normale, et il n'y est pas question de modification des bruits du cœur.

J'estime donc qu'il est possible, dans beaucoup de cas, de faire le diagnostic de l'emphysème du médiastin, et je pense que cette constatation a une certaine importance pour le pronostic. Ce n'est pas là encore une opinion courante, et F. Müller pense que l'emphysème du médiastin n'a pas lui-même une gravité plus grande que celle de tout autre emphysème interstitiel. Sans doute, l'air est facilement compressible, il s'insinue facilement en haut vers le cou; mais, chez des malades souffrant déjà d'une hématose insuffisante, c'est là une nouvelle cause de dyspnée, dont l'infiltration gazeuse du médiastin, *post mortem*, rend bien compte, car elle distend tous les organes, comme dans l'insufflation des animaux de boucherie. Sans doute, dans le pronostic, il ne faut pas négliger la gravité et l'étendue des lésions pulmonaires. Mais je veux vous convaincre de l'importance de l'emphysème du médiastin. C'est elle qui, pour une part, règle le pronostic de la complication, et cette opinion est basée sur les faits que je viens de vous rapporter. M. Héan (1), qui a bien étudié cette question, pense aussi que c'est là une chose fâcheuse. Avec des lésions pulmonaires égales, tout phtisique atteint d'emphysème sous-cutané n'ayant pas débuté par le médiastin a plus de chances de survie que si le médiastin avait été envahi primitivement. Toutefois, ne perdez pas de vue que, dans toute pneumopathie et dans la tuberculose pulmonaire chronique en particulier, l'emphysème sous-cutané est une des complications les plus sérieuses, qui doit retenir toute votre attention.

*
* *

Quel *traitement* allez-vous opposer à un pareil état?

Quand la rupture alvéolaire s'est produite, l'oppression augmente, et le malade fait de suite un nombre très précipité de respirations dont chacune est la cause d'une péné-

(1) Héan. Considérations sur l'emphysème sous-cutané et médiastinal. *Thèse de Paris*, 1893.

tration plus grande d'air dans le tissu cellulaire. L'indication capitale à remplir, c'est de diminuer le nombre et l'amplitude des mouvements respiratoires, et, pour atteindre ce but, je vous conseille les injections sous-cutanées de chlorhydrate d'héroïne qui ont une action si marquée sur la dyspnée, ainsi qu'en témoignent les expériences faites par MM. Géraudel et Paulesco sur les animaux. Le chlorhydrate d'héroïne s'utilise à demi-dose de la morphine, et je vous recommande la formule suivante :

Chlorhydrate d'héroïne...	0,05 centigrammes.
Eau distillée bouillie......	10 centimètres cubes.

Vous pourrez en injecter un centimètre cube matin et soir. Vous verrez souvent la respiration devenir moins rapide, la dyspnée se calmer et l'emphysème arrêter sa marche envahissante : les choses ont évolué de cette sorte dans le cas observé avec M. E. Géraudel.

Toutes les tentatives essayées sur l'emphysème lui-même ont échoué ; les ponctions ne retirent qu'une quantité d'air insignifiante, et elles ne sont pas toujours sans danger.

Calmer la dyspnée pour soulager le malade et pour limiter l'extension de l'emphysème, telle est la seule thérapeutique rationnelle. Vous pourrez y ajouter, si besoin est, des stimulants comme l'huile camphrée, l'éther et la caféine, ainsi que des inhalations d'oxygène pour lutter contre l'asphyxie.

XXIII

LA TUBERCULOSE PULMONAIRE ET LE DIABÈTE SUCRÉ

Exemple clinique de la tuberculose pulmonaire évoluant chez un diabétique.

Un cas de tuberculose développée par contagion familiale chez un diabétique.

La tuberculose et le diabète sucré.

Causes de la tuberculose du diabétique. — Fréquence. — Action du milieu sucré.

Les lésions de la tuberculose pulmonaire diabétique.

Formes cliniques de la tuberculose diabétique. — Forme latente. — Forme aiguë. — Forme hémoptoïque.

Gravité du pronostic : rareté de la guérison.

Le traitement de la tuberculose pulmonaire diabétique. — Mesures préventives : danger de la contagion pour le diabétique; traitement du diabète. — Traitement curatif.

Messieurs,

Parmi les complications du diabète sucré, la tuberculose pulmonaire est une des plus fréquentes et des plus graves. Elle n'est point spéciale à une des formes de ce diabète, mais les frappe toutes, et à tout âge, se développant dans le diabète gras, le diabète maigre et même dans le diabète traumatique.

Avant de vous exposer les modalités cliniques de la tuberculose diabétique, laissez-moi vous raconter en peu de mots l'histoire récente d'un de mes malades de la ville, ce qui pourra déjà vous faire soupçonner tout l'intérêt de cette conférence.

Il y a dix-huit mois, je fus appelé aux environs de Paris

pour voir un homme de soixante-cinq ans, atteint de tuberculose pulmonaire. Le malade était diabétique depuis de longues années. Son diabète, diabète arthritique, ne le faisait pas trop souffrir, et cet homme aurait sans doute vécu longtemps encore avec sa maladie, sans les circonstances suivantes. Un de ses enfants, une jeune fille de dix-huit ans, devint tuberculeuse. Sur l'avis des médecins, la jeune malade partit pour le Midi, et s'installa à Cannes avec son père, sa mère et son frère âgé de vingt-deux ans. Elle y revint l'année suivante, mais succomba peu après aux progrès de sa tuberculose, malgré les soins les plus intelligents et les plus dévoués. Au contact de sa fille, le père devint tuberculeux, et, peu après la mort de son enfant, il maigrit un peu et se mit à toussoter. C'est alors que je le vis avec un de mes confrères. Il avait encore belle apparence, la mine assez bonne, mais il se sentait fatigué et était pris le soir d'une petite toux quinteuse. Ses urines contenaient 30 grammes de sucre dans les vingt-quatre heures. A l'examen de la poitrine, je fus extrêmement surpris de constater l'existence d'une grosse caverne au sommet droit et d'un ramollissement marqué du sommet gauche. Rien n'aurait pu faire prévoir de tels désastres pulmonaires. Je formulai un pronostic des plus sévère, et je mis le malade à une médication tonique sans m'occuper du diabète. L'évolution fut très rapide, et quelques mois après le malade succombait. Chose navrante, son fils se contamina à son tour dans le milieu familial infecté, et il est atteint actuellement d'une tuberculose pulmonaire grave contre laquelle nous dirigeons tous nos efforts.

Ce cas est très instructif, car il vous montre combien facile est la contagion chez les diabétiques et combien rapide est chez eux la durée de l'affection. Nous aurons à en tirer des conclusions pratiques, quand je vous aurai donné un aperçu général de la tuberculose pulmonaire des diabétiques.

*
* *

Sans vouloir faire une ébauche historique rapide, je dois vous rappeler que les rapports de la tuberculose pulmonaire et du diabète sucré sont connus depuis longtemps. Morton, puis Rollo attirent d'abord sur eux l'attention. Plus tard, Bardsley et Copland y voient la fin naturelle du diabète, opinion partagée par Nicolas et Guendeville qui le dénomment « phtisiuric sucrée ». J'aurais encore à citer les travaux de Bouchardat, Griesinger, Durand-Fardel, Marchal de Calvi, Bertail, ceux de Lasègue, de Lecorché, de Jaccoud, puis les thèses de Bagou et de Sauvage. Enfin, je vous signalerai une excellente clinique de M. Dieulafoy sur le sujet (1).

Quelle est l'*étiologie* de la tuberculose pulmonaire des diabétiques?

Peut-on en déterminer la fréquence ?

Quoique les auteurs ne soient pas d'accord, ce qui ne saurait surprendre, cette fréquence est certainement très grande. D'après Bardsley, tous les diabétiques meurent phtisiques. Bouchardat constate la tuberculose pulmonaire dix-neuf fois sur dix-neuf autopsies de diabétiques. Si d'autres invoquent une causalité moins grande, comme Griesinger qui, sur cent diabètes, compte seulement quarante-trois morts par phtisie ; si quelques-uns, comme Pavy et Wilks, ont émis des doutes même sur son existence, la fréquence extrême de la tuberculose n'est plus niable, et on doit beaucoup compter sur elle dans la clinique journalière.

(1) Dieulafoy, Diabète sucré et tuberculose pulmonaire. *Clinique médicale de l'Hôtel-Dieu*, 1901-1902, t. IV, p. 264.

Connaissons-nous quelque chose de précis sur les divers facteurs qui prédisposent à la tuberculose chez les diabétiques ?

L'âge ne paraît pas avoir une grande influence, car la coexistence des deux affections s'observe chez les enfants, chez les adultes et chez les vieillards ; chez ces derniers, cependant, l'évolution serait plus lente, comme dans toute tuberculose sénile. Les formes du diabète n'ont pas plus l'une que l'autre d'importance étiologique marquée ; si la tuberculose est plus commune dans le diabète maigre, dont elle constitue la fin naturelle, elle existe aussi dans le diabète constitutionnel, le diabète gras, et même dans le diabète traumatique. En voici un exemple démonstratif que nous devons à M. Hutinel : Un jeune homme de quinze ans devient glycosurique, à la suite d'un accident de chemin de fer ; peu de temps après, la tuberculose pulmonaire fait son apparition, rien ne peut enrayer sa marche, et le jeune malade succomba en huit mois, terme déjà long pour la durée normale de la tuberculose diabétique. La quantité de sucre rendue par le malade n'a guère d'influence sur l'apparition de la tuberculose. On l'observe avec les faibles doses, quelques grammes (Tapret), 15 grammes (Hanot). Parfois le diabète est si léger que le tuberculeux ignore qu'il est diabétique, et c'est l'examen d'urines qui le révèle fortuitement. Les grandes doses prédisposent aussi bien que les doses moyennes ou faibles ; 1 084 grammes de sucre en vingt-quatre heures, telle était la quantité rendue par un curieux malade de M. Dieulafoy. Cet homme mangeait à son repas « des omelettes de six œufs, un kilogramme de viande et le reste à l'avenant ». Il rendait ainsi plus d'un kilogramme de sucre par jour, quantité suffisante pour fabriquer 350 à 400 grammes d'alcool : il succomba en quelques mois à sa tuberculose pulmonaire. L'époque du diabète à laquelle apparaît cette fâcheuse complication mérite d'être relevée : ce n'est pas au début de la maladie, rarement dans la période d'évolution, mais plutôt à la fin qu'elle se montre, quand le diabétique commence à maigrir, soit que l'amaigrissement tienne à la marche de l'affection, soit qu'il dépende d'une erreur de régime, d'un régime souvent trop exclusif, cause singulièrement favorisante de la déchéance et du dépérissement.

Les maladies antérieures des voies respiratoires, les bronchites, les coups de froid, le surmenage physique sont des facteurs prédisposants dont on ne saurait aussi nier l'importance.

Quelle est la *pathogénie* de la tuberculose diabétique ?

Pourquoi cette relation fréquente de la tuberculose et du diabète ? Faut-il y voir une simple coïncidence ? Évidemment non. Il ne s'agit pas d'une contagion banale, encore qu'à la campagne et à la ville dans les classes aisées, la complication soit beaucoup plus rare que dans les agglomérations et dans les hôpitaux, sources avérées de contagion. Une autre cause bien plus importante intervient l'action du milieu sucré. Depuis les travaux de Nocard et de Roux, il est de notion classique que les cultures du bacille de Koch se développent bien sur les milieux additionnés de sucre. MM. Charrin et Gey, sur un chien dépancréatisé devenu glycosurique, observèrent quatre infections concomitantes, toutes favorisées par le milieu sucré : une kérato-conjonctivite à staphylocoques blancs, un phlegmon à colibacilles, et une tuberculose péritonéale suppurée à bacilles de Koch et à staphylocoques dorés. De plus, l'association du milieu acide et du milieu sucré, comme cela se produit à la fin du diabète lors de l'intoxication acide, favorise singulièrement les cultures des saprophytes et des moisissures, comme en témoignent les cas d'aspergillose et de mucormycose chez les diabétiques.

On s'est demandé si l'albuminurie ne jouerait pas un rôle dans la pathogénie de la tuberculose diabétique. Cette opinion a particulièrement été soutenue par M. Bouchard. « J'ai vu, dit-il, l'albuminurie faire défaut une seule fois dans la phtisie diabétique et j'ai vu la phtisie survenir dans près du cinquième des cas (18 p. 100) chez les diabétiques albuminuriques, tandis que, dans la totalité des cas de diabète, la phtisie ne survient que huit fois sur cent (1). » M. Dieulafoy fait remarquer qu'il est loin d'en être toujours ainsi, et que les cas ne sont pas rares, où le diabétique était déjà tuberculeux, quand l'albuminurie a fait son apparition. Il n'y a dès lors, entre ces deux affections, aucun rapport net de causalité.

Les *lésions* de la tuberculose pulmonaire diabétique n'ont rien de spécifique. On y trouve la tuberculose sous toutes ses formes : tuberculose miliaire aiguë, tuberculose broncho-pneumonique, tuberculose chronique avec stades d'infiltration, de caséification et d'ulcération, aboutissant rapidement à la caverne. La pleurésie associée à la tuberculose pulmonaire est exceptionnelle ; on en trouve un exemple dans la thèse de Bagou, chez un grand diabétique dont la glycosurie s'élevait à 800 grammes par jour ; à l'autopsie, il existait une caverne pulmonaire, et la plèvre contenait trois litres de liquide séreux. La pleurésie tuberculeuse primitive chez les diabétiques est encore beaucoup plus rare.

(1) Bouchard, *Maladies par ralentissement de la nutrition*, p. 205.

*
* *

L'*étude clinique* de la tuberculose pulmonaire des diabétiques présente un certain nombre de particularités intéressantes. Elle peut évoluer sous trois aspects cliniques différents qui les distinguent en véritables formes : tuberculose latente, tuberculose aiguë, tuberculose hémoptoïque.

Dans la *forme latente*, le début est insidieux. « Comme les symptômes généraux font longtemps défaut ou sont mal accusés, elle échappe, dit Lécorché (1), le plus souvent, à son début, à l'attention du médecin. Ce n'est souvent qu'accidentellement qu'il est amené à ausculter le malade, et qu'il constate des lésions souvent très considérables. »

La maladie s'installe sous forme de bronchite. Le malade tousse à peine, « un peu le matin, si peu que rien, comme s'il s'était enrhumé », selon sa pittoresque expression. Mais cette bronchite peu intense ne guérit pas ; le rhume traîne en longueur, il est tenace. « Les crachats sont épais et parfois striés de sang, l'appétit languit, les forces déclinent, le malade se décide alors à vous consulter. Déjà, avant tout examen, ce diabétique qui tousse depuis des semaines éveille vos soupçons ; vous l'auscultez et vous trouvez à l'un des sommets une expiration saccadée, des craquements secs et humides ; l'examen des crachats décèle des bacilles ; votre diabétique est devenu tuberculeux » (Dieulafoy).

Après l'installation de la tuberculose, le diabète subit une aggravation notable ; la langueur et le dépérissement apparaissent. Le malade « ignore le plus souvent qu'il est devenu tuberculeux : il se croit simplement atteint d'une bronchite vulgaire, et cependant il s'étonne du changement qui s'est

(1) LÉCORCHÉ, *Traité du diabète*, 1877, p. 291.

opéré en lui ; il est inquiet, il accuse le régime qu'on lui a fait suivre, il incrimine le traitement qu'on lui a prescrit, alors que c'est la tuberculose qu'il faut incriminer » (Dieulafoy). On ne peut mieux tracer le tableau de la tuberculose diabétique latente, dans ses premiers symptômes, de cette tuberculose « sèche, froide et sans réaction », comme disait Pidoux. Ensuite, elle évoluera rapidement. On trouve, à la percussion et à l'auscultation, les signes classiques. La toux est brève et sèche. L'expectoration ne présente rien d'anormal ; elle s'établit tardivement, et les crachats contiennent des bacilles et du sucre, fait qui n'a rien de surprenant, puisque les humeurs du diabétique contiennent du sucre. On trouve du sucre dans le liquide pleural au cas de pleurésie, et dans l'ascite de la cirrhose diabétique, M. Dieulafoy (1) a pu déceler jusqu'à 3 grammes de sucre par litre de liquide ascitique. Les hémoptysies ne sont point si rares qu'on a pu le croire, et il existe une forme hémoptoïque sur laquelle je reviendrai tout à l'heure. La fièvre n'est jamais très élevée, malgré les exacerbations vespérales. Les sueurs nocturnes sont rares, peu abondantes, et la peau du tuberculeux diabétique reste presque toujours sèche.

L'amaigrissement fait des progrès rapides, et, dans les dernières semaines, le malade fond pour ainsi dire à vue d'œil. L'appétit peut persister encore un certain temps, mais ensuite, tous les signes diabétiques cessent ; la polyphagie, la polydipsie, la polyurie et même la glycosurie diminuent et finissent par disparaître. De diabétique, le malade est devenu un tuberculeux, avec tous les signes de la tuberculose à cette période : fièvre élevée, sueurs profuses, hecticité, et la maladie fait de tels progrès qu'à l'auscultation, on trouve en quelques jours des ravages extraordinaires,

(1) Dieulafoy, Les ascites sucrées. Le foie des diabétiques. *Clinique médicale de l'Hôtel-Dieu*, t. IV, 1901-1902, p. 247.

souvent stupéfiants, et que l'apparence même du malade, plutôt mauvaise, n'aurait pu faire prévoir. En quelques mois, l'évolution est terminée, et le diabétique tuberculeux a succombé.

Dans la *forme aiguë*, il s'agit de tuberculose granulique et de broncho-pneumonie tuberculeuse aiguë. La marche est encore bien plus rapide que dans la forme précédente. Ce n'est plus en quatre, six ou huit mois que la tuberculose fait son œuvre, mais en quelques semaines seulement. La maladie est plus bruyante. On note des températures élevées, de 39 à 40 degrés, parfois plus. En trois à quatre semaines, la cachexie est complète. Dans un cas très curieux de M. Letulle (1), la tuberculose s'est greffée sur une bronchectasie ancienne, et provoqua la perforation du poumon dans la plèvre, d'où pneumothorax, puis hydro-pneumothorax; le cyto-diagnostic du liquide épanché décela des leucocytes polynucléaires et surtout des mononucléaires, indices de l'association d'une tuberculose à une infection aiguë.

La *forme hémoptoïque* existe parfois, car les hémoptysies n'ont pas dans le diabète sucré la rareté qu'on a voulu leur attribuer. Schmidt a constaté vingt-six fois des hémoptysies dans le cours de la tuberculose diabétique. M. Lécorché a observé quatre fois des hémoptysies considérables, au début, ou dans une période avancée de cette tuberculose. M. Dieulafoy en cite plusieurs cas nouveaux des plus probants. L'un d'eux concerne un homme de cinquante-cinq ans, atteint de diabète peu intense (25^{gr},40 de sucre en vingt-quatre heures), qui, de 1893 à 1895, présenta

(1) LETULLE, *Société médicale des hôpitaux*, 21 juin 1901.

toute une série d'hémoptysies des plus tenaces et des plus abondantes, puisqu'il perdit en une fois 600 grammes de sang, et qu'il fallut « extraire avec les doigts de gros caillots cruoriques, fibrineux, arrêtés dans la bouche »; ce malade succomba en pleine hémoptysie. Chez un autre diabétique âgé de quarante-cinq ans, il put noter aussi en quelques mois toute une suite d'hémoptysies.

Celles-ci sont donc parfois le signe dominant de la tuberculose pulmonaire diabétique, et la mort n'en est pas moins la terminaison fatale, et souvent en pleine hémoptysie. Dans quelques cas, il n'est pas exceptionnel d'observer une certaine rémission dans les signes pulmonaires, la bacillose paraissant avoir moins de tendance à gagner en étendue et en profondeur que dans les autres formes.

J'ai rapporté, il y a quelques années, un bel exemple de la lenteur de l'évolution dans quelques cas de tuberculose diabétique à forme hémoptoïque (1), et notamment chez une malade que j'ai pu suivre pendant trois ans sans aggravation notable; je l'ai revue l'année dernière, et son état n'avait pas empiré.

Y aurait-il donc, comme je vous l'ai fait pressentir, une certaine lenteur dans la marche, sous la dépendance unique de la forme hémoptoïque? La chose est possible, car je l'ai notée dans la plupart des observations où les hémoptysies ont été assez abondantes, bien que le fait soit en contradiction avec ce que nous savons de l'histoire de la tuberculose chronique hémoptoïque, généralement rapide quand elle est fébrile. Il faut aussi tenir compte d'un autre facteur : l'âge de ma malade. Elle a soixante-trois ans, et les tuberculoses séniles ne font que de lents progrès, entrecoupés par de fréquentes rémissions. Il faut tenir compte aussi de

(1) Louis Rénon, La tuberculose pulmonaire diabétique à forme hémoptoïque. *Journal des praticiens*, 24 octobre 1903.

l'évolution lente de la tuberculose chez les arthritiques, et la bacillose arthritique est souvent congestive. De toutes façons, ce fait anormal méritait d'être noté.

*
* *

D'après toutes les descriptions précédentes, on doit considérer la tuberculose pulmonaire comme une très grave complication du diabète. M. Jaccoud n'en a pas vu un seul exemple avec issue favorable. « Lasègue, dit M. Dieulafoy, était beaucoup plus optimiste et on sait que, par une cruelle ironie du sort, il fut emporté par une tuberculose greffée sur son diabète. On a signalé des cas de guérison, mais ils sont rares, et pour ma part, je n'en ai pas encore constaté. » Cela vous fait comprendre la sévérité du *pronostic*. Quelle différence avec la tuberculose pulmonaire vulgaire, souvent curable chez les sujets un peu résistants avec une médication bien comprise, et quelle différence aussi avec ces diabètes qu'on améliore, et qui, par un régime bien surveillé, durent toute une vie, sans incident appréciable ! Si les deux maladies viennent à s'associer, il n'est plus possible de parler de guérison, ni même de rémission, tout est perdu.

Quel *traitement* pouvons-nous opposer à la tuberculose pulmonaire des diabétiques ?

Doit-on traiter seulement la tuberculose ou le diabète, ou, au contraire, les deux à la fois? Questions importantes, certes, mais beaucoup moins que la prophylaxie, seule méthode d'une efficacité certaine pour prévenir cette redoutable complication.

C'est là un point capital : pas de cohabitation avec un tuberculeux pour un diabétique. Qu'on admette la contagion pulmonaire ou intestinale par les bacilles secs, dans la poussière des crachats desséchés, ou par les bacilles en suspension dans ces gouttelettes de salive projetées de tous côtés, lors de la toux, ou même de la parole du tuberculeux, peu importe ; le danger est le même, et il est extrême, comme vous l'avez vu tout à l'heure. Si, dans une même famille, il existe un tuberculeux et un diabétique, il faut de toute nécessité les isoler l'un de l'autre. Le diabétique hospitalisé dans une salle de tuberculeux court des risques énormes. Il en est de même du diabétique issu de souche tuberculeuse, qui doit encore plus qu'un autre soigner son diabète et éviter les chances de contagion.

Celles-ci sont naturellement diminuées par le traitement rationnel du diabète, qui, en modifiant l'intensité du milieu sucré, rend les infections secondaires moins faciles. Mais il y a, dans la diététique de la maladie, une limite qu'on ne saurait dépasser sans danger, et je partage sur ce point complètement les très sages idées de M. Dieulafoy. « Le régime et le traitement des diabétiques, dit-il, doivent être appliqués avec méthode et avec mesure, sous peine de graves inconvénients. Voici quelle est mon opinion à ce sujet : Pour ce qui est du régime et de l'alimentation, le diabétique doit s'abstenir complètement d'aliments sucrés ; on peut néanmoins lui permettre de sucrer son café ou son thé ou les laitages, avec la saccharine. Il ne doit manger ni pâtisseries, ni entremets sucrés, ni fruits sucrés, surtout pas de raisin. Il choisira dans ses boissons les vins qui ne sont pas sucrés. La bière et le lait sont permis ; le lait est même un bon aliment pour le diabétique (Frémont) ; j'ai souvent prescrit la cure lactée à des diabétiques, surtout à ceux qui étaient en même temps albuminuriques, ils s'en sont bien trouvés.

« Si je suis extrêmement sévère pour les boissons ou aliments sucrés, je le suis beaucoup moins pour les aliments féculents ; je ne dis pas, bien entendu, que le diabétique doit se laisser aller à manger du pain et des aliments farineux à loisir, mais je dis que c'est une erreur grave que de l'en priver complètement. Suivant le cas, on peut conseiller le pain de gluten ou le pain fait avec de la farine d'amandes (pain de Pavy); mais ce n'est pas une raison pour prohiber complètement le pain normal. Je permets également les pommes de terre, qui peuvent remplacer le pain avec avantage (Mossé), et je me garde de prohiber les sauces qui facilitent et varient l'alimentation.

« Il n'est pas nécessaire, il est même nuisible, à mon sens, de chercher, par un régime draconien, à faire disparaître totalement la glycosurie. Tel diabétique qui était robuste et bien portant avec 60, 80, 100 grammes de sucre par jour, maigrit et s'affaiblit, si on le soumet à un régime absolument sévère dont le but est de supprimer totalement et rapidement la glycosurie. Sous l'influence d'un régime intransigeant, le sucre peut, en effet, disparaître très vite des urines (du moins pour un temps), mais la nutrition est viciée et le diabétique est exposé à l'albuminurie, à l'amaigrissement, à la tuberculose (1). »

Comme mon maître, M. Dieulafoy, je me garde bien de soumettre les diabétiques à un régime sévère, et voici pourquoi. L'idée de traiter le diabète en supprimant le sucre des urines me paraît toute théorique avec le peu de notions précises que nous possédons encore sur son essence. Faire disparaître un signe, la glycosurie, n'est pas faire disparaître la maladie, et rien ne prouve que ce mode d'action ne soit pas aussi illusoire que de vouloir lutter contre les lésions tuberculeuses du poumon, en traitant

(1) DIEULAFOY, *Loco citato*, p. 283.

un symptôme unique, la fièvre hectique par exemple. Bien plus, j'ai toujours remarqué qu'un régime exclusif aggravait la situation du diabétique tout en diminuant son sucre. Non seulement il ne met pas à l'abri de la tuberculose, mais il y conduit directement, en amaigrissant le malade, et nous savons que c'est justement dans une de ces phases de dépérissement que se développe la bacillose.

Autre point important dans la diététique du diabète. Le malade doit boire à sa soif. En buvant comme il en a besoin, il empêche la déshydratation des tissus et favorise l'élimination du sucre.

Je me garde bien de priver complètement mes diabétiques de tous les féculents et de les mettre au supplice du pain de gluten et des viandes toujours rôties, diététique singulière chez des malades dont les reins sont souvent lésés. Avec du lait, des laitages, des œufs, des pommes de terre, des légumes verts, des salades crues et cuites, des viandes assaisonnées, de la croûte de pain, en supprimant seulement le sucre et les sucreries, j'obtiens des résultats très satisfaisants, et je ne saurais trop vous conseiller ce régime dans la tuberculose diabétique. Vous y ajouterez l'antipyrine, les arsenicaux, la valériane, la médication alcaline, la levure de bière et l'opothérapie, puisque plusieurs de ces médicaments ont pu rendre des services aussi bien dans une affection que dans l'autre.

Quant au traitement de la tuberculose, il ne comporte pas, de par la présence du diabète, d'indications particulières. La cure d'air, pourvu que le voyage ne soit ni trop long ni trop fatigant, et la suralimentation, bien raisonnée et bien fragmentée, en sont les principaux éléments. Contre les hémoptysies, le chlorure de calcium, à la dose de 2 à

3 grammes par jour, continué pendant longtemps, est d'une efficacité certaine.

En un mot, organisez la lutte, comme si le malade devait guérir, encore que vous ne puissiez être soutenu par la foi ardente qui nous anime dans le traitement de certains cas de tuberculose vulgaire.

XXIV

L'ÉVOLUTION DE LA TUBERCULOSE PULMONAIRE CHEZ LES SYPHILITIQUES

Exemples cliniques de la gravité de la tuberculose pulmonaire évoluant chez les syphilitiques.

Quatre cas, quatre morts avec une extension rapide des lésions.

La tuberculose pulmonaire chez les syphilitiques.

L'évolution de la tuberculose au cours de toutes les périodes de la syphilis.

Gravité de la tuberculose chez les syphilitiques : ses raisons.

Diagnostic de la tuberculose et de la syphilis du poumon.

L'emploi du mercure dans le traitement des tuberculoses pulmonaires syphilitiques : une nouvelle préparation d'huile grise.

Messieurs,

Plusieurs faits observés récemment m'incitent à vous parler aujourd'hui d'une question clinique d'une importance considérable, l'évolution de la tuberculose pulmonaire chez les syphilitiques. Le nombre des syphilitiques est si grand, la dissémination de la tuberculose est si fréquente, que le bacille de Koch se greffe très souvent sur le poumon des syphilitiques. Il en résulte un état morbide particulier, donnant une grande rapidité à l'évolution de la tuberculose. Est-il possible d'enrayer cette gravité ? C'est le point intéressant de cette étude, qui se résoudra finalement par une question pratique de thérapeutique.

Laissez-moi d'abord vous signaler quelques cas de tuberculose pulmonaire ayant évolué chez des syphilitiques; deux seront pris dans mon service; un troisième vient d'être observé dans ma pratique privée; le quatrième est dû à l'obligeance de mon collègue, M. Dalché.

Un homme de quarante-deux ans entre dans mon service de la Pitié le 14 mai 1905, atteint d'une tuberculose pulmonaire à marche rapide. Celle-ci a débuté cinq semaines auparavant par un refroidissement, et déjà on constate au sommet droit de la submatité, de l'inspiration rude, des craquements, le tout plus marqué en avant qu'en arrière. Le malade a maigri sensiblement; il a des sueurs nocturnes et il présente des troubles dyspeptiques intenses. Les crachats contiennent des bacilles de Koch. Syphilitique depuis quatre ans, cet homme fut traité seulement pendant quinze jours avec deux pilules mercurielles par jour. Comme trace actuelle de syphilis, on relève quelques vagues présomptions de tabes, une légère inégalité pupillaire, une paresse du réflexe lumineux à droite, un peu de paresse du sphincter vésical, signes insuffisants, en l'absence d'une ponction lombaire, pour permettre une conclusion ferme en faveur de cette affection. Deux ou trois jours après l'entrée du malade à l'hôpital, les signes s'aggravent rapidement. La température monte à 40°; les signes stéthoscopiques décèlent l'extension des lésions dans toute l'étendue du poumon droit. La dyspnée devient considérable, et le malade succombe le 23 mai, après neuf jours d'hôpital. A l'autopsie, nous trouvons des adhérences multiples de la plèvre droite au poumon droit; ce dernier est infiltré dans toute sa hauteur de granulations jeunes, avec emphysème très marqué du lobe moyen et des lésions anciennes au sommet. Le poumon gauche présente quelques noyaux anciens dans le lobe moyen. Le foie, très graisseux, pèse 1900 grammes.

Tel est le premier fait que je désirais vous signaler. La tuberculose a évolué en six semaines chez ce syphilitique.

Le second cas concerne un homme de trente-huit ans, couché encore ce matin dans nos salles. Atteint de syphilis à dix-huit ans, il fut soigné pendant une année avec des pilules et de la liqueur de Van Swieten; les accidents secondaires furent très bénins; mais, à trente-cinq ans, une gomme se développa sur la face externe de la jambe. Quelques mois plus tard, le malade fut pris d'une pleurésie gauche qui dura trois semaines. Il ne se remit pas de cette infection pleurale, il commença à tousser et dut cesser son travail, il y a seize mois. A l'heure actuelle, le malade est atteint de cavernes dans les poumons droit et gauche, et son larynx est creusé d'ulcérations tuberculeuses. Il eut, ces jours derniers, une hémoptysie très abondante, et j'apprends à l'instant qu'il vient de succomber.

Ici encore, la tuberculose, beaucoup moins rapide que dans le cas précédent, semble avoir évolué d'une façon extensive, et le malade vient de terminer la dernière période de sa phtisie.

J'ai été appelé, au printemps dernier, dans le midi de la France, pour voir un homme de trente-cinq ans, tuberculeux depuis six ans. Il s'agissait d'une tuberculose pulmonaire à marche très lente, pour laquelle je lui avais donné des conseils, les années précédentes, à Paris et en Suisse, et qui avait pris depuis quelques mois une allure rapide. Je constatai une extension considérable des lésions, qui rendaient le pronostic fatal à brève échéance. Il succomba quinze jours après ma consultation. C'est là, semble-t-il, un cas normal de phtisie, et l'histoire du malade paraît banale; elle ne l'est pas cependant. Cet homme était syphilitique depuis quatorze ans, et sa syphilis avait été insuffisamment traitée. J'ai soigné d'autres personnes de sa famille atteintes de tuberculose, et elles ont guéri. De tous ses proches, lui seul a succombé, malgré les soins constants, éclairés et dévoués dont il fut l'objet, et malgré les cures d'air sérieuses dans les climats appropriés. Sa guérison ne faisait pas de doute pour les médecins qui l'avaient examiné au début de sa maladie; mais le mal continua sans répit son évolution. N'ai-je pas le droit d'incriminer encore ici la syphilis?

Mon collègue, M. Dalché, vient de me remettre une observation analogue. Je vais vous la lire, en lui exprimant d'abord tous mes remerciements.

Il y a six mois, un homme de cinquante-cinq ans entra une première fois à la Pitié, salle Rayer, pour des accidents de syphilis secondaire : plaques muqueuses de la bouche, du scrotum, de l'anus; syphilides papuleuses et papulo-érosives des téguments. quelques-unes papulo-crustacées. La syphilis, grave par ses éruptions multiples et polymorphes, remontait à deux à trois mois au plus; les traces de l'accident primitif demeuraient très nettes à la verge. Le traitement mercuriel amena une amélioration assez rapide. Il y a deux mois environ, le malade rentre de nouveau dans le service avec une syphilis secondaire des amygdales, la voix enrouée et une grande dyspnée, exaspérée par les efforts. On constate un léger tirage sus-claviculaire et diaphragmatique. L'auscultation permet de percevoir quelques râles de bronchite disséminés, et un peu de rudesse de la respiration au sommet droit. A deux reprises, on ne constate pas de bacilles tuberculeux dans les crachats, et M. Dalché, songeant à la possibilité de lésions syphilitiques des voies respiratoires, institue un traitement avec des frictions mercurielles. La dyspnée diminue d'une façon progressive, mais la fièvre s'allume.

Au bout de quelque temps, la poitrine s'encombre très rapidement, l'oppression reparaît et le malade meurt subitement. A l'autopsie, on constate un petit noyau tuberculeux ancien du sommet droit, et une granulie récente, sans lésions syphilitiques des voies respiratoires.

Ces quatre faits plaident en faveur d'une évolution rapide de la tuberculose pulmonaire chez les syphilitiques, et cela va me permettre de vous exposer les idées actuelles sur la marche de la tuberculose pulmonaire chez les malades atteints de syphilis.

*
* *

La tuberculose peut se développer au cours de *toutes* les périodes de la syphilis.

Dans la période primaire et dans la période secondaire, surtout quand elle est contemporaine de la roséole et des plaques muqueuses, la tuberculose, d'après les constatations intéressantes de M. Jacquinet (*Thèse de Paris*, 1895), suit une marche rapide; son évolution se fait en quelques mois, et « les cas graves appartiennent à la période où la syphilis a le plus grand degré d'activité et de virulence ».

Au cours de la période tertiaire, les ulcérations syphilitiques du nez, de la gorge, des poumons servent de portes d'entrée au bacille de Koch. C'est là une association mauvaise. On a cependant remarqué, dans la période tertiaire, un processus fibreux, donnant lieu, selon l'expression de M. Landouzy, à une évolution « lente, torpide, apyrétique, non diffusible », véritable « sclérolate de tuberculose ».

Chez les syphilitiques indemnes de toute lésion actuelle, on a soutenu l'idée d'une action favorable de la syphilis sur la tuberculose. M. Monteverdi (*Gazette des hôpitaux*, 30 juillet 1899) admet un effet curatif exercé par la syphilis à l'égard de la tuberculose, et il cite l'exemple d'un jeune homme tuberculeux pulmonaire qui prit la syphilis, et chez lequel la tuberculose rétrocéda. Les quatre cas que je viens de vous exposer ne plaident pas en faveur de cette conception : ils ont, au contraire, tendance à prouver que la tuberculose a une extension plus *grande* et plus *rapide* chez les syphilitiques que chez les autres. Telle est, Messieurs, ma manière de voir, basée sur les faits du début de cette conférence et sur beaucoup d'autres dont j'ai gardé le souvenir.

S'il en est ainsi, quelle est la *pathogénie* de cette gravité? Elle doit tenir, selon moi, à la superposition des poisons dans l'organisme. J'ai mis en évidence l'influence du cumul toxique en montrant sur des lapins (*Soc. de Biologie*, 6 nov. 1897) l'effet des intoxications successives par un poison minéral, le plomb, et des poisons microbiens, la tuberculine et la toxine diphtérique. Les animaux ayant subi cette triple intoxication ont succombé plus rapidement que les témoins empoisonnés seulement par une ou deux des substances injectées; cela m'a permis de dire que l'intoxication antérieure favorise l'intoxication suivante faite par un toxique différent. Les examens macroscopiques et microscopiques superposent, pour ainsi dire, dans les organes les lésions décrites par les différents auteurs pour chaque toxique. On peut, d'après ces expériences, concevoir la nocivité du poison tuberculeux associé au poison syphilitique.

Les expériences intéressantes de M. Chrétien (*Semaine médicale*, 1898, p. 91) peuvent être interprétées dans le même sens. Cet auteur tuberculise des cobayes, et il leur injecte ensuite des produits syphilitiques, du sang de syphilitiques atteints d'accidents secondaires graves. Les cobayes succombent trois jours après, tandis que les témoins, inoculés avec du sang d'individus non syphilitiques, ne succombent à la tuberculose que quarante-deux jours après. Sans doute, depuis les travaux de MM. Metchnikoff et Roux sur les singes, depuis la découverte du spirille de Schaudyn, il est évident que M. Chrétien n'a pas inoculé la syphilis à ses cobayes; il leur a simplement injecté des poisons cellulaires. Mais les animaux témoins, inoculés avec du sang non syphilitique, avaient reçu les mêmes poisons, et cependant ils n'ont succombé que plus tard. Il est donc probable que la syphilis a eu sa part dans le résultat de ces expériences. La superposition des poisons paraît donc la raison de la gravité de la tuberculose pulmonaire au cours de la syphilis.

Chez un syphilitique, la tuberculose pulmonaire doit être *distinguée* de la syphilis du poumon. Ce diagnostic est même assez difficile en pratique courante, car la syphilis, évoluant dans le poumon, prend presque toujours le masque d'une tuberculose aiguë ou chronique et ne se révèle par aucun signe spécifique. Il existe une série de présomptions en faveur de la syphilis, les unes tirées des examens de laboratoire, comme l'absence de bacilles dans l'expectoration et l'absence de réaction à l'injection de tuberculine, les autres révélées par l'examen clinique, telles la présence maxima des lésions dans la zone moyenne et dans le lobe moyen du poumon droit, l'évolution lente des lésions et surtout la coexistence d'une autre lésion syphilitique, comme une gomme, un syphilome tuberculo-ulcéreux sur une partie quelconque du corps.

Parfois, le diagnostic est impossible, et on peut avoir l'idée d'essayer de trancher la difficulté en instituant le traitement spécifique, sous la foi du vieil adage, *naturam morborum curationes...*, etc. Oui, cela serait possible, mais cela ne serait pas sans danger, car, d'après l'opinion classique, la médication spécifique aggraverait singulièrement la situation du syphilitique tuberculeux.

*
* *

La question de savoir si le *traitement spécifique* est contre-indiqué en pareil cas a une grande importance thérapeutique, et je tiens à discuter à fond devant vous ce problème de médecine journalière.

La médication iodurée aggrave certainement l'évolution de la tuberculose. Les iodures provoquent une congestion intense autour du foyer tuberculeux et leur ingestion se traduit souvent par des hémoptysies; c'est même là un procédé de diagnostic précoce de la tuberculose que vous trouverez décrit dans une conférence ultérieure. Pour produire une telle congestion, il n'est souvent pas besoin de grandes quantités d'iodure; la faible dose contenue dans les injections de biiodure peut être suffisante pour amener cette action nocive pulmonaire.

Le mercure est-il aussi dangereux dans la tuberculose que l'iodure? C'est un second point à considérer. Certains auteurs n'hésitent pas à traiter la tuberculose par les sels de mercure. M. Dubois, dès 1897, préconisait les injections de sublimé. En 1903, M. Tchigaïew inocule à la fois des cultures de tuberculose et des solutions de sublimé à des animaux, et il voit l'injection de sublimé retarder la marche de la tuberculose. Chez des syphilitiques atteints de tuberculose pulmonaire, il injecte de un demi à un centimètre cube d'une solution de sublimé au millième, et il en obtient de bons résultats.

Pourquoi ne pas associer dès lors les mercuriaux au traitement classique de la tuberculose pulmonaire chez les tuberculeux syphilitiques ? Je ne vois pas de raison sérieuse pour priver ces malades de cette médication, en ayant bien soin de ne pas donner en même temps des iodures, iodures de mercure ou autres. Je partage entièrement les idées de mon ami M. Emile Sergent, qui a soumis avec avantage des syphilitiques tuberculeux au traitement mercuriel, sans jamais avoir observé d'accidents. « Bien au contraire, dit M. Sergent, j'ai toujours constaté une amélioration très considérable de l'état général, et j'ai vu la syphilis, bien traitée, favoriser en quelque sorte la guérison de la tuberculose (1). »

Je vous conseille de faire en pareil cas des injections soit de doses légères d'hermophényl, par exemple une injection quotidienne de un centimètre cube de la solution :

Hermophényl....................	0,10 centigrammes.
Eau stérilisée....................	10 grammes,

soit des injections hebdomadaires d'huile grise, une ou deux divisions seulement du centimètre cube de la solution classique à 40 p. 100. Vous pourriez utiliser aussi l'huile grise d'après la formule toute récente de M. Duret, chaque *centimètre cube* de la préparation représentant *dix* centigrammes de mercure; une injection hebdomadaire d'un demi-centimètre cube serait suffisante chez les tuberculeux syphilitiques. Cette formule d'huile grise, dont je n'ai pu parler dans les conférences précédentes, me paraît supérieure à la solution classique; exprimée en volume et non en poids, elle porte sur un volume plus considérable pour une même dose, elle expose moins aux erreurs et aux accidents.

(1) E. Sergent, A propos d'un cas de tumeur blanche chez un tuberculeux syphilitique. *Soc. méd. des hôpitaux*, 3 mars 1905, — et Syphilis et tuberculose, *Archives générales de médecine*, 3 octobre 1905.

Voici la formule de M. Duret (*Soc. de Dermatologie*, 11 janvier 1906) :

Mercure purifié............	0,10 centigrammes.
Gaïacoloïd.................	0,20 —
Vaseline.........	Q. S. pour un centimètre cube.
Huile de vaseline.	

En face d'un nouveau cas, je n'hésiterais pas à instituer un pareil traitement, capable, à mon avis, de pouvoir diminuer un peu la gravité de la tuberculose pulmonaire des syphilitiques. Je n'hésiterais pas non plus à conseiller aux syphilitiques, tout comme aux diabétiques, de s'abstenir plus que les autres de tout contact avec les tuberculeux, pour essayer d'échapper à une contagion dont nous venons de voir tous les dangers.

XXV

LA TUBERCULOSE PULMONAIRE ET LA GROSSESSE

Exemples cliniques de tuberculose évoluant chez des femmes enceintes.
Deux cas cliniques montrant l'action retardante de la grossesse sur la tuberculose et la gravité après l'accouchement.
La tuberculose pulmonaire et la grossesse.
Influence de la grossesse et de la puerpéralité sur la tuberculose. — Les diverses opinions soutenues.
Effet de la tuberculose de la mère sur le fœtus. — La question de l'hérédité tuberculeuse. — L'hérédo-dystrophie para-tuberculeuse de M. Mosny.
Les questions pratiques résultant des rapports de la tuberculose pulmonaire et de la grossesse.
Le mariage des jeunes filles issues de parents tuberculeux. — La tuberculose des femmes mariées. — La grossesse des femmes tuberculeuses. — L'accouchement des femmes tuberculeuses : l'allaitement de l'enfant.
Soins à donner à l'enfant issu d'une mère tuberculeuse.

Messieurs,

Un fait récent, survenu dans ma pratique privée, m'invite à vous parler aujourd'hui des rapports morbides existant entre la tuberculose pulmonaire et la grossesse. C'est une question intéressante à tous points de vue, aussi bien en pathologie générale qu'en pratique médicale, car vous aurez parfois à prendre des décisions et à donner des conseils qui pourront engager votre responsabilité.

Laissez-moi d'abord vous raconter brièvement l'histoire clinique de ma malade.

Il s'agit d'une jeune femme de vingt-quatre ans, mariée à vingt ans, et qui fit une première grossesse pendant l'année 1903. Cette jeune femme avait été atteinte de broncho-pneumonie droite dans son enfance et de pleurésie du même côté dans son adolescence. A l'âge de dix-huit ans, elle présenta des crises d'asthme évoluant avec tout le cortège symptomatique de l'asthme vrai. La grossesse, en dehors des crises d'asthme pénibles, se passa sans incident. La malade accoucha au mois d'avril 1903, au milieu d'accès d'asthme épouvantables, et, quelques jours après, au moment où je la vis, les crises étaient si fortes qu'on craignit de voir survenir la terminaison fatale avec des phénomènes de cyanose, d'asphyxie et de collapsus cardiaque; le tout céda à la caféine, à l'huile camphrée et à l'eupnine (iodure de caféine). L'enfant était un peu maigre, mais en bon état général, sans tare morbide appréciable.

Sur mon conseil et sur celui de plusieurs de mes confrères consultés, la malade quitta Paris à la fin du mois de mai 1903 et se rendit dans le centre de la France. Je n'en entendis plus parler, quand elle vint l'année suivante séjourner à Paris pendant le printemps. Je fus alors surpris de la trouver un peu amaigrie, toujours en proie à des crises d'asthme intenses et présentant le soir une élévation de température variable, oscillant entre 37°,8 et 38°,4. L'examen de la poitrine révélait de la submatité au sommet droit et des craquements humides à ce niveau. Les crachats, un peu verdâtres, contenaient des bacilles de Koch. Devant cette constatation, sur le conseil d'un de mes maîtres et sur le mien, la malade quitta Paris dans les premiers jours du mois de juin et retourna dans le centre de la France. Notre pronostic était très grave, et nous craignions une marche aiguë de la bacillose.

Pendant la fin de l'année 1904, je n'eus plus de nouvelles de la malade, et je pensais qu'elle avait succombé à sa tuberculose, quand, dans les premiers jours de janvier de l'année 1905, je fus surpris de recevoir d'elle une lettre me disant qu'elle était à peu près dans le même état et me remerciant des conseils que je lui avais donnés, les crises d'asthme ayant tendance à s'atténuer un peu.

Pendant les neuf premiers mois de l'année 1905, je n'eus plus d'autres nouvelles. Au début d'octobre dernier, un des parents de cette jeune femme vint me trouver à Paris et m'annonça qu'elle était enceinte de six mois, qu'elle était bien fatiguée et qu'elle désirait me voir. Je me rendis près d'elle le 8 octobre 1905, et je la trouvai amaigrie et cyanosée; mais je fus très surpris de ne pas voir son état général plus altéré. Elle avait encore une bonne apparence relative. L'asthme, par contre, persistait, avec des crises violentes et répétées. L'auscultation me révéla la présence d'une caverne à droite et du ramollissement du sommet gauche; les lésions s'étaient considérablement accrues depuis mon dernier examen, remontant à dix-huit mois; l'utérus n'était pas très développé pour l'âge de la grossesse. Je prescrivis une médication tonique, des injections de cacodylate de soude, d'huile camphrée et de sérum marin (plasma de Quinton). Avec le confrère qui soignait la malade, nous annonçâmes à la famille que, selon toute vraisemblance, la fin de la grossesse évoluerait sans incident, mais qu'après l'accouchement nous redoutions une aggravation rapide des symptômes.

Au mois de décembre, j'apprends que l'état général s'est maintenu sans progression notable des lésions, que la malade a très bien toléré les injections de sérum marin, que les crises d'asthme ont diminué, mais qu'une toux émétisante s'est déclarée avec vomissements survenant parfois après les repas.

L'accouchement a lieu le 8 janvier 1906. Le travail traînant en longueur, on dut employer le forceps, et la malade mit au monde un enfant de 2500 grammes, né en état de mort apparente et que de longs efforts parvinrent à ranimer. Dans les jours suivants, les symptômes s'aggravèrent manifestement, la fièvre reparut, et je fus prié de revenir voir la malade le 13 janvier dernier. Je la trouvai très amaigrie, respirant bien, sans rythme respiratoire asthmatiforme; mais, à l'auscultation, je constatai avec peine les progrès survenus et qui, au dire des confrères présents, dataient de très peu de temps. Il existait une grande caverne à droite, une petite à gauche et une infiltration générale de tout le parenchyme pulmonaire. Tout n'était plus qu'une ruine. Je m'associai complètement au pronostic de mes confrères, annonçant à la famille l'issue fatale très prochaine.

En résumé, une malade prédisposée à la tuberculose par une broncho-pneumonie et une pleurésie antérieures, devient enceinte au cours d'accès d'asthme violents et pénibles. Après l'accouchement, la tuberculose se révèle, prenant nettement le masque de l'asthme, et paraissant devoir entraîner la mort en peu de mois. Une seconde grossesse survient, fixe pour ainsi dire les symptômes, en les immobilisant dans leur évolution, et pendant tout le temps de cette grossesse, il n'existe pas d'aggravation apparente. Celle-ci se manifeste au contraire immédiatement après l'accouchement, et l'effondrement vital s'accentue rapidement de jour en jour.

Tels sont, Messieurs, les faits. Notez, en passant, l'existence d'une tuberculose pulmonaire chez une asthmatique, ch qui ne oseme surprend pas, car j'ai montré, en 1895, des faits indiscutables de coexistence de la tuberculose et de l'asthme.

Il y a quelques années, j'ai observé en Champagne, chez

une personne alliée à ma famille, un cas de grossesse au cours d'une tuberculose pulmonaire congestive avec hémoptysies fréquentes. La situation se maintint supportable pendant les premiers mois. Mais, à la fin, la malade fut prise d'accès de dyspnée formidables qui nécessitèrent un accouchement forcé. Elle succomba pendant le travail, malgré tous les efforts faits pour l'accélérer, et la mort survint dans une crise asphyxique des plus terribles et des plus pénibles.

*
* *

Il va nous être possible maintenant d'examiner la question de plus haut et de voir combien les rapports de la tuberculose et de la grossesse ont d'importance pratique.

Considérons d'abord l'*influence de la grossesse et de la puerpéralité sur la tuberculose*, puis l'action de la tuberculose sur le fœtus; nous verrons ensuite les conclusions pratiques à tirer de cet exposé.

L'influence de la grossesse et de la puerpéralité sur la tuberculose doit être examinée pendant la grossesse et, après l'accouchement, pendant la lactation.

Que devient la tuberculose pendant la grossesse?

Plusieurs opinions ont été soutenues par les auteurs. D'après les uns, comme Mauriceau, comme Louis, comme Gaulard, la grossesse aggrave la tuberculose; pour Grisolle même, la survie tuberculeuse, ordinairement de seize à dix-huit mois, diminue de moitié pendant la grossesse et n'est plus que de neuf mois et demi environ. Les autres auteurs, au contraire, les anciens comme Hippocrate, les modernes comme Sims, Duguès, Lassègue, Gubler, etc., soutiennent une idée tout à fait différente; pour eux, la grossesse a une action favorable sur l'évolution de la tuberculose. Kania, dans sa thèse de 1904, cite des chiffres concluants, et M. Bonnaire, au Congrès de la tuberculose du mois d'octobre dernier, n'hésite pas à dire : « Je suis frappé de la rareté des cas de tuberculose apparaissant au cours de la grossesse, eu égard au grand nombre de femmes prédisposées par hérédité ou par indigence que nous avons pu trouver à l'hôpital. » C'est, vous le voyez, ce qui s'est passé pour la malade dont je vous ai raconté l'histoire. On a essayé de donner une explication à cette action retardante pour ainsi dire de la grossesse sur la tuberculose ; les anciens y considéraient l'influence dérivative de la congestion utérine sur le processus pulmonaire et invoquaient le rôle de l'hypertrophie gravidique du cœur ; parmi les modernes, M. Stuart Tidey (de Montreux) a mis en évidence l'effet de la compression du poumon par l'utérus gravide, effet assez analogue à celui produit par le pneumothorax sur la tuberculose, et M. Stuart Tidey a préconisé l'emploi de la compression du poumon par des bandes comme moyen d'arrêter la tuberculose pulmonaire dans sa marche. D'ailleurs, expérimentalement, M. Chambrelent a constaté que la tuberculose n'évoluait pas plus vite chez les femelles en gestation que chez les animaux témoins.

Après l'accouchement, que devient la tuberculose?

Ici, presque tous les auteurs sont d'accord pour indiquer l'influence néfaste de l'accouchement et de l'allaitement sur la maladie. L'accouchement est difficile la plupart du temps ; les efforts d'expulsion sont peu accusés, mais épuisants pour une malade souvent cachectique, et il faut intervenir par les moyens appropriés pour terminer l'accouchement au plus vite. Dans les jours suivants, on note l'aggravation rapide des symptômes; Hanot l'expliquait par la désagrégation des foyers tuberculeux résultant de la décompression pulmonaire et la formation d'embolies tuberculeuses multiples, capables de déterminer une infection fébrile aiguë simulant l'infection puerpérale. L'allaitement, en raison de l'hyperglycémie des nourrices, favorise encore cette aggravation, puisqu'il met la femme tuberculeuse nourrissant son enfant dans une situation analogue à celle du diabétique tuberculeux, et vous savez combien est rapide l'évolution de la tuberculose chez les diabétiques.

Quelques auteurs, et parmi ceux-ci MM. Hérard et Cornil, envisagent d'une façon très éclectique les rapports de la tuberculose et de la grossesse. Ils pensent que l'état stationnaire, l'amélioration ou l'aggravation de la tuberculose dépend surtout des formes de la maladie et de l'évolution de l'état puerpéral. Sans doute, il ne faut pas négliger l'influence de la forme de la maladie, mais je vous engage vivement à retenir les deux propositions suivantes : souvent on observe un arrêt de la tuberculose pendant la grossesse ; toujours on observe la déchéance et la fin rapide après l'accouchement.

Examinons maintenant l'*effet de la tuberculose de la mère sur le fœtus*.

La tuberculose peut provoquer l'avortement et l'accouchement prématuré, mais pas aussi souvent que vous pourriez le supposer. Sur 159 cas résultant de la réunion des statistiques de Grisolle, de Dubreuilh et de Bourgeois, on trouve : 138 accouchements à terme, 9 accouchements prématurés, 11 avortements et une femme enceinte de sept mois morte sans être accouchée. Les chances d'interruption de la grossesse dépendent de la gravité de la tuberculose. Il en est de même de la débilité des enfants issus de mères tuberculeuses. Ainsi dans sa thèse de 1905 (*Tuberculose et puerpéralité*, Thèse de Paris), faite sous l'inspiration de M. Bonnaire, M. Favre-Thomas nous montre que, sur 12 enfants issus de mères tuberculeuses au premier degré, 2 succombent, tandis que, sur 6 enfants de mères atteintes au troisième degré, la moitié, soit 3, succombent quelques jours après la naissance.

Une question bien importante à discuter est la suivante : l'enfant né de mère tuberculeuse est-il fatalement tuberculeux ?

On a cru longtemps à l'hérédité de la tuberculose; on revient aujourd'hui à l'aphorisme de Peter : « Les enfants des phtisiques ne naissent pas tuberculeux, mais tuberculisables ». C'est là, Messieurs, l'expression de la vérité. Sans doute, l'hérédité directe par voie placentaire existe, mais elle est l'exception. On en a rapporté quelques cas indéniables, comme ceux de MM. Sabouraud, Thiercelin et Londe, et comme ces cas, où, avec M. Bar, nous avons pu déceler la présence du bacille de Koch dans le sang de la veine ombilicale de fœtus issus de mères tuberculeuses (*Société de Biologie*, 1895). Tous ces cas ont été passés au crible de la critique scientifique la plus rigoureuse, et leur exactitude a été reconnue indiscutable. Aussi, après avoir rapporté deux de ces exemples authentiques de tuberculose congénitale, si j'affirme que c'est là l'exception, personne ne pourra m'accuser de partialité. Non, les enfants de mères tuberculeuses ne naissent pas tuberculeux, ils naissent débiles, tarés, dystrophiés, atteints de l'hérédo-dystrophie para-tuberculeuse bien décrite par mon collègue, M. Mosny. Ils sont nés dans de mauvaises conditions de défense, voués aux infections, aux intoxications, à toutes les misères physiques et par conséquent à toutes les misères sociales. Ils meurent souvent tuberculeux par la suite, plus souvent que les autres, car ils vivent dans un milieu contaminé, et ils sont infectés directement et rapidement par contagion, étant moins résistants que les autres, par suite de leur dystrophie originelle. Retirez ces enfants du milieu contaminé, placez-les dans de bonnes conditions de défense, et vous les verrez grandir et se développer comme les autres, sans devenir tuberculeux.

Voilà, Messieurs, ce que nous savons des rapports de la tuberculose pulmonaire et de la grossesse. Envisageons les questions pratiques découlant de tout ce que nous venons de dire.

Une *première* question vous sera posée souvent dans l'exercice de votre profession. Une jeune fille née de parents tuberculeux peut-elle se marier?

Si la jeune fille ne présente, à l'heure où cette demande vous sera faite, aucune trace présente ou antérieure de tuberculose, vous pourrez autoriser le mariage, mais après avoir pratiqué un examen complet. Recherchez les ganglions tuberculeux ou leurs cicatrices, auscultez les poumons avec soin, voyez s'il n'existe pas de reliquat de pleurésie antérieure, examinez s'il n'y a pas eu, quelques années auparavant, de tumeur blanche, de coxalgie ou de mal de Pott, car vous devez songer à la possibilité d'un rétrécissement du bassin et à toutes ses conséquences dystociques, en prévision d'un accouchement futur. Recherchez si la jeune fille n'a pas eu de tuberculose antérieure dont vous puissiez craindre le réveil, et si vous ne trouvez rien, absolument rien, donnez votre autorisation au mariage, encore que la jeune fille soit issue de géniteurs manifestement tuberculeux. Mais, je vous en prie, Messieurs, ayez soin de dire nettement que vous ne sauriez répondre de l'avenir, qu'une contagion ultérieure est toujours possible; vous couvrirez ainsi votre responsabilité, si dans les années suivantes, pour une raison ou pour une autre, cette jeune femme devenait tuberculeuse. S'il existait une tuberculose évidente, votre devoir serait d'interdire formellement le mariage.

Une *seconde* question vous sera posée. Que faire, si une femme mariée devient tuberculeuse ?

Il faudra interdire la grossesse et, pour plus de sûreté, défendre les rapports conjugaux. Mais, c'est là chose plus facile à faire promettre qu'à obtenir, en raison du psychisme génital particulier aux tuberculeux.

Alors, une *troisième* question vous sera posée. Que faire si une grossesse survient?

Il n'y a que deux solutions possibles : interrompre la grossesse ou la laisser évoluer. En Angleterre, en Italie et en Allemagne, pour sauver la mère, on n'a pas hésité à conseiller l'avortement dès le début de la grossesse. Cette opinion n'a pas prévalu en France. Chez nous, toutes nos pensées ne vont pas à la mère que nous savons sacrifiée par avance dans la plupart des cas, mais à l'enfant. « Nous nous efforçons, dit M. Bonnaire, d'amener le fœtus le plus près possible du terme de la grossesse ; nous lui donnons de la viabilité. » Et puis ! ne peut-on pas redouter après l'avortement l'aggravation si rapide de la tuberculose observée après l'accouchement? Et puis ! que d'avortements criminels pourrait couvrir notre pratique médicale de l'interruption de la grossesse dans les cas où le diagnostic d'une tuberculose pulmonaire serait parfois fort délicat! Laissez donc, Messieurs, la grossesse évoluer. Soutenez la mère par tous les moyens en votre pouvoir et notez, en passant, l'influence heureuse du sérum marin en pareil cas.

Une *quatrième* question vous sera posée. Que faire au moment de l'accouchement?

Evitez que la mère ne s'épuise en de vains efforts. Pratiquez l'accouchement rapide. Dès les premières douleurs, dilatez le col par les moyens artificiels, et, dès la dilatation obtenue, procédez rapidement à l'application de forceps ou à la version.

Une *cinquième* question vous sera posée. Devez-vous laisser la mère allaiter son enfant?

Non, Messieurs, jamais, sous aucun prétexte. Ce serait aller au-devant d'une catastrophe plus rapide encore.

Une *sixième* question, enfin, vous sera posée, question d'importance capitale, et dont l'intérêt est puissant. Y a-t-il des soins particuliers à donner à l'enfant issu d'une mère tuberculeuse?

Oui, il faut soustraire l'enfant au foyer de contagion familiale, et l'élever avec soins et ménagements. Dans les familles aisées, cela est facile à obtenir, et vous exigerez tous les sacrifices nécessaires en faisant vivre l'enfant à la campagne, de la vie rurale, loin de l'atmosphère viciée et délétère des grandes villes. Dans les familles populaires, votre rôle sera plus difficile à remplir, car vous n'aurez pas les moyens nécessaires d'action. Aussi devons-nous applaudir sans réserve à l'Œuvre de protection de l'enfance de M. Grancher, œuvre véritablement intéressante; en faisant élever à la campagne les enfants de tuberculeux, elle réalise une prophylaxie sociale considérable. Les soins intelligents donnés aux enfants issus de mères tuberculeuses permettront à ceux-ci de vivre et de compenser ainsi, pour une bonne part, le chiffre extrêmement faible de notre natalité française.

Vous voyez, Messieurs, combien cette question de l'évolution de la tuberculose pulmonaire au cours de la grossesse est intéressante, et combien vous aurez à en tenir compte dans votre pratique médicale.

XXVI

LES DIFFICULTÉS DU DIAGNOSTIC DE LA TUBERCULOSE PULMONAIRE CHRONIQUE A SON DÉBUT

Le diagnostic précoce de la tuberculose pulmonaire chronique.
Le diagnostic au cas d'expectoration. — L'examen des crachats et leur inoculation au cobaye.
Le diagnostic si le malade n'expectore pas. — Le signe d'auscultation de M. Grancher : sa valeur ; l'atélectasie nerveuse du poumon ; le syndrome névropathique. — Les petits signes de la tuberculose.
Les procédés de certitude capables de résoudre les difficultés du diagnostic.
Le séro-diagnostic de MM. Arloing et Courmont.
L'épreuve de la tuberculine. — Sa réhabilitation. — Les discussions de la Société d'études scientifiques sur la tuberculose. — Un procédé recommandable dans la pratique médicale courante. — Les réactions locales de la tuberculine ; leur importance.
Le diagnostic différentiel avec les pseudo-tuberculoses (aspergillose, actinomycose, mucormycose), la congestion et la trachéite arthritiques, la syphilis et le cancer.
Danger d'établir le diagnostic précoce sur un seul examen du malade.

MESSIEURS,

Nos salles d'hôpital sont encombrées de tuberculeux arrivés la plupart à la seconde et à la troisième période de la maladie, et le diagnostic de leur affection est des plus simple par tous les moyens classiques. Par contre, nous voyons, le mardi, à notre consultation, des malades nous arrivant suspectés de tuberculose par eux-mêmes ou par leur médecins, et vous avez pu voir combien souvent l'hésitation était grande en pareil cas.

Aussi, je crois utile de vous parler aujourd'hui d'une

question de pratique médicale de premier ordre et des plus courantes : les difficultés du diagnostic de la tuberculose pulmonaire chronique à son début.

Vous aurez très souvent l'occasion d'être consultés sur ce sujet, et je vais vous montrer comment il est possible, dans la plupart des cas, de résoudre le problème qui vous sera posé.

*
* *

On vous amène un malade dans les conditions presque toujours les mêmes et qui sont les suivantes : c'est une jeune fille, un jeune homme ou un adulte qui depuis quelque temps ne se sent pas bien ; il a maigri, il toussote un peu ; il est fatigué le soir ; son appétit est moins bon. La famille, mise au courant par les causeries médicales des grandes feuilles quotidiennes et des grands périodiques, pense à la tuberculose. Mais, comme elle sait que la maladie est curable, elle vient vous demander votre avis pour savoir ce qu'il convient de faire et pour aviser.

Parfois, le cas sera des plus simples ; il s'agira d'un malade qui, à la suite d'une rougeole, d'une grippe, d'un rhume négligé, se sera mis à tousser, expectorera, et vous aurez affaire à un sujet présentant déjà des signes nets d'une pneumopathie. D'autres fois, le cas sera plus facile encore ; tous les symptômes qu'on vous énumérera auront précédé ou suivi une hémoptysie légère ayant éveillé l'attention du malade et de sa famille. Quelquefois, cette hémoptysie sera survenue en pleine santé apparente, mais elle sera le signe révélateur d'un état pour lequel on vient solliciter votre conseil.

Messieurs, prenons d'abord les cas les plus simples, ceux où le malade tousse, crache ou vient d'avoir une hémoptysie. Eh bien, pour faire en pareil cas le diagnostic de la tuberculose pulmonaire, il vous suffira la plupart du temps de mettre en œuvre l'arsenal classique de la séméiologie de la tuberculose. Vous percuterez le malade, et vous trouverez à l'un ou l'autre des sommets une matité ou une submatité légère. Vous ferez compter le patient, et vous percevrez, à l'un ou l'autre des sommets, une exagération manifeste des vibrations thoraciques. Vous ausculterez le malade, et vous entendrez sous une clavicule ou dans une fosse sus-épineuse, soit une respiration saccadée, soit une expiration prolongée, soit de légers craquements secs ou humides ; en faisant suspendre la respiration, le retentissement des bruits du cœur s'entendra dans une région où d'habitude il est impossible de les percevoir.

Messieurs, vous aurez déjà là des signes de certitude ; mais s'ils ne vous suffisaient pas, vous aurez la facilité d'en observer de plus nets encore, puisque votre malade crache, puisqu'il expectore. Il vous suffira de recueillir cette expectoration, d'en faire pratiquer ou d'en pratiquer vous-même l'examen bactériologique. Pour cela, vous vous servirez du procédé courant de Ziehl, dans lequel on colore les bacilles par la fuchsine et le fond de la préparation par le bleu de méthylène. Je n'insiste pas sur cette préparation que vous trouverez décrite dans tous les livres de bactériologie. Les bacilles se voient très nettement, tranchant, par leur coloration rouge, sur les autres bactéries et sur les éléments cytologiques colorés en bleu.

Parfois, la préparation ne contiendra pas de bacilles, et vous manquerez alors de la certitude scientifique, car il est des cas où les bacilles sont absents, et où néanmoins le malade est tuberculeux. En pareil cas, vous devez vous adresser à l'expérimentation sur l'animal et inoculer le crachat suspect sous la peau d'un cobaye. Si le malade est tuberculeux, vous verrez apparaître au bout de quinze jours à trois semaines un chancre tuberculeux au point d'inoculation; puis l'animal maigrira, et il succombera du trentième au quarantième ou au cinquantième jour, atteint d'une tuberculose viscérale. En faisant l'autopsie de l'animal, vous trouverez des tubercules disséminés sur tout le péritoine, sur la rate, sur le poumon. Vous rechercherez dans ces tubercules le bacille de Koch et, si vous le trouvez, il n'y aura plus le moindre doute; votre malade sera d'une façon indéniable, d'une façon certaine, un tuberculeux. Si, Messieurs, le résultat est négatif, vous aurez par contre tous les droits pour assurer à la famille que le malade n'est pas tuberculeux.

Voilà donc un diagnostic relativement aisé, puisque nous avons les facilités d'arriver à la certitude scientifique par des moyens, somme toute, très simples à mettre en pratique.

*
* *

Messieurs, je reviens maintenant au premier cas, à celui dans lequel on vous présente un malade ayant simplement maigri, toussotant un peu, et n'expectorant pas. Comment allez-vous faire le diagnostic? Ici, ce sera très difficile, car vous n'aurez plus à votre disposition les signes classiques de tout à l'heure; vous n'aurez plus de matité, ni de submatité à la percussion, ni d'exagération des vibrations thoraciques à la palpation, ni, à l'auscultation, des craquements secs ou humides, la respiration saccadée et l'expiration prolongée. Il vous faudra mettre en œuvre un tout autre arsenal de diagnostic, et je dois vous dire d'abord par quel procédé vous devrez commencer.

Il vous faudra d'abord rechercher un signe d'auscultation mis en lumière, depuis longtemps déjà, par M. Grancher, et sur lequel il a insisté de nouveau au dernier Congrès de la tuberculose : je veux dire qu'il vous faudra rechercher les modifications de l'inspiration.

Pour cela, il faudra examiner le malade complètement dévêtu, debout, appuyé autant que possible contre un meuble ou contre le mur, et ausculter avec soin l'inspiration. Il vous faudra comparer l'inspiration d'un côté à l'inspiration de l'autre côté, et, cela, par le procédé de l'auscultation interrompue en passant rapidement d'un côté à un autre. Il vous sera possible de noter parfois une différence d'un côté sur l'autre, et cette différence sera caractérisée, soit par une inspiration rude, soit par une inspiration basse, soit par une inspiration obscure. Ces qualités anormales de l'inspiration imposent, pour M. Grancher, le diagnostic de tuberculose pulmonaire. M. Grancher pense même qu'au cas d'obscurité respiratoire toujours plus marquée du côté droit et prenant souvent la totalité du poumon droit, il faut songer à une compression de la bronche droite par un ganglion tuberculeux du médiastin.

Messieurs, je ne suis pas tout à fait de cet avis, et je vais tout à l'heure vous montrer que, dans certains cas, il existe une atélectasie pulmonaire d'origine névropathique donnant lieu à une obscurité de l'inspiration, sans que, pour cela, le malade soit tuberculeux. Messieurs, le signe de M. Grancher a une grande valeur dans la plupart des cas, mais il n'est pas absolu. Il nous a été possible d'observer avec mon interne, M. Léon Tixier, un malade présentant tous les signes d'auscultation de M. Grancher, et chez lequel nous n'avons trouvé à l'autopsie aucune lésion tuberculeuse. C'est un excellent signe de présomption, ce n'est pas un signe de certitude, car chez les nerveux, chez les hystériques, chez les neurasthéniques, on observe des modifications de la respiration qui se traduisent par de l'obscurité inspiratoire et même par de la matité, la « pseudomatité hystérique », signalée, dès 1883, par M. Huchard, matité mobile et changeant facilement de place. Le signe d'auscultation de M. Grancher accompagne parfois un syndrome particulier que vous trouverez décrit dans un petit ouvrage que j'ai écrit récemment sur le diagnostic précoce de la tuberculose pulmonaire chronique, et dont je vous demande la permission de vous citer quelques passages.

Voici, Messieurs, ce que je dis à propos de ce syndrome :

« On peut examiner l'état nerveux du malade, rechercher les stigmates hystériques et un syndrome assez particulier que j'ai vu, au cours de mes observations, accompagner assez souvent ces modifications respiratoires. On peut le rencontrer aussi dans l'entéro-colite muco-membraneuse, dans les fausses cardiopathies avec palpitations, et dans certaines dyspepsies très marquées.

« Ce syndrome, sur lequel je n'ai aucune idée théorique, est basé sur un ensemble de signes dont les uns viennent de l'hystérie, les autres de troubles du sympathique abdominal et les autres de manifestations médullaires. Ce syndrome névropathique se compose de la présence, chez le même malade, de l'anesthésie de la cornée et de la conjonctive, de l'anesthésie du pharynx, de l'exagération des reflexes rotuliens et de battements épigastriques de l'aorte abdominale, battements semblables à ceux signalés par M. Huchard dans les névropathies. Des quatre signes du syndrome, ce dernier seul fait parfois défaut; les trois autres (anesthésie de la cornée et de la conjonctive, anesthésie pharyngienne, exagération des réflexes rotuliens) sont toujours présents chez le même malade. J'ai observé plusieurs centaines de fois ce syndrome, et il me paraît avoir une grande valeur pour le diagnostic. Si je n'ai aucune idée théorique pour l'expliquer, son étiologie est par contre des plus nette; je l'ai toujours constaté, chez les nerveux, à la suite de travaux manuels ou intellectuels excessifs, à la suite d'émotions vives, de chagrins violents ou de préoccupations d'argent ou de carrière.

« L'existence du syndrome névropathique jettera une grande clarté sur les signes perçus à l'auscultation, surtout si l'on se trouve en présence d'une simple obscurité respiratoire. Il y aura les plus grandes chances pour qu'il ne s'agisse pas de tuberculose. Il faudra instituer un traitement anti-névrosique, revoir le malade, surveiller la respiration, et souvent on sera surpris de voir, au bout d'un mois de médication, l'anomalie respiratoire disparaître. Parfois, elle persistera, et j'ai suivi des malades chez lesquels elle est restée stationnaire pendant des mois sans aggravation et sans évolution d'un autre syndrome suspect de bacillose (1). »

J'attache, Messieurs, une grande importance à la recherche de ce syndrome chez les malades présentant une obscurité de l'inspiration. Son existence n'est pas en faveur de la tuberculose. Si, au contraire, vous ne constatez pas l'existence de ces troubles névropathiques, votre malade sera très probablement tuberculeux. Vous ne pourrez conclure, en tout cas, qu'à une probabilité et jamais à une certitude. L'examen par les rayons X, par la radiographie, ne saurait lui-même trancher la question. Dans un cas rapporté il y a quelques années avec M. Sollier, à la Société médicale des hôpitaux, il existait, sur l'écran radioscopique, des signes qui permettaient de songer à une bacillose. L'évolution ultérieure de la maladie a prouvé qu'il existait seulement une atélectasie pulmonaire d'origine nerveuse, la malade

(1) LOUIS RÉNON, *Le diagnostic précoce de la tuberculose pulmonaire chronique.* Paris, 1906, p. 59.

ayant guéri de tous ses accidents par l'isolement combiné à un traitement purement nerveux. Cette malade a été suivie régulièrement depuis six ans, les présomptions sont donc sérieuses en faveur des faits que je viens de vous signaler.

Messieurs, comment faire pour arriver au diagnostic ? J'estime que vous devez d'abord mettre en œuvre toute une série de petits signes, « les petits signes de la tuberculose », comme je les dénomme dans le travail cité plus haut, et qui ont d'autant plus de valeur qu'ils sont plus nombreux, chacun n'ayant par lui-même qu'une valeur relative.

Un des meilleurs signes est l'épreuve par l'iodure de potassium. M. Sticker et le professeur Landouzy ont bien montré que l'iodure de potassium congestionnait certains foyers latents de tuberculose et pouvait les rendre évidents. Je me suis servi plusieurs fois de ce procédé, et il m'a, dans quelques cas, donné de très bons résultats, en mettant en évidence des foyers de tuberculose absolument latents à l'auscultation jusque-là.

Un autre procédé que je vous conseille d'appliquer est la recherche de cette fièvre insignifiante, mais évidente, sur laquelle ont insisté MM. Daremberg et Chuquet. En prenant la température des malades avant de les faire marcher pendant une heure, en prenant cette température immédiatement après la marche, et en la prenant encore une heure après, on constate, au cas de tuberculose, une élévation de température d'un demi à un degré après la marche, température qui baisse ensuite dans les heures suivantes. Ce procédé a certainement une valeur, et il est aisé à mettre en pratique.

Je vous citerai ensuite, sans vous les décrire, une série d'autres petits signes qui sont : la diminution, le retard, le raccourcissement ou l'état saccadé de l'expansion pulmonaire, comme les a indiqués M. Ruault; puis la présence d'une amyotrophie scapulo-humérale décrite par M. Boix; puis l'existence d'une tachycardie sur laquelle a insisté très justement M. Faisans; enfin l'abaissement de la tension artérielle, signalée par M. Potain, et étudiée par M. Pierre Teissier.

*
* *

Tous ces petits signes, s'ils sont réunis, vous donneront une grande probabilité en faveur de la tuberculose, mais ils ne vous donneront pas la certitude. Comment pourrez-vous être certains que votre malade est tuberculeux?

Messieurs, vous trouverez dans les méthodes de laboratoire une extrême probabilité, et même, dans quelques-unes, la certitude. Vous pourrez pratiquer, par exemple, la pneumographie du malade, MM. Hirtz et G. Brouardel nous ayant indiqué les modifications des tracés pneumographiques observées en pareil cas. Vous pourrez examiner les échanges respiratoires, d'après le procédé de MM. A. Robin et Binet. Vous pourrez faire encore toute une série de recherches. Mais les deux méthodes les plus importantes à vous signaler sont : le sérodiagnostic et l'épreuve à la tuberculine.

Je ne vous dirai qu'un mot du séro-diagnostic de MM. Arloing et Courmont, qui utilise les bacilles tuberculeux mobiles préparés en cultures homogènes. C'est une méthode très intéressante, dont la valeur paraît grande, quoique non absolue, méthode, d'ailleurs, assez difficile à pratiquer, car il faut avoir, d'une part, des cultures bien préparées, et, d'autre part, un sérum étalon avec lequel on compare leur action sur le sérum du tuberculeux à examiner.

Je préfère, au contraire, insister sur une méthode peu

utilisée en France à l'heure actuelle, mais qui, peut-être, dans quelques mois ou dans quelques années, le sera infiniment plus; je veux parler de l'épreuve par la tuberculine.

La réaction à la tuberculine est très employée dans tout le monde civilisé pour rechercher la tuberculose des bovidés. Sa valeur diagnostique est énorme. Pour le regretté Nocard, elle était même infaillible, et les expériences de contrôle faites au Congrès de Berne ont absolument confirmé cette proposition. Messieurs, vous savez en quoi consiste l'épreuve de la tuberculine? Il s'agit d'une élévation de température observée chez l'individu suspect de tuberculose, à la suite d'une injection de petites quantités de tuberculine. La méthode du diagnostic par la tuberculine chez l'homme est tout entière à reprendre dans notre pays, où l'on est resté sur l'impression fâcheuse de la lymphe de Koch, en 1890.

Cette question est, depuis quelques séances, mise à l'ordre du jour de la *Société d'études scientifiques sur la tuberculose*, où nous avons entendu un rapport extrêmement documenté de M. Guinard (1), directeur du sanatorium de Bligny, rapport suivi de discussions très intéressantes de M. Landouzy, de M. A. Robin, de M. F. Bezançon, de M. Küss et de M. Vallée (d'Alfort). M. Guinard nous a rapporté toute une série d'épreuves de diagnostics faits par la tuberculine depuis quelques années, sans le moindre inconvénient. Moi-même, au cours de ces séances, j'ai rappelé plusieurs cas où j'avais utilisé la méthode avec très grand profit, sans nul dommage pour les malades.

En Allemagne, le procédé est utilisé sur une très large échelle. On a fait des milliers et des milliers d'injections de tuberculine sans avoir observé d'accidents. On a même,

(1) GUINARD. La tuberculine dans le diagnostic de la tuberculose humaine. *Société d'études scientifiques sur la tuberculose*, janvier et février 1906.

dans certains régiments, inoculé, de propos délibéré, tous les hommes qui avaient l'apparence de la santé la plus robuste. Plus des trois quarts de ces soldats ont réagi à la tuberculine.

Je dois, à ce propos, faire remarquer que, comme nous l'a bien montré M. Vallée, si l'on fait plusieurs injections successives de tuberculine, on ne produit pas l'accoutumance de l'organisme, mais, au contraire, on sensibilise l'organisme vis-à-vis de la tuberculine. On comprend fort bien que les réactions organiques, nulles ou insignifiantes à la première injection, deviennent considérables aux injections suivantes, même sans l'emploi de doses plus fortes ; l'organisme est sensibilisé et la réaction démontre alors la présence d'une quantité infinitésimale de bacilles ; parfois même, elle devient trop sensible, et elle met en évidence un foyer tuberculeux éteint, sclérosé, — un foyer tuberculeux anatomique, c'est entendu, — mais un foyer qui n'est pas ou qui n'est plus cliniquement appréciable.

Dans la pratique du diagnostic de la tuberculose pulmonaire par la tuberculine, il faut donc se garder de sensibiliser trop l'organisme, et si l'on fait des injections multiples, il ne faut pas élever la dose des injections qui suivent la première.

Messieurs, l'épreuve de la tuberculine, chez l'homme, ne peut être tentée qu'après un examen absolument complet du malade. Il vous faudra ausculter avec soin les poumons, pour voir s'il n'existe pas un foyer congestif quelconque. Il vous faudra examiner le larynx, pour vous assurer que cet organe est indemne. Vous devrez rechercher les symptômes de la tuberculose rénale, voir si le malade ne présente pas d'hématurie, s'il n'existe pas d'albumine dans ses urines. Vous devrez également vous convaincre de l'absence de signes suspects de tuberculose vésicale. Vous devrez examiner les organes génitaux, chez l'homme et chez la femme, rechercher s'il n'existe pas de lésions suspectes du côté des annexes et du côté du testicule. Vous devrez examiner le système osseux, le système articulaire, le système ganglionnaire, pour vous assurer, autant que vous le pourrez, qu'un foyer tuberculeux ne s'est pas développé dans ces organes. Enfin, vous devrez porter une attention toute spéciale sur l'examen du système nerveux central et des méninges encéphaliques et rachidiennes, pour voir si le malade ne présente pas, de ce côté, un signe quelconque de lésion tuberculeuse.

Messieurs, toutes ces précautions sont absolument indispensables avec l'épreuve de la tuberculine, et voici pourquoi. En plus de son action générale, la tuberculine a une action locale sur les foyers tuberculeux ; elle agit, comme tout à l'heure agissait l'iodure de potassium ; elle congestionne les lésions bacillaires, elle les révèle et, en les révélant, elle peut mettre en évolution un foyer jusque-là assez latent. Vous comprendrez facilement que si ce foyer porte sur les reins, sur le larynx, sur les méninges, il peut être redoutable par ses conséquences cliniques.

Je vous demande donc instamment, Messieurs, de ne pas tenter l'épreuve de la tuberculine avant cet examen complet du malade. Ce ne sera le plus souvent qu'une simple mesure de prudence, car, dans le cas que nous considérons ici, dans le cas d'une tuberculose tout à fait à son début, il est fort rare que vous observiez une des complications auxquelles je fais allusion.

En présence d'un malade qui tousse un peu, qui a maigri, qui se sent fatigué, si la recherche des signes indiqués plus haut est restée négative, si le signe de M. Grancher a été seul perçu, accompagné ou non du syndrome névropathique, ou si vous désirez avoir une certitude scientifique, vous pourrez, d'une façon légitime, utiliser la tuberculine.

Messieurs, quelle tuberculine devrez-vous employer et quelle dose devrez-vous injecter ?

Je vous conseille de vous servir de la tuberculine de l'Institut Pasteur. Cette tuberculine est livrée dans des ampoules closes, contenant chacune 10 milligrammes de tuberculine. On dilue le contenu de l'ampoule dans 100 centimètres cubes de sérum physiologique stérilisé. Un centimètre cube de cette solution représente *un dixième* de milligramme de tuberculine desséchée. Je suis d'avis d'utiliser de très faibles doses de tuberculine, partageant complètement les très sages idées de M. Hutinel, et celles de MM. Grasset et Vedel, sur ce sujet.

Au dernier Congrès de la tuberculose, MM. Mœller, Lœwenstein et Ostrowsky ont préconisé une méthode qui me paraît excellente, et basée sur l'augmentation de la sensibilité de l'organisme à chaque nouvelle injection de tuberculine. Les auteurs inoculent seulement *deux dixièmes* de milligramme de tuberculine, et ils répètent l'injection à trois ou quatre jours d'intervalle. Il faut quatre inoculations au moins. Si, après la quatrième injection, le malade n'a pas réagi, on peut absolument le considérer comme non tuberculeux. Je vous engage à utiliser cette méthode prudente, d'une valeur indiscutable et qui n'a jamais été suivie d'accidents. Injectez soit sous la peau, soit profondément dans la région dorsale, la quantité de tuberculose indiquée ci-dessus.

L'épreuve de la tuberculine provoque une élévation de température qui, avec quelques signes subjectifs, comme une lassitude générale, un mal de tête, un point de côté, des douleurs dans les extrémités, est le témoignage du caractère positif de la réaction. Cette élévation de température se produit un temps variable après l'injection, de six à trente-six heures environ; aussi, je vous donne le conseil de faire l'injection de tuberculine, le soir vers dix ou onze heures, et de faire prendre, à partir du lendemain matin cinq heures, la température rectale toutes les deux ou trois heures jusqu'à minuit. Vous verrez ainsi s'il se produit une élévation de température. Bien entendu, pendant tout le temps de l'épreuve, le malade devra rester au repos, au lit, pour que des facteurs étrangers, comme la marche, ou un exercice physique, ne viennent pas dénaturer le caractère de l'élévation thermique. Il est indispensable de prendre régulièrement la température dans les deux jours précédant l'épreuve.

Messieurs, si vous obtenez une réaction thermique d'un degré, l'épreuve est très nettement positive. Vous devez encore considérer l'épreuve comme positive avec une oscillation thermique de 5 à 6 dixièmes de degré. Au-dessous de 5 dixièmes de degré, vous n'aurez pas le droit de considérer l'épreuve comme valable.

Si l'épreuve est positive, vous devez examiner de nouveau complètement votre malade et voir si la tuberculine n'a pas, par sa réaction locale, mis en évidence des foyers tuberculeux latents, et peut-être même vous sera-t-il possible, en auscultant le malade, de trouver, à l'endroit où il n'existait qu'une simple inspiration obscure, quelques crépitations qui, d'une façon indéniable, préciseront le diagnostic.

Si, Messieurs, la réaction à la tuberculine est négative, vous devrez recommencer avec les mêmes doses trois jours ou quatre jours après. Après quatre épreuves négatives, et après toutes les explorations faites antérieurement, vous aurez le droit de considérer le malade comme indemne, non seulement de tuberculose pulmonaire, mais de toute tuberculose organique.

*
* *

Il vous faudra dès lors rechercher la cause des accidents qu'il a présentés ; peut-être en trouverez-vous la raison dans une dyspepsie, une chlorose, un état neurasthénique. Si vous ne trouvez rien de semblable, vous devrez rechercher si le malade n'est pas atteint d'une pseudo-tuberculose, d'une congestion arthritique, si les accidents observés ne sont pas le début d'un cancer ou d'une syphilis du poumon.

Parmi les pseudo-tuberculoses, vous penserez à l'aspergillose, à l'actinomycose, aux mucormycoses. Si le malade est gaveur de pigeons, si par son métier il est exposé à manier les graines, comme les meuniers, les grainetiers, les sélectionneurs de graines, vous aurez déjà une présomption. Dans l'aspergillose, le malade expectore rapidement, en raison de l'issue au dehors des foyers nécrotiques produits par l'action toxique du mycélium aspergillaire. En examinant les crachats, vous trouverez dans l'expectoration des fragments de mycélium qui vous mettront sur la voie du diagnostic, et, pour le parfaire, vous n'aurez qu'à vous reporter aux procédés indiqués dans mes travaux sur l'aspergillose (1).

Le diagnostic de l'actinomycose est très difficile, si le malade ne crache pas. C'est, en général, par une expectoration brun-chocolat qu'il se révèle ; dans cette expectoration, vous trouverez les grains jaunes et les crosses actinomycosiques caractéristiques.

Les mucormycoses sont des exceptions, et ce n'est que par un examen bactériologique très minutieusement fait que vous pourrez arriver à trouver, dans l'expectoration,

(1) LOUIS RÉNON, *Étude sur l'aspergillose chez les animaux et chez l'homme*. Paris, 1897, p. 185 et 233.

des globes sphériques entourés d'un prolongement mycélien, capables de vous faire penser à quelque particularité anormale vous mettant sur la voie d'une pseudo-tuberculose. Je n'insiste pas sur ces faits rares.

Par contre, le diagnostic est beaucoup plus commun à établir avec les congestions arthritiques, avec le début du cancer ou le début de la syphilis.

L'arthritisme présente dans son évolution deux syndromes qui peuvent simuler la tuberculose : d'abord, la congestion arthritique du sommet, distincte des frottements et des râles signalés par M. Collin et M. Percepied; ensuite, la trachéite arthritique déterminant parfois des hémoptysies et se révélant, à l'examen laryngoscopique ou bronchoscopique, par des arborisations vasculaires et une rougeur vineuse de la muqueuse.

J'ai suivi, depuis plus de dix ans, des malades atteints de congestion pulmonaire et de trachéite arthritiques; j'ai recherché en vain la tuberculose par tous les procédés actuels, je ne l'ai jamais constatée. On pourra m'objecter qu'il s'agit de tuberculose latente, avec des trêves et une tendance à la guérison. L'examen des crachats et leur inoculation au cobaye ont toujours été suivis de résultats négatifs. Le diagnostic de la tuberculose est donc à faire avec ces affections. On l'établira surtout sur la constatation des signes arthritiques et leur facile mobilité, l'eczéma, la migraine, l'asthme et les lithiases variées pouvant se remplacer l'une l'autre.

La syphilis des voies aériennes, la syphilis de la trachée, des bronches et du poumon est très difficile à distinguer, à son début, de la tuberculose, si le malade ne présente pas un stigmate syphilitique quelconque, une ou plusieurs ulcérations tuberculo-gommeuses serpigineuses, comme celles que vous voyez actuellement chez une malade de notre service.

Quant au cancer, cancer des bronches, de la plèvre, du poumon, il n'est pas aisé non plus à différencier de la tuberculose, tant que le malade n'expectore pas; cependant, en faveur du cancer, je dois vous indiquer l'intensité particulière de la dyspnée, extrêmement marquée même avec des lésions minimes.

A l'aide de toutes ces recherches, et au bout d'un temps plus ou moins long, vous pourrez ainsi résoudre le problème de diagnostic qui vous sera posé. Cela n'est ni simple, ni facile d'avoir une certitude, autant qu'on puisse parler de certitude en médecine. Cependant, vous devrez faire tous vos efforts pour vous rapprocher le plus possible de la vérité, car, comme je le dis dans le petit ouvrage cité plus haut, « il faut, selon les procédés dont on peut disposer, laisser la place la plus réduite à l'à-peu-près et ne pas se contenter de dire, comme la chose arrive malheureusement trop souvent : « Cela n'a pas d'importance. « Qui peut le plus peut le moins. Traitons le malade comme « tuberculeux. » Quelle hérésie ! J'en appelle à tous les faux tuberculeux jetés ainsi par aventure, pendant un temps plus ou moins long, dans la famille des bacillaires. Cela n'a pas d'importance de sacrifier sa situation, d'abandonner son foyer, de se savoir atteint d'une maladie longuement et difficilement curable, aux récidives fréquentes, de voir son activité atteinte irrémédiablement dans ses œuvres vives! Cela n'a pas d'importance de jeter à bas toutes ses ambitions et son avenir! Je ne suis pas de cet avis. Il me semble très important, au contraire, d'être fixé avec certitude sur la présence ou sur l'absence d'une tuberculose à son début (1). »

(1) Louis Rénon, *Loco citato*, p. 62.

Aussi, et ce sera ma conclusion, vous ne devrez jamais baser le diagnostic de la tuberculose à son début, sur un seul examen. Demandez à revoir le malade ; vous en avez le droit. La chose en vaut largement la peine. Ne concluez qu'après de sérieuses observations et de mûres réflexions.

Alors, Messieurs, si vous avez réellement une certitude, vous devrez dire au malade la vérité. Il faut l'avertir de son état pour qu'il songe à se soigner, et vous demanderez à sa famille ce que vous croirez indispensable à la cure. Vous ne devrez pas dissimuler l'étendue et la durée des sacrifices nécessaires au traitement, car, dans les cas les meilleurs, la tuberculose, soyez-en persuadés, ne guérit qu'au prix d'un temps long et de soins continus, éclairés et dévoués.

Telle est, Messieurs, ma manière de comprendre le diagnostic de la tuberculose pulmonaire chronique à son début, et de résoudre les grandes difficultés qui l'accompagnent.

XXVII

LE TRAITEMENT PRÉCOCE DE LA TUBERCULOSE PULMONAIRE CHRONIQUE

I. — L'alimentation supplémentaire raisonnée.

Considérations sur la guérison et le traitement de la tuberculose pulmonaire.
La curabilité de la tuberculose a été exagérée.
Il n'existe pas de traitement spécifique de la tuberculose. — Les espérances de Behring.
L'importance du saprophytisme du bacille de Koch.
Le principe actuel du traitement de la tuberculose par l'alimentation supplémentaire raisonnée, la médication, la cure d'air.
L'alimentation supplémentaire raisonnée.
L'huile de foie de morue. — La viande crue. — Le lait. — Les féculents et les farineux. — Les boissons.
L'alimentation doit être réglée avec la capacité digestive du malade.
L'influence du repos.

MESSIEURS,

Dans trois conférences, nous allons examiner nos moyens actuels de traitement de la tuberculose pulmonaire chronique, en supposant le malade atteint de la première période de l'affection.

Et tout d'abord, est-il possible de le guérir ? Oui, c'est une chose possible, très probable même dans la majorité des cas, car on a dit, vous le savez, que la tuberculose est la plus curable des maladies chroniques. Cet aphorisme de M. Grancher est vrai, et on peut arriver presque toujours à guérir la tuberculose à son début. Je dis presque toujours et non pas toujours, en raison des réserves suivantes. Il y a des malades qui, par suite d'une hérédité de terrain ou des conditions de fatigue intense, ne réagissent à aucun traitement, surtout si la forme chronique prépare l'évolution ultérieure de formes aiguës. Je vous dis simplement ceci pour vous mettre en garde contre une affirmation parfois beaucoup trop précise de votre part sur la curabilité d'une tuberculose, qui, malgré tous vos soins, se terminerait plus ou moins longuement par la mort. Il y a donc toujours certaines réserves à faire. Vous devez vous montrer pleins d'espoir et confiants en un résultat heureux, y tendre tous vos efforts, mais cependant savoir qu'il est des cas où, malgré la médication la plus énergique, vous n'arriverez à rien. Cela ne doit pas vous décourager, cela est simplement la vérité.

Ceci dit, quel traitement allez-vous employer chez le malade atteint d'un début de tuberculose pulmonaire?

Les moyens thérapeutiques ne manquent pas. Il en existe des quantités : je dirai même qu'il y en a beaucoup trop, car, pour s'adresser à une bonne médication, il va falloir se montrer éclectique.

Si nous possédions le traitement spécifique de la tuberculose comme celui de la diphtérie, ce serait fort simple. Malheureusement, il n'en est pas ainsi. Pas plus l'ancienne tuberculine de Koch que la nouvelle tuberculine T. R. n'ont donné de résultats décisifs. J'en dirai autant de toute une série de sérums basés sur l'exaltation de virulence du bacille; je ne parle, bien entendu, que des sérums préconisés par des hommes de bonne foi et d'une valeur scientifique indiscutable, et je laisse de côté toute une sérothérapie louche installée autour de la tuberculose comme autour de quelques maladies incurables. Le sérum de

Maragliano, celui de Whalen, celui de Marmorek, celui de Wright sont encore à l'étude.

Nous avons encore les espérances données par Behring, belles espérances, d'après le résultat des expériences sur le bovo-vaccin, faites en France par M. Vallée (d'Alfort), et qui confirment les découvertes de Behring. Faisons crédit à l'auteur de la sérothérapie antidiphtérique et antitétanique et sachons attendre, tout en regrettant qu'il ait parlé si tôt.

Nous n'avons guère d'action directe sur le bacille de la tuberculose, et nous ne possédons pas de corps capable de le tuer. Les essais faits avec l'iode, la térébenthine, sont, après quelques espérances déçues, tombés dans l'oubli. Un seul corps, l'argent, mérite l'attention. M. Follet, père de mon regretté interne, a obtenu des résultats intéressants avec des injections de poudre d'argent, résultats retrouvés favorables par M. Netter avec l'utilisation du collargol.

Moi-même, l'année dernière, reprenant sur la foi de Sandras une vieille méthode thérapeutique datant de plus de cinquante ans, j'ai essayé l'ingestion de semences de phellandrie aquatique ; je n'ai obtenu aucun résultat appréciable sur des malades ayant tous des bacilles dans leurs crachats.

Cela veut-il dire qu'on n'ait jamais l'espoir d'arriver à une vaccination préventive ou curative contre le bacille de la tuberculose? Je ne le pense pas, et j'estime que nous devons avoir foi en la connaissance récente et bien importante de l'existence de l'état saprophytique du bacille de Koch. Je me suis longuement expliqué sur cette question dans mes leçons sur les *Maladies populaires*. « Jusqu'à présent, disais-je, on a cherché la vaccination contre la tuberculose par des sérums animaux en augmentant la virulence du bacille par des passages successifs. J'estime, au contraire, qu'on pourrait peut-être trouver la solution de la vaccination tuberculeuse, non en montant la gamme de la virulence, mais au contraire en la descendant, afin de trouver le microbe inoffensif bien supporté par l'organisme; ensuite, la récupération progressive de la virulence pourrait assurer des vaccins de plus en plus efficaces. Ce ne serait, en tout cas, que la mise en pratique du grand principe de la vaccination pastorienne, trop oublié selon moi dans les recherches bactériothérapiques sur la tuberculose. »

C'est là un espoir qui, en plus des promesses de Behring, nous reste permis. En attendant que tout cela ne devienne une réalité, comment allons-nous traiter nos malades?

Nous possédons tout un ensemble de moyens qui n'agissent pas sur le bacille, mais qui exercent leur action bienfaisante sur l'individu, en modifiant son terrain bacillisé.

On s'est d'abord servi pour cela d'une polypharmacie utilisant les choses les plus hétéroclites et les plus dissemblables sans profit réel pour l'organisme. Puis, nous vîmes naître la suralimentation, et la médication par la viande crue, dont l'action spécifique avait été indiquée, il y a déjà bien longtemps, par Fuster (de Montpellier). En même temps, on a conseillé la cure d'air, et nous avons assisté au développement prestigieux des sanatoriums, qui tous ont voulu réclamer pour eux le monopole de la guérison de la tuberculose, presque à l'exclusion de tous les autres modes de traitement. On tend à revenir aujourd'hui de l'action omnipotente du sanatorium dans la cure de la bacillose. Le sanatorium a des indications précises, et il donne de très bons résultats, mais il n'est pas la seule manière du traitement de l'individu tuberculeux. J'estime que ce traitement doit être absolument éclectique. Vous devez, Messieurs, tout mettre en œuvre contre une maladie aussi redoutable que celle-là, sans vous laisser guider par une idée purement théorique. Vous devez employer à la fois l'alimentation raisonnée, la médication, la cure d'air, et c'est au prix de cette triple action thérapeutique que vous arriverez à des résultats.

Cette thérapeutique, il faut la faire opportune pour chaque malade, un tuberculeux n'étant nullement semblable à un autre; il est des malades dont on aggrave l'état par une médication systématique et exclusive, d'autres qu'on améliore par une médication raisonnée et éclectique.

Ceci dit, je vais consacrer la fin de cette conférence à un point capital en l'espèce : l'alimentation du tuberculeux.

*
* *

L'alimentation du tuberculeux paraît, au premier abord, très simple et très facile.

C'est pourtant une des choses les plus difficiles du monde. On dit au malade : suralimentez-vous. Alors on le gave, on lui fait prendre, les uns sur les autres, toute une série de mets fortifiants plus ou moins digestibles. Parfois, on a la chance de voir le malade augmenter de poids d'une façon extraordinaire. Mais, méfiez-vous, je ne suis pas partisan de ces accroissements rapides et considérables de poids. Invariablement, le malade perd le bénéfice de cette suralimentation intense au bout de quinze jours, d'un mois ou deux, souvent au prix d'une crise intense de dyspepsie, très difficile à enrayer. Vous devez manier l'appareil digestif du tuberculeux avec beaucoup de soins minutieux, comme un objet précieux et fragile auquel vous tiendriez beaucoup, et M. Grancher a raison de dire « que le surcroît de recettes » du phtisique doit être « modéré et doit être réglé pour chaque malade ». Pour fixer cette « ration de guérison », il faut toute la sagacité d'un médecin instruit et attentif, car elle tient, à mon avis, la première place dans la lutte contre la tuberculose. En dehors de l'alimentation normale, cette « ration de guérison » doit comprendre des aliments azotés, des aliments gras et des hydrates de carbone. Ce n'est pas, à proprement parler, une suralimentation, mais bien une alimentation supplémentaire raisonnée.

Quels aliments allez-vous donc conseiller?

C'est d'abord l'huile de foie de morue, excellente préparation, quand elle est bien tolérée. On peut alors en donner jusqu'à huit à dix cuillerées à soupe par jour. Si le malade a pour elle une répugnance invincible, si son ingestion détermine des troubles dyspeptiques, vous ne devez pas insister, il faut de suite la supprimer. Vous donnerez la préférence aux huiles blanches et ambrées, essayant de vous assurer si le produit est pur, car il n'y en a pas de plus falsifié que celui-là.

C'est ensuite la viande crue, le type des aliments azotés. A la suite des travaux de Fuster et de ceux plus récents de MM. Richet et Héricourt, la zomothérapie a pris un développement considérable, imposée d'une façon uniforme à tous les tuberculeux. J'estime qu'il faut s'expliquer sur cet emploi, et je ne puis mieux le faire qu'en vous répétant ce que j'ai dit à son sujet dans mon cours sur les *Maladies populaires* : « Si la zomothérapie a de grands avantages dans certains cas, elle a aussi de grands inconvénients dans beaucoup d'autres. Les expériences faites sur le chien, carnivore, ne sauraient s'appliquer dans tous les cas à l'homme, omnivore. Oui, Messieurs, la viande crue donne de bons résultats chez les gens jeunes, chez les malades qui ont un système artériel et un système rénal en parfait état; mais chez les personnes d'un certain âge, chez celles dont le rein est adultéré par une atteinte parenchymateuse ou interstitielle antérieure, la zomothérapie n'aboutit souvent qu'à la dyspepsie et parfois à un petit état urémique, témoin de l'intoxication rénale. Du reste, des phtisiothérapeutes de la valeur de M. Sabourin et de M. Malibran sont arrivés, non pas à supprimer complètement l'usage de la viande crue, mais à en modérer singulièrement les indications. Ici, comme toujours, vous me voyez partisan d'une médication éclectique, car je ne saurais trop vous mettre en garde contre les médications exclusives. Il n'y a pas une tuberculose, mais des tuberculeux, tous fort différents les uns des autres. » Vous pouvez donc employer la viande crue, mais en quantités modérées, la viande de bœuf, un morceau de rumsteack, par exemple, à laquelle vous faites subir trois manipulations : le raclage au couteau, la trituration en la pilant dans un mortier, et la filtration à travers un fin tamis. La viande est alors aussi grenue que possible, apte à être le mieux attaquée par les sucs digestifs. Vous la donnerez à la dose de 100 grammes, 150 au plus dans les vingt-quatre heures, en boulettes, prises soit dans du bouillon tiède, soit dans du bouillon froid, soit dans des confitures d'oranges, mélangées à des purées de pommes de terre, de pois ou de lentilles.

Vous pouvez avoir recours au jambon, au jambon maigre d'York, au poulet, au veau, sauf à l'époque des grandes chaleurs : au poisson, surtout au poisson maigre à chair fine comme la sole, le merlan, le brochet, la limande, le colin.

Le lait est-il un bon aliment pour le tuberculeux? Oui,

à la condition qu'il n'existe pas de lésions de l'intestin, auquel cas, comme dans presque toutes les entérites, le lait est en général fort mal supporté. Il est des tuberculeux qui ne tolèrent pas le lait pur et auxquels il faut donner le lait écrémé par centrifugation. Le lait d'ânesse et le lait de chèvre peuvent être aussi utilisés avec profit. Doit-on faire bouillir le lait? Si vous n'êtes pas sûr de votre lait, il faut le faire bouillir. L'ébullition a le grand inconvénient de tuer les ferments du lait et de le rendre beaucoup moins digestible. D'ailleurs, le lait issu d'animaux tuberculeux n'est pas sans danger, même s'il est bouilli; MM. Calmette et Breton viennent de nous montrer expérimentalement toute la nocuité de l'ingestion de bacilles tuberculeux tués par la chaleur. Le lait idéal serait le lait vivant et stérile, recueilli aseptiquement, sur des vaches passées à la tuberculine, avec les précautions rigoureuses qui servent à la prise du sérum des animaux dans les laboratoires. Il existe déjà des établissements opérant de cette manière, et il faut souhaiter leur développement et leur extension; toutes les maladies dues aux altérations du lait disparaîtraient alors, aussi bien chez l'enfant que chez l'adulte.

Le lait fermenté, le kéfir n° 2, est souvent bien toléré par les tuberculeux dyspeptiques.

Vous pouvez utiliser les céréales, le blé, l'avoine, l'orge, diversement préparés dans des potages, des décoctions variées. Le riz vous rendra aussi de grands services, si vous avez soin d'obtenir par la cuisson que les grains soient toujours séparés les uns des autres. Vous pouvez encore employer les légumineuses, les haricots, les pois, les lentilles, en les faisant bien diviser et bien pulper. Les semences de fenugrec, à la dose de 10 à 15 grammes, cuites dans 300 à 400 grammes de lait, forment une excellente préparation, un peu mucilagineuse, très nutritive et très digestive. Vous utiliserez les légumes verts en quantité modérée, surtout si vous avez besoin de vaincre la constipation; les carottes, les oignons, les navets, le cresson, les choux rouges seront employés de temps à autre pour varier un peu l'alimentation. Les pommes de terre pourront être données sous toutes les formes. Dans le dessert, vous prohiberez les gâteaux, les tartes à la crème, plus ou moins toxiques, pour donner la préférence aux fromages frais et aux fruits cuits aux four; parmi les fruits crus, je vous conseille l'usage de la banane, des prunes de reine-Claude et de la pêche. Les glaces ne sont pas contre-indiquées, à la condition qu'elles ne soient pas trop froides et qu'elles soient faites avec des produits naturels et non avec des essences.

Quelle boisson doit prendre le tuberculeux pendant ses repas ?

Le vin rouge serait excellent à cause du tannin qu'il renferme ; malheureusement, il n'est souvent pas bien supporté par l'estomac. Essayez le vin rouge coupé d'eau, d'une eau légère comme l'eau d'Évian ou l'eau d'Alet. S'il n'est pas toléré, donnez alors de l'eau simple, de préférence des eaux bicarbonatées calciques, comme l'eau de Pougues ou l'eau de Saint-Galmier, ainsi que M. Ferrier les utilise dans sa méthode intéressante de recalcification, dont je vous parlerai dans la conférence prochaine. Donnez ces eaux, soit pures, soit coupées d'un peu de bière ou bière de malt.

Avec toute cette gamme variée d'aliments, vous arriverez à constituer au malade « une ration de guérison » suffisante dans la plupart des cas. Quelques précautions sont à recommander dans cette alimentation : ne pas trop laisser boire les malades au moment du repas pour ne pas diluer à l'excès leur suc gastrique; ne pas donner le repas de midi trop copieux, si le malade a de la fièvre le soir, vers quatre heures; ne pas laisser les malades se constiper. Contre la constipation des tuberculeux, l'emploi des levures de bière ou de vin, sèches ou vivantes, donne souvent de bons résultats.

Si le malade a de la dyspepsie, il faut diminuer la ration alimentaire et aider l'organisme dans ses fonctions digestives par l'emploi des ferments. Essayez d'abord la pepsine et la pancréatine, d'après la formule suivante :

Pepsine................. Pancréatine.............	} āā 0,30	centigrammes.
Poudre de Colombo......	0,25	—
Phosphate de soude......	0,40	—

Pour un cachet : faire prendre un de ces cachets avant chaque repas.

Si les résultats ne sont pas suffisants, recourez alors aux préparations de pepsine vivante, utilisant le suc gastrique du chien ou celui du porc.

Dans certains cas, conseillez l'usage de l'eau citronnée, c'est-à-dire l'emploi de l'eau pure dans laquelle on aura exprimé quelques gouttes de jus de citron.

Avec toutes ces précautions, le tuberculeux doit s'alimenter sans incident et augmenter régulièrement de poids. De temps à autre, vous ferez faire un examen complet d'urines, pour connaître le bilan nutritif, et voir s'il n'y a pas de déperditions trop grandes d'urée et de sels minéraux.

Tout en donnant au malade une alimentation supplémentaire, vous devrez ménager ses dépenses, le laisser au repos sur une chaise-longue et même parfois lui conseiller le séjour au lit. J'ai vu, il y a quelques années, avec

M. Roux, de l'Institut Pasteur, une jeune fille à qui nous avons imposé ce mode de traitement pendant cinq mois avec un résultat satisfaisant, la température ayant baissé et le poids s'étant accru, sans l'emploi d'aucun médicament. Si le bilan nutritif se maintient dans des conditions suffisantes et si l'excrétion de l'urée n'est pas excessive, vous pourrez prescrire un exercice modéré qui pourra faciliter la digestion. Si le malade ne peut marcher, l'usage de massages légers et de frictions stimulantes pourra remplacer l'exercice et entretenir les fonctions de la peau.

Voilà, Messieurs, ce que je voulais vous dire aujourd'hui du traitement du tuberculeux au début. La question de l'alimentation n'est qu'une des parties des indications thérapeutiques. Dans les deux prochaines conférences, je vous parlerai de la médication et de la cure d'air.

XXVIII

LE TRAITEMENT PRÉCOCE DE LA TUBERCULOSE PULMONAIRE CHRONIQUE

II. — Le traitement médicamenteux.

La médication tonique.

L'arsenic; le cacodylate de soude; l'arrhénal.

La créosote : le gaïacol; le thiocol. — L'urée et l'acide urique. — Le tannin et le tannigène.

Les phosphates; les glycéro-phosphates. — La lécithine.

L'huile camphrée. — Les injections de sérum marin.

La médication symptomatique.

La fièvre. — L'hémoptysie. — La diarrhée. — L'anorexie. — La toux.

Les autres médications antituberculeuses.

La révulsion. — L'intervention chirurgicale.

La médication de M. Ferrier par la recalcification du tuberculeux, à l'aide des sels insolubles de calcium. — La tuberculose et les fours à chaux.

Messieurs,

Dans la dernière conférence, je me suis longuement étendu sur l'alimentation des tuberculeux : je vous ai montré combien elle était difficile et comme on dépassait facilement le but. Aujourd'hui, je vais vous parler de la médication de la bacillose.

Il faut presque du courage pour traiter actuellement un pareil sujet, car beaucoup de phtisiothérapeutes s'en tiennent uniquement à la suralimentation et à la cure d'air, estimant que la médication est une chose inutile et même mauvaise dans la tuberculose pulmonaire à son début. J'ai le regret de ne pas penser comme eux. La tuberculose est une maladie assez sérieuse pour que nous mettions tout en œuvre pour lutter contre elle, et nous n'avons pas le droit de négliger la médication. Celle-ci peut donner des résultats heureux, à la condition de ne pas faire de l'estomac des tuberculeux un laboratoire où se décomposent péniblement tous les produits d'une polypharmacie essentiellement nocive.

Il faut laisser de côté toutes les médications compliquées d'antan, et se borner simplement à celles que je vous expose en ce moment.

*
* *

Il existe un certain nombre de médicaments dont l'action *tonique* indiscutable sur la nutrition générale peut avoir une influence favorable dans la tuberculose. Parmi ceux-ci, je vous citerai : l'arsenic, les préparations créosotées, l'urée, le tannin, les produits phosphorés.

Parlons d'abord de l'*arsenic*, un des meilleurs médicaments à utiliser dans la phtisie.

L'arsenic est un aliment d'épargne : tous, vous le savez, et je n'ai pas besoin d'insister sur son action. On peut employer soit l'arsenic, les arséniates, soit les préparations similaires, les cacodylates et l'arrhénal.

On peut donner l'arsenic à très petites doses, sous forme d'arséniate de soude, et la formule suivante m'est très familière :

Arséniate de soude..........	*0,05 centigrammes.*
Eau distillée................	300 grammes.

Prendre avant le déjeuner et le dîner, pendant vingt jours par mois *une cuillerée à soupe* et pendant trois à quatre mois.

Quelquefois vous pouvez, au cas de toux sèche et répétée, associer à cette formule 1 ou 2 grammes de teinture de lobélie. Cette préparation arsenicale ne vous donnera jamais le moindre ennui; elle est extrêmement bien tolérée et vous n'aurez à craindre ni diarrhée, ni néphrite, ni pigmentation arsenicale. Je vous la recommande très vivement.

On peut employer une médication plus active, les granules de Dioscoride, dont chacun représente un milligramme d'acide arsénieux porphyrisé, et dont on donne de trois à six par jour. On peut utiliser la liqueur de Fowler, qui est un soluté d'arsénite de potasse; on la donne à doses d'abord progressives, puis stationnaires, et enfin dégressives. On commence par IV gouttes par jour, on monte pendant cinq à six jours jusqu'à XII et XIV gouttes, on s'y maintient pendant quatre jours, puis on redescend en cinq à six jours à IV gouttes par jour. On laisse une période de repos de quelques jours, et on recommence le même cycle.

Il existe d'autres préparations arsenicales : ce sont les cacodylates et l'arrhénal.

Le *cacodylate de soude* s'emploie par la voie gastrique, par la voie rectale ou par la voie sous-cutanée; mais toutes mes préférences vont à la voie sous-cutanée. Pour les injections, vous ferez préparer des ampoules contenant chacune un centimètre cube d'eau stérilisée et 5 centigrammes de cacodylate de soude, et vous injecterez sous la peau chaque fois une de ces ampoules. Comment allez-vous faire ces injections, allez-vous les faire tous les jours ou tous les deux jours? Je vous engage à être très prudent dans l'emploi du cacodylate, parce que ce médicament, quoique très bon, donne facilement aux tuberculeux une excitation factice et provoque même des hémoptysies, si les doses en sont trop élevées ou trop répétées; il est même prudent, dans la médication cacodylique longuement suivie, de faire de temps à autre analyser les urines, pour s'assurer que le malade n'élimine pas des quantités excessives d'urée. C'est pourquoi je préfère donner le cacodylate en injection seulement tous les deux jours, faire huit injections en seize jours, laisser reposer pendant huit jours, puis reprendre une nouvelle période de huit injections en seize jours ; on arrive ainsi à trouver une sorte de ration d'entretien cacodylique, profitable au tuberculeux au lieu de lui être nuisible. On peut employer l'*arrhénal* à la place du cacodylate de soude, mais il ne me paraît pas supérieur à ce dernier, que je lui préfère résolument.

Telle est, Messieurs, l'utilisation des préparations arsenicales dans la tuberculose. C'est un emploi pour ainsi dire constant et journalier; il faut trouver au malade une dose d'entretien qui suffise à le faire engraisser, à le maintenir en bon état, sans dépasser le but. C'est encore ici la prudence que je vous recommande.

La *créosote* a été vantée pendant de longues années comme le spécifique de la tuberculose. Cela fut, à mon avis, une erreur qui, dans beaucoup de cas, a été cause de l'aggravation de l'état des phtisiques. La créosote a, en effet, des indications très nettes et très restreintes, et il s'en faut de beaucoup que : tuberculose pulmonaire *égale* médication créosotée. Celle-ci a, dans la plupart des cas, les gros défauts suivants : D'abord, donnée par la voie gastrique, elle détériore très rapidement l'estomac et même l'intestin du tuberculeux. Puis, prescrite d'une façon systématique, elle transforme des tuberculoses normales en tuberculoses éréthiques, donnant souvent un coup de fouet marqué à la maladie. Les hémoptysies d'origine créosotée ne sont plus à compter, et pour ma part j'ai vu des tuberculeux, dont un de mes confrères, atteints de lésions parfaitement bien curables, victimes de cette médication. J'ai donc la conviction, — et je ne suis pas seul à la partager, — que la créosote donnée *par principe* à tous les phtisiques est un médicament très dangereux. Cela ne veut pas dire qu'il ne faille pas la prescrire dans certains cas, si le tuberculeux n'est pas un congestif. Donnez-la dans les formes torpides, où elle détermine un peu d'excitation utile au malade, et dans les grandes suppurations pulmonaires, où elle les tarit souvent. Donnez-la alors en lavement, à la dose de 1 à 3 grammes ; elle sera bien tolérée.

On a employé, à la place de la créosote, des succédanés comme le *gaïacol* synthétique, le *thiocol* à la dose de 1gr,50 à 2 grammes par jour, en cachets de 50 centigrammes. Cette dernière préparation est bien supportée dans les formes torpides ; je l'ai vue aider à la cicatrisation pulmonaire sans dépasser le but, et je l'utilise souvent à la dose de 1 gramme par jour.

A côté de la créosote et agissant d'une façon différente, je vous signalerai l'*urée*, utilisée d'abord en Angleterre par Harper, en 1901, et qui a une action assez efficace sur toutes les formes de tuberculose, à la condition que les reins ne soient pas lésés. On peut employer l'urée soit en injections sous-cutanées, soit par la voie gastrique ; je la donne en cachets de 75 centigrammes, faisant prendre deux à quatre de ces cachets par jour. Elle est en général bien supportée et stimule l'état général. On a donné aussi l'*acide urique* et l'urate de soude, à la dose de 50 à 60 centigrammes par jour. Ces agents chimiques ne paraissent pas avoir d'inconvénient sur l'organisme, avantage appréciable dans le traitement de la tuberculose pulmonaire.

Je n'en pourrai pas dire autant du *tannin*, excellente

préparation, malheureusement fort mal tolérée. On a employé dans la tuberculose le tannin sous différentes formes. On a donné le tannin en cachets, d'après la formule suivante :

Tannin	0,20	centigrammes.
Phosphate de chaux	0,50	—

Pour 1 cachet. — A prendre 5 cachets par jour.

On a donné le tannin sous forme de vieux bon vin de Bordeaux très riche en tannin, sous forme de préparations iodo-tanniques (vins et sirops iodo-tanniques). Quand il est bien supporté, c'est une heureuse chance, et vous devez en continuer l'emploi. Si, comme c'est le cas le plus fréquent, il détermine, en raison de son action astringente, des crampes gastriques et intestinales, il faut le cesser et essayer à sa place des produits comme le *tannigène*, qui ne mettent en liberté le tannin que dans l'intestin. Vous pouvez donner deux à trois cachets de tannigène par jour, chaque cachet contenant 20 centigrammes du médicament.

J'arrive maintenant aux composés *phosphatés* qui, de tout temps, ont joui d'une action stimulante sur l'organisme, et dont beaucoup, les glycéro-phosphates, la lécithine, sont fort utilisés à l'heure actuelle.

Les *glycéro-phosphates* ont une action efficace sur la nutrition générale. Vous pouvez employer le glycéro-phosphate de chaux et le glycéro-phosphate de soude. Je vous prie de retenir que ce dernier est un corps déliquescent, sirupeux, et qu'il ne saurait être incorporé dans des cachets. Vous pouvez prescrire les cachets suivants de glycéro-phosphate de chaux :

Glycéro-phosphate de chaux. 0,25 centigrammes.

Pour un cachet. — Prendre deux ou trois de ces cachets pa jour, avant les repas.

Vous pouvez donner le glycéro-phosphate de soude en solution, comme dans la formule suivante :

Glycéro-phosphate de soude......	2gr,50
Sirop d'écorces d'oranges amères..	200 grammes.

Prendre trois à quatre cuillerées à soupe par jour dans un peu d'eau, avant le repas.

La *lécithine*, tirée du jaune de l'œuf, donne, d'après les recherches expérimentales de M. Claude, des résultats satisfaisants. Vous pouvez l'utiliser en formulant vous-même la préparation sous forme de pilules contenant chacune 5 centigrammes de lécithine ; vous donnerez trois ou quatre de ces pilules, pour ne pas dépasser la dose de 15 à 20 centigrammes de lécithine dans les vingt-quatre heures.

Je dois encore vous citer, dans la médication tonique antituberculeuse, les injections d'*huile camphrée* stérilisée au dixième, répétées tous les jours ou tous les deux jours pendant quelques semaines, et les injections d'*eau de mer* qui m'ont paru remonter l'état général des malades sans les exciter.

Tels sont, Messieurs, les médicaments toniques de choix que vous devrez utiliser dans le traitement de la tuberculose pulmonaire. Sans doute, il y en a bien d'autres ; mais je ne veux pas allonger cette liste, persuadé qu'elle est bien suffisante, si vous savez manier avec opportunité les corps qui la composent. Vous devez avant tout conserver scrupuleusement l'intégrité stomacale de votre malade, et, comme je le dis dans mes leçons sur les *Maladies populaires*, « faire varier la médication selon les cas considérés : tel supporte un médicament que tel autre ne supportera pas. Il faut se garder, comme on doit toujours le faire en médecine, d'un sectarisme exclusif dont le malade paierait tous les frais ».

*
* *

Je ne parle dans ces conférences que du traitement de la tuberculose pulmonaire à son début, et je dois vous dire quelques mots de la médication des symptômes que vous pourrez observer à cette période.

Un des premiers symptômes contre lequel on vous demandera d'intervenir, c'est la *fièvre*. Vous trouverez, dans une conférence suivante, consacrée tout entière à la fièvre des tuberculeux, les renseignements cliniques et thérapeutiques concernant cette fièvre. Je ne veux pas faire double emploi en vous en parlant ici.

J'en dirai autant de l'*hémoptysie* qui sera décrite ultérieurement.

La *diarrhée* des malades atteints de tuberculose pulmonaire peut provenir de deux causes bien distinctes. Elle peut résulter d'une lésion de l'intestin par le bacille de Koch, et il s'agit alors d'une entérite tuberculeuse consécutive à la bacillose du poumon, à la suite de la déglutition des crachats virulents par le malade. Elle peut dépendre d'une faute de régime, en général d'une suralimentation mal comprise, car on a exagéré la pratique de la suralimentation.

Quand la diarrhée des tuberculeux tient à une erreur de régime, il est en général assez facile d'y porter remède. Il convient de laisser le tube digestif au repos. On donnera pendant quinze à vingt heures de l'eau de riz pour toute alimentation, et on associera à cette boisson l'usage d'une vieille mais excellente préparation, la décoction blanche de Sydenham, dont on prescrira une dose de 200 grammes à prendre dans les vingt-quatre heures, d'après la formule suivante :

Phosphate tricalcique.............	2 grammes.
Mie de pain de froment...........	4 —
Gomme pulvérisée.................	4 —
Sucre blanc......................	12 —
Eau de fleurs d'oranger...........	2 —
Eau distillée.....................	Q. s. p. 200 cc.

A prendre dans les vingt-quatre heures par cuillerées à soupe ou par verres à madère.

La diarrhée cessera au bout de peu de temps, et, par la surveillance scrupuleuse du régime alimentaire, en évitant surtout les abus carnés, on aura les plus grandes chances de ne point la voir reparaître.

La diarrhée consécutive à l'entérite bacillaire est infiniment plus rebelle. La présence de granulations et d'ulcérations entretient l'irritation de la muqueuse intestinale et il est souvent difficile de s'en rendre maître.

L'alimentation devra être surtout végétarienne, et se composer de purées de légumes bien passées, de pâtes, de képhir, en un mot d'aliments facilement assimilables, la lientérie étant un des principaux symptômes de l'affection.

Je conseille d'essayer d'abord les différentes préparations de tannin, et, en particulier, le tannigène, à la dose de 90 centigrammes par jour :

Tannigène............... 0,30 centigrammes.

Pour un cachet. — Trois cachets par jour.

Si, au bout de peu de jours, cette médication n'a pas donné de résultats, il faut s'adresser anx opiacés, associés aux sels de bismuth, comme dans la formule :

Extrait thébaïque.........	0,10 centigrammes.
Sous-nitrate de bismuth...	4 grammes.
Eau de fleurs d'oranger....	25 —

Sirop de ratanhia.........	30 grammes.
Eau de tilleul............	100 —

A prendre par cuillerées à soupe dans les vingt-quatre heures.

Si, dans quatre jours, cette préparation n'a pas amené la cessation de la diarrhée, on doit la remplacer par la poudre de talc à haute dose, 100 à 200 grammes par jour, émulsionnée dans un peu d'eau ou de tisane, selon la méthode du Professeur Debove.

Dans les cas rebelles à toutes ces médications, j'utilise depuis trois ans le bleu de méthylène, qui m'a donné des résultats remarquables, surtout dans les diarrhées consécutives *aux ulcérations tuberculeuses* de l'intestin, comme j'ai pu m'en rendre compte à l'autopsie. Je prescris le bleu de méthylène associé à la lactose, dans la formule suivante :

Bleu de méthylène........	0,10 centigrammes.
Lactose..................	0,20 —

Pour un cachet. — Prendre trois à quatre cachets par jour. (Avoir soin de prévenir le malade que ses urines seront colorées en bleu.)

Dans quelques diarrhées rebelles, j'ai vu la cotoïne produire des effets intéressants. Prescrivez des pilules comme les suivantes :

Cotoïne.................... *0,05 centigrammes.*

Pour une pilule. — Prendre trois pilules dans les vingt-quatre heures.

Enfin, dans plusieurs cas où aucune médication n'avait pu vaincre la diarrhée, je l'ai vue céder à des injections intrarectales d'eau oxygénée données matin et soir, en employant 200 à 300 grammes d'eau oxygénée à *deux ou trois volumes* seulement, à la condition qu'elle fût *rigoureusement* neutre.

En plus du traitement intestinal direct, il importe d'appliquer sur le ventre des compresses chaudes ou des cataplasmes arrosés de XV à XX gouttes de laudanum de Sydenham. Si les selles, répétées et profuses, amènent une trop grande déshydratation de l'organisme, il me paraît utile, malgré l'élévation de la température, de pratiquer aussi quelques injections sous-cutanées de sérum artificiel (300 à 800 grammes par jour) ou de sérum marin, pour relever la tension artérielle et lutter contre la cachexie.

Un symptôme souvent très pénible du début de la tuberculose, c'est encore l'*anorexie*. Beaucoup de tuberculeux n'ont pas faim. Pour les alimenter, il faut les gaver, condition mauvaise, qui prédispose aux dyspepsies si fâcheuses de la suralimentation. A l'anorexie, nous pouvons d'abord opposer les amers, par exemple les gouttes suivantes, dont on prendra X gouttes, dix minutes avant le repas :

Teinture de gentiane............	āā 3 grammes.
— de badiane.............	
— de noix vomique........	1 gramme.

Nous pouvons employer ensuite les persulfates, la persodine, et le tannate d'orexine, ce dernier donné en cachets de 15 centigrammes pris vingt minutes avant le déjeuner et le dîner.

MM. Letulle et Ribard ont préconisé contre l'inappétence des tuberculeux ce qu'ils appellent la crymothérapie, c'est-à-dire l'application de corps très froids sur la région épigastrique des malades. Ils se servent pour cela de neige carbonique dont la température est de — 80°. Ils mettent un sac de 2 kilos de neige carbonique sur la région stomacale, en interposant une épaisse couche d'ouate pour éviter la congélation de la peau. Sous l'influence de ce froid intense, on observe une augmentation rapide de l'appétit et même une sensation de faim souvent très pénible. Retenez ce procédé pour le modifier dans la pratique courante par l'application d'un simple sac de glace.

On vous demandera d'intervenir contre la *toux* des tuberculeux. On peut le faire sans médication, en apprenant au malade à ne pas tousser inutilement, la toux ne devant se manifester qu'au cas d'expectoration. L'éducation bien faite diminue et supprime parfois cette toux sèche, quinteuse, fatigante et énervante des tuberculeux au début. Si néanmoins la toux persiste, qu'allez-vous faire ? Je vous conseille les opiacés, l'extrait thébaïque en pilules de 2 centigrammes chaque, dont le malade prendra deux à trois par jour, deux, trois ou quatre pilules quotidiennes de un centigramme de dionine chaque, et en dernier lieu seulement le chlorhydrate de morphine et le chlorhydrate d'héroïne pour éviter au tuberculeux de devenir morphinomane ou héroïnomane.

Tels sont, Messieurs, les principaux médicaments à utiliser dans la tuberculose pulmonaire précoce. Bien entendu, vous n'emploierez que les uns ou les autres, temporairement ou successivement, selon l'indication thérapeutique majeure, en vous souvenant des principes de phtisiothérapie éclectique émis dans ces conférences.

La *révulsion* donne de bons résultats chez les tuberculeux. Vous pouvez l'exercer sous forme de frictions légères à l'essence de térébenthine faites tous les jours sur la poitrine du malade, sous forme de badigeonnages de teinture d'iode renouvelés tous les deux ou trois jours. Vous pouvez faire des pointes de feu avec un cautère très petit pour qu'elles soient très fines et très superficielles, et que vous puissiez les renouveler souvent à la même place.

Je ne ferai que vous indiquer la *gymnastique* respiratoire, et je vous signalerai les tentatives *chirurgicales* faites par quelques auteurs pour extirper le foyer tuberculeux initial du poumon, comme s'il s'agissait d'une simple tuberculose locale. Outre que dans sa hardiesse elle est très dangereuse, je ne vous conseillerai jamais une telle médication. L'intervention ne serait logique que si l'on voulait ouvrir et drainer les cavernes tuberculeuses comme un foyer infecté quelconque. La pneumectomie, avec ses risques et ses aléas, ne saurait être mise en balance avec nos moyens purement médicaux, efficaces dans la plupart des cas.

*
* *

En terminant cette longue conférence, je tiens à vous faire connaître un mode de traitement intéressant indiqué par le Dr Ferrier, et basé sur la *recalcification* des tuberculeux (1). La perte de l'organisme en sels de chaux est, pour M. Ferrier, une des grandes causes prédisposantes de la tuberculose, qui guérit spontanément par la calcification des tubercules.

La méthode consiste, non pas en la reminéralisation, mais en la recalcification des bacillaires par l'absorption de sels insolubles de chaux. Sans doute, plusieurs auteurs ont donné du phosphate de chaux et du glycéro-phosphate de chaux dans la tuberculose ; mais, pour M. Ferrier, il s'agit « non de prendre de la chaux, mais d'en garder », et il a bien montré les dangers de la décalcification, sa pathogénie et les moyens d'y remédier. On voit, sous l'influence de la recalcification, les os devenir plus lourds,

(1) P. Ferrier, *La guérison de la tuberculose basée sur l'étude des cas de guérison spontanée.* Paris, Vigot, 1906. — Traitement de la tuberculose pulmonaire par la recalcification, *Soc. méd. des hôp.*, 30 mars 1906.

la sensibilité de l'ivoire dentaire s'améliorer et les lésions pulmonaires se cicatriser. Le parallélisme est évident entre ces trois ordres de phénomènes.

Le régime thérapeutique, dit M. Ferrier, dans une note qu'il a bien voulu me remettre, doit avoir pour but :

« 1° D'éviter l'ingestion d'acides, inorganiques ou organiques, sauf certains chlorures;

2° D'introduire dans l'estomac la chaux nécessaire sous forme d'un mélange, à parties égales, de *carbonate de chaux* et de *phosphate tribasique de chaux*, donné en prises de 0gr,40 à 2 grammes, en deux fois, chacune à l'un des principaux repas;

3° De supprimer les fermentations gastriques, d'abord par l'absorption, trois quarts d'heure *avant* chaque repas, d'un verre d'eau bicarbonatée calcique, dont les eaux de Pougues et de Saint-Galmier offrent les types les plus répandus en France, ensuite par la réglementation des repas, aussi bien dans leur qualité et leur quantité que dans leur espacement.

Relativement à la qualité, il y a lieu de proscrire complètement tout liquide alcoolique, fût-ce la bière, et, d'une façon sévère, les aliments uniquement gras et les préparations utilisant beaucoup de graisse (l'huile de foie de morue, si souvent cause de désordres, si rarement utile, est comprise dans cet ostracisme); de tolérer parcimonieusement le pain (200 à 300 grammes par jour); de supprimer, en dehors des repas, toute ingestion autre que celle d'une eau bicarbonatée calcique, la même qui servira aux repas.

On conseillera la viande, le poisson, les œufs, les légumes, les pâtes, le tout distribué de manière à être agréable au patient, et mesuré de telle sorte que dans son estomac il ne reste rien une demi-heure ou une heure avant le repas suivant. Il ne faut pas tabler sur la valeur alimentaire du sucre pour en donner de grosses quantités.

Les repas devraient être pris : le matin à sept heures ou huit heures, à midi, et à sept heures ou huit heures du soir. Il n'y aura que trois repas, pas un de plus. On ne saurait admettre la plus petite infraction ou tricherie au régime.

Les malades qui disposent d'une physiologie normale des voies digestives sont rapidement améliorés et même guéris de la sorte. Cependant, même pour ceux-là, et encore plus pour des malades dont l'estomac sécrète mal, des malades avancés notamment, il est utile de suppléer à la fabrication, par le suc gastrique, du chlorure de calcium, en leur offrant ce corps tout formé et très dilué. On le donnera, *en plus* des sels de chaux mentionnés plus haut, deux fois par jour, à chacun des principaux repas, à la dose de 0gr,20 à 0gr,50 à chaque fois, dans 100 à 200 grammes d'eau. On surveillera chez ces malades l'estomac et l'intestin, quelquefois contracturés. Il est souvent bon de diminuer ou de cesser momentanément l'usage du chlorure de calcium ; mais on éprouvera, en l'employant dans les conditions que j'indique plus haut, c'est-à-dire, en le donnant *en plus des sels de chaux*, des effets qu'on peut qualifier de remarquables. Mais, pour juger de ces effets, ce n'est pas le poids qu'il faut consulter, ce sont les forces du malade et son appétit. »

Telle est, Messieurs, la méthode de M. Ferrier. Elle procède des travaux bien connus de M. le Professeur Albert Robin sur la déminéralisation et la reminéralisation des tuberculeux. Elle m'a paru assez intéressante pour que je l'utilise chez les bacillaires de mon service. Les premiers résultats obtenus semblent encourageants, et confirment ceux déjà notés par mon collègue et ami, M. Émile Sergent (1).

(1) Émile Sergent, *Société méd. des hôpitaux*, 30 mars 1906.

Je tiens d'ailleurs à attirer votre attention sur des faits curieux que j'ai pu observer d'assez près.

Dans une localité de l'Yonne, à Vermenton, petite ville située dans la vallée de la Cure, au pied d'une colline très calcaire, j'ai vu, depuis une quinzaine d'années, une industrie de fours à chaux se développer d'une manière très progressive. Ce pays, où je passe chaque année une partie de mes vacances, a été envahi par des poussières de chaux, qu'on retrouve sur les feuilles des arbres et sur les meubles, poussières fines et blanches pénétrant à peu près partout. Ces poussières proviennent de la manipulation de la chaux « éteinte » et mise dans des sacs. Au début de cette industrie, dont le grand développement remonte à peine à une quinzaine d'années, j'avais redouté l'influence de la poussière calcique sur l'appareil respiratoire des habitants. Il n'en a rien été. Les maladies des voies aériennes n'ont pas augmenté dans le pays. J'ai prié mon distingué confrère, le Dr Ed. Bordenave, exerçant à Vermenton, de faire une enquête impartiale sur les effets sanitaires des fours à chaux touchant la morbidité de la localité. Cette enquête a révélé les faits suivants, du plus haut intérêt :

Sur 200 ouvriers environ, ayant travaillé à l'extinction et à la mise en sac de la chaux depuis dix ans, aucun n'a présenté d'hémoptysie et n'est devenu tuberculeux. Deux ouvriers seulement sont morts de tuberculose; mais ils travaillaient, non à la chaux même, mais seulement à l'extraction de la pierre de la carrière.

Il existe certainement moins de tuberculeux dans le pays depuis l'ouverture et l'extension des fours à chaux, et le Dr Bordenave n'a pas eu l'occasion de soigner des tuberculoses autochtones; les tuberculoses observées étaient importées des villes et des environs.

Un jeune homme, issu d'une famille tuberculeuse, assez chétif et assez malingre auparavant, est devenu un homme robuste depuis son travail aux fours à chaux.

Messieurs, ces faits méritent d'être connus. Moi-même, j'ai suivi depuis quelques années, dans la localité, un malade atteint d'une forme congestive sévère de bacillose; il s'est maintenu sans aggravation, avec une tendance à la régression des lésions.

Ces résultats me paraissent d'autant plus intéressants que l'alcoolisme sévit avec intensité dans le pays. Il y aurait donc, dans l'inhalation et dans l'ingestion des poussières de chaux, une action recalcifiante limitant et restreignant les ravages de la tuberculose. Cette action est encore discutée pour les poussières de plâtre (1).

Il serait utile d'étudier l'effet des poussières de chaux sur la tuberculose expérimentale. Si l'expérience, comme la clinique, confirme les bons résultats de la méthode de M. Ferrier, il y aurait peut-être intérêt à associer l'inhalation de poussières calciques à l'ingestion de sels insolubles de chaux. Il ne faudrait, en tout cas, la pratiquer que chez des tuberculeux assez jeunes, les bacillaires âgés devant redouter l'action sclérosante de la chaux sur leurs vaisseaux, action capable d'annihiler, par ses dangers secondaires, les bons effets produits sur le poumon.

Voilà, Messieurs, ce que je voulais vous dire du traitement médicamenteux de la tuberculose pulmonaire. L'importance du sujet justifie amplement l'étendue que j'ai cru devoir lui donner. La conférence prochaine sera consacrée au traitement de la tuberculose par la cure d'air.

(1) Louis Rénon, *Société méd. des hôpitaux*, 30 mars 1906.

XXIX

LE TRAITEMENT PRÉCOCE DE LA TUBERCULOSE PULMONAIRE CHRONIQUE

III. — La cure d'air.

Les principaux éléments de la cure d'air.
Il n'existe pas de climat spécifique de la tuberculose. — Conditions indispensables à tout climat pour y effectuer la cure d'air.
Le climat marin.
Éléments. — Discussion sur l'action de ce climat dans la tuberculose : le climat marin atténué.
Indications et contre-indications du climat de la Manche et du climat de l'Atlantique.
Le climat méditerranéen.
Éléments. — Ses ressources climatériques.
Indications et contre-indications. — Importance de la direction médicale dans ce climat.
Le climat d'altitude.
Éléments. — L'action hyperglobulisante de ce climat.
Indications et contre-indications.
La cure libre et la cure fermée.
La cure fermée. — La cure libre dans le climat marin.
Le climat de Pau et le traitement hydro-minéral.
Le climat de Pau : son action sédative. — Ses indications et contre-indications.
La cure hydro-minérale de la tuberculose pulmonaire.

Messieurs,

La cure d'air doit, dans le traitement de la tuberculose pulmonaire à son début, ajouter son action à celle de l'alimentation et de la médication. Elle a même une importance primordiale.

Laissez-moi d'abord vous énoncer le principe suivant :

Il n'existe pas de climat spécifique de la tuberculose. On améliore partout les tuberculeux par la cure d'air, aussi bien à la plaine, à la mer, à la montagne, que dans le climat méditerranéen. En préconisant l'altitude comme spécifique de la tuberculose, on s'est mépris. S'il y avait autrefois peu de tuberculeux dans les altitudes, cela tenait à l'absence de la contagion; mais depuis qu'on a transporté les bacillaires dans les stations élevées, la tuberculose est devenue aussi commune qu'en plaine, et elle y exerce les mêmes ravages. Dans certaines localités du Jura où l'industrie s'est développée, on trouve un nombre de tuberculeux égal à celui des villes industrielles des plaines, souvent même un nombre plus grand, en raison des mauvaises conditions d'hygiène des habitants se claustrant pendant les froids de l'hiver dans les locaux encombrés et contaminés.

Si je pose ce principe qu'il n'existe pas de climat spécifique de la tuberculose, c'est pour vous prouver que la cure d'air peut être effectuée partout. Il y a toutefois des indications plus précises pour certains climats que pour d'autres : elles ne tiennent pas à la tuberculose en général, mais bien aux tuberculeux en particulier. En tout cas, certaines conditions sont indispensables aux climats, quels qu'ils soient. Ce sont : une sécheresse relative, une perméabilité suffisante du sol, l'abri contre le vent, et l'exposition en pleine lumière, la plus ensoleillée possible. Ces qualités réunies permettent de réaliser la cure d'air partout ; je l'ai faite, il y a quelques années, en installant aux environs de Paris une malade tuberculeuse, qui a parfaitement bien guéri. Des climats spéciaux sont plus indiqués dans la plupart des cas, quand, pour une raison ou pour une autre, le malade est en état d'être transporté loin de chez lui. Ces climats sont : le climat marin, le climat méditerranéen, le climat d'altitude.

Examinons ces différents climats.

*
* *

Le *climat marin* a été étudié dans un livre récent et remarquable de M. Lalesque : *La mer et les tuberculeux* (Paris, 1904). C'est un climat doué d'une certaine humidité, en raison de la nappe d'eau marine. Il y pleut assez souvent ; il est parcouru par des vents océaniens ; la pression barométrique y est à son maximum, et cependant ce climat jouit d'une très grande stabilité thermique, à cause de la température moyenne de cette grande masse d'eau. Ce climat contient du chlorure de sodium, non pas tant qu'on a voulu le soutenir, mais il en renferme un peu, ainsi que des traces d'iode et d'ozone. Au point de vue microbien, il est d'une pureté remarquable. Telle est l'esquisse rapide des éléments du climat marin.

Ces éléments permettent-ils à ce climat d'avoir un avantage ou un inconvénient sur la marche de la tuberculose pulmonaire ?

Beaucoup de médecins redoutent son action sur les tuberculeux, et les discussions ne sont pas closes sur cette délicate question. Les opinions les plus divergentes ont été soutenues sur le sujet au *Congrès* de Biarritz de 1903, M. Legrand disant que la cure marine est absolument contre-indiquée dans la tuberculose, M. Lalesque soutenant qu'elle donne les meilleurs résultats. La question a été reprise par M. Guinon au *Congrès de climatothérapie et d'hygiène urbaine* d'Arcachon, en 1905, et M. Guinon conclut en ces termes que vous me permettrez de vous citer ; ils me paraissent l'expression de la vérité, car j'ai vu personnellement des tuberculoses guérir au bord de la mer :

« *Ce qu'il faut aux tuberculeux, c'est le climat marin atténué.*

Or, l'atténuation résulte d'une latitude plus faible et de certaines dispositions locales.

La *latitude* est un élément infidèle de jugement; en revanche, l'atténuation par les *dispositions locales* offre plus de sécurité et de stabilité. S'il est une vérité démontrée, c'est que le pire ennemi du tuberculeux c'est le vent; il augmente l'évaporation cutanée et refroidit les téguments; il empêche de respirer et provoque la toux. Ce fut toujours la préoccupation dominante des fondateurs de sanatoriums d'éviter le vent en adossant leurs établissements à des protecteurs naturels, tels que la montagne et surtout la forêt : la *montagne*, protecteur insuffisant ou infidèle parce que, si elle coupe le vent, elle lui sert quelquefois aussi de directrice, permettant les courants descendants et tournants souvent redoutables, car ils rasent le sol ; la *forêt*, l'écran par excellence, parce qu'elle accroche, retient et brise le courant.

L'atténuation se manifeste encore par la diminution de la violence du flot; elle est réalisée par l'existence d'*échancrures plus ou moins profondes de la côte*, telles que baies, criques ou, mieux que cela, bassin profond. »

Après ces considérations préliminaires, nous allons, si vous le voulez bien, examiner le climat de la Manche, le climat de l'Atlantique et le climat méditerranéen. J'insisterai particulièrement sur ce dernier, qui ne ressemble en aucune façon au climat marin ordinaire.

On peut dire que le climat de la Manche est favorable au terrain tuberculeux mou et lymphatique. Toutes les stations échelonnées de Dunkerque à Brest ont donc les indications suivantes : les prédisposés à la tuberculose constitutionnelle et héréditaire, les malades atteints de phtisie scrofuleuse avec ganglions, les tuberculeux pulmonaires chroniques à la première période. Il faudra éloigner de ce climat les phtisiques atteints de lésions étendues et profondes, les formes fébriles et les formes éréthiques.

Les stations du littoral de l'Atlantique ont des indications inverses. Leur climat est plutôt favorable au terrain tuberculeux éréthique et congestif. Elles sont désignées pour les prédisposés constitutionnels et pulmonaires, pour la phtisie scrofuleuse, la tuberculose pulmonaire chronique à ses trois périodes, la pneumonie caséeuse dans la période de trêve, les formes fébriles et la forme hémoptoïque. Les contre-indications s'étendent aux formes lentes en non-activité, à la granulie, à la cachexie tuberculeuse caverneuse, aux phtisiques avancés dont personne ne veut, et qui sont rejetés comme des parias hors de toutes les cures.

*
* *

Le *climat méditerranéen* est un climat particulier, spécial, assez mal connu, et vous me permettrez de vous dire quelques mots de sa composition.

Les éléments de ce climat sont multiples. C'est d'abord un régime particulier de vents, déterminé par une ossature de montagnes formée par les derniers remparts et les derniers contreforts des Alpes. Celles-ci dessinent une sorte d'éventail qui protège des vents du nord la région méditerranéenne française, depuis Hyères jusqu'à Vintimille, et la met à l'abri de la bise froide. Elle est exposée aux vents du sud, aux vents d'est, généralement pluvieux, et au vent d'ouest, le mistral, vent violent, sec et froid, qui prend naissance dans la vallée du Rhône, et qui arrive très atténué dans les stations méditerranéennes. En plus de ces vents, le climat est parcouru par la brise de terre et la brise de mer. Il est de plus exposé au plein soleil, la luminosité et l'intensité de la radiation solaire formant avec sa protection contre les vents du nord une de ses meilleures qualités. C'est de plus un climat relativement sec. La sécheresse, la luminosité et la chaleur forment les plus grands de ses avantages. Ses inconvénients tiennent au mistral, aux poussières et à la radiation solaire. J'ai montré, au *Congrès de climatothérapie* de Nice, en avril 1904, comment on pouvait parer à ces légers inconvénients, qui ne sauraient entrer en comparaison avec l'action efficace et puissante qu'il présente (1). Cette région offre d'ailleurs un très grand nombre de ressources climatiques. Il y a d'abord toutes les stations de la côte, dont quelques-unes forment des échelons plus ou moins éloignés de la mer. On compte ensuite des villes, comme Grasse et Vence, suffisamment distantes du littoral; puis on trouve le sanatorium de Gorbio, à Menton, celui du Mont des Oiseaux, à Hyères, et la station climatérique de Thorenc.

Le climat méditerranéen a une action tonique et stimulante nette, et ses indications sont précisées surtout depuis les travaux de MM. Guiter et Sardou au dernier Congrès de Nice.

Ce climat est indiqué chez les candidats à la tuberculose, chez les tuberculeux du premier et du deuxième degré, chez les lymphatiques blancs, pâles, blafards, et chez ceux qui ne sont pas fébricitants ou à peine fébricitants. Il

(1) Louis Rénon, Influence du climat méditerranéen sur la tuberculose et les tuberculeux (*I*^{er} *Congrès français de climatothérapie et d'hygiène urbaine*. Nice, 4-9 avril 1904). In *Archives générales de médecine*, 1904, p. 862.

convient plus particulièrement à la tuberculose des gens âgés ou ayant dépassé la première moitié de la vie. Comme me le disait M. Daremberg, la Riviera peut réclamer presque tous les tuberculeux âgés de trente-cinq ans et au-dessus; chez les plus jeunes, il faut faire une sélection, et ce sont surtout les formes torpides qui en tireront le plus grand profit.

Le climat est contre-indiqué dans la tuberculose avancée, dans la tuberculose cachectique, dans la bacillose congestive avec fièvre continue et hémoptysies fréquentes, dans la tuberculose des nerveux hyperexcitables. Cependant, les malades atteints d'hémoptysies peuvent trouver bénéfice au séjour de Cannes, en raison, dit M. Daremberg, de la légère humidité entretenue dans certaines parties de cette station par son sous-sol de gneiss. Souvent les hémoptysies sont dues plus à des infractions aux règles de l'hygiène individuelle, qu'à l'action éréthique du climat.

Voilà les principales indications et contre-indications du climat méditerranéen.

Peut-on aller plus loin et *spécialiser* les stations du littoral? Ce serait rendre un grand service aux praticiens qui s'en tiennent trop souvent à la si vague formule « du Midi », laissant aux malades le choix des stations depuis Hyères jusqu'à Menton, et laissant dans chaque localité les malades se placer à leur guise, souvent dans de mauvaises conditions d'habitation, d'où des déceptions cruelles dont on accuse injustement le climat. Malgré toutes mes recherches, j'ai pu me convaincre que l'état actuel de la climatologie médicale ne permettait pas de se prononcer encore sur ce sujet intéressant.

Mais, dans le climat méditerranéen, les malades ne doivent à aucun prix suivre seuls leur traitement. Il faut qu'ils reçoivent l'aide et les conseils de nos confrères de la station. Le médecin seul est capable de dire si l'emplacement choisi est favorable ou non, puisqu'il existe de très grandes différences de climat dans les divers points de la même localité. L'heure des sorties et l'itinéraire des promenades doivent être minutieusement réglés. Il en est de même de la possibilité de la sortie, selon l'état de l'atmosphère ou du vent. Les conseils sont aussi utiles sur les précautions à prendre au moment du coucher du soleil. En un mot, le malade ne peut tirer un sérieux profit de son séjour que sous la direction complète de son médecin.

*
* *

Le *climat d'altitude* utilise dans le traitement de la tuberculose pulmonaire des altitudes variant de 700 à 1800 mètres.

Les éléments de ce climat sont les suivants : la diminution plus ou moins considérable de la pression atmosphérique, l'abaissement de la température, la grande sécheresse, la grande luminosité due à la réflexion de la lumière sur les tapis neigeux et la pureté remarquable de l'air. Dans ce climat, par suite de la raréfaction de l'oxygène, le malade doit, pour maintenir ses échanges pulmonaires à l'état normal, précipiter ses mouvements respiratoires. En même temps, il est pris d'une hyperglobulie destinée à lutter contre la diminution de l'oxygène atmosphérique.

Quelles sont, avec ces éléments, les indications du climat d'altitude? Pour beaucoup, il aurait toutes les qualités, et il réclamerait tous les tuberculeux, à l'exception toutefois des cachectiques caverneux, que personne ne se soucie de soigner. La formule me paraît un peu trop simple. En général, les formes torpides se trouvent bien du climat d'altitude, ainsi que les tuberculeux en état d'éréthisme modéré. La grande contre-indication de l'altitude, c'est le nervosisme du malade, son éréthisme, sa tendance à la congestion aiguë et aux hémoptysies. Dans tous les cas, si vous conseillez le séjour à la montagne, recommandez soigneusement de faire monter le malade par étapes progressivement élevées pour ne pas, au risque d'une congestion suraiguë, le faire passer en quelques heures de la plaine dans l'altitude. La cure d'altitude doit-elle s'effectuer pendant l'été ou pendant l'hiver? La question a été très discutée, j'estime qu'elle peut se résoudre dans un sens comme dans l'autre. Mais le malade doit effectuer son voyage en dehors de la période de la chute et de la fonte des neiges, pour ne pas s'acclimater à une époque des plus mauvaises, quand les conditions climatériques ordinaires sont temporairement changées.

*
* *

Effectuée en plaine, à la mer, dans la région méditerranéenne, ou dans l'altitude, la cure d'air des tuberculeux peut se faire de deux façons différentes, soit en cure fermée, soit en cure libre.

La *cure fermée*, c'est la cure de sanatorium. Pendant longtemps on a vanté les avantages de la cure fermée d'une façon telle que l'adage : « En dehors du sanatorium point de salut » devait être considéré comme rigoureusement exact. Aujourd'hui, on tombe peut-être dans l'excès contraire, et on accuse le sanatorium d'une série de méfaits qui sont loin d'être tous absolument prouvés. Si je me suis élevé dans les *Archives de médecine* (1902) et dans mes leçons sur les *Maladies populaires* contre l'omnipotence du sanatorium, je dois dire en toute sincérité que la cure fermée a, comme la cure libre, ses indications particulières et limitées à des cas spéciaux. Certains malades doivent être traités comme des enfants indisciplinés, et, comme on met ces derniers, dès leur jeune âge, au collège et en pension, on doit confier à la cure fermée ces tuberculeux d'une indépendance désespérante qui ne veulent en faire qu'à leur guise et dédaignent les conseils les plus utiles. J'ai vu guérir en sanatorium de tels malades que la cure libre n'avait pu améliorer. Le traitement en sanatorium s'applique encore fort bien aux malades qui ne peuvent effectuer la cure libre, toujours plus onéreuse.

Dans tous les autres cas, la *cure libre* me paraît préférable. Elle donne d'excellents résultats chez les malades qui veulent bien se plier aux prescriptions hygiéniques de chaque instant, et qui ont une famille intelligente, dévouée et bien éduquée pour les soigner. M. Guiter a fait au dernier congrès de Nice une très belle étude de la cure libre, qui est vraiment la cure de choix dans le climat méditerranéen. Un malade docile peut, sous la dépendance constante d'un médecin instruit, se traiter de cette manière, sans trop sacrifier à ses goûts personnels et sans radicalement changer sa manière antérieure de vivre.

La cure libre peut, comme la cure fermée, se faire dans tous les climats. M. Lalesque a insisté beaucoup sur la cure d'air libre dans le climat marin ; il a montré les grands avantages des voyages en mer, non pas sur des paquebots rapides, où l'espace est mesuré et où les conditions de vie intensive ne sauraient s'allier avec le calme indispensable au tuberculeux, mais sur des bateaux à voile. En mettant un mois pour aller de Bordeaux à Cette, un de ses malades a fait une cure des plus profitables. Sur les bords de la mer, on peut utiliser la cure de barque, le malade étant allongé sur de petites barques ancrées non loin du rivage, la tête protégée des rayons solaires par une ombrelle ou par une tente. On peut faire la cure de repos le long du rivage, la cure de hamac, de cabine, de paravent, d'abri.

*
* *

Tels sont, Messieurs, les éléments de la cure d'air dans les divers climats. Mais je serais incomplet, si je ne vous disais un mot de deux ordres de cures importantes pratiquées en France : la cure sédative de Pau et le traitement hydro-minéral.

Le *climat de Pau* est composé des éléments suivants : le calme absolu de l'atmosphère, l'absence de vents, l'abondance des pluies, le minimum de variations thermiques. Il en résulte une action sédative remarquable comparée à celle du bromure de potassium. L'atmosphère « cotonneuse » de Pau calme les éréthiques, les nerveux, toutes les personnes excitables. L'indication majeure de ce climat pour la tuberculose pulmonaire, c'est l'état congestif, la tendance aux hémoptysies. Les formes torpides, loin d'être améliorées, ne tirent aucun profit du séjour à Pau, qui les aggrave souvent.

Plusieurs stations *hydro-minérales* se disputent le traitement de la tuberculose pulmonaire chronique à son début. Voici ce qu'on peut dire sur leurs indications générales.

La tuberculose apyrétique, non hémoptoïque, sera améliorée aux stations suivantes : à Allevard, station d'eaux sulfurées calciques froides; aux Eaux-Bonnes, station d'eaux sulfurées sodiques chaudes; à Saint-Honoré, station d'eaux sulfurées sodiques arsenicales d'une température variant entre 27° et 31° ; à la Bourboule, station d'eaux arsenicales, bicarbonatées et chlorurées. Au contraire, la tuberculose congestive avec hémoptysies du début sera améliorée au Mont-Dore, station d'eaux bicarbonatées, ferrugineuses, arsenicales et fortement siliceuses dont la température s'élève de 38° à 45°. Je dois vous faire remarquer que, dans certaines de ces stations, l'action de la cure d'air et de l'altitude s'ajoute à l'action des eaux; telles la Bourboule, les Eaux-Bonnes et le Mont-Dore, dont l'altitude varie de 750 à 1 050 mètres.

Messieurs, je termine là cette étude de la cure d'air dans la tuberculose pulmonaire; mais je tiens à vous donner encore un conseil. Quelques-uns d'entre vous exerceront peut-être dans une station thermale ou climatique. Je vous en prie, usez de toute votre influence près de votre municipalité pour obtenir d'elle la perfection en distribution d'eau potable, en canalisation d'égouts, en propreté minutieuse de la voirie et en désinfection de tous les locaux d'habitation quittés par les malades. Faites comprendre aux maires l'importance capitale de l'intérêt général, chose qui ne vit presque plus qu'à l'état de souvenir dans notre pays, progressivement ruiné par la défense des intérêts particuliers. J'ai montré, dans une conférence récente, un exemple suggestif du mépris de l'intérêt général donné par un maire d'une station thermale française (1). Faites tous vos efforts pour que de pareils faits ne puissent se produire au grand détriment des malades.

Vous serez aidés dans votre tâche d'hygiène urbaine par l'appui moral et les travaux de la *Commission permanente des stations hydro-minérales et climatiques de France*, dont le succès s'annonce considérable. Dans les localités qui réclament la cure d'air des tuberculeux, l'hygiène doit être, plus qu'ailleurs, irréprochable.

(1) Louis Rénon, La tuberculose et les municipalités. *Revue municipale*, 1906, n° 374, p. 60.

J'en ai terminé, Messieurs, avec le traitement précoce de la tuberculose pulmonaire chronique. Je me suis efforcé de vous l'exposer de la manière la plus pratique et la plus simple. Je ne saurais trop vous répéter, à la fin de cette conférence, que les indications thérapeutiques sont essentiellement variables selon chaque malade, qu'il faut suivre le traitement avec la plus grande prudence, et surtout agir sans aucun parti pris. En suivant ces conseils, vous aurez toutes les chances d'améliorer et même de guérir les malades confiés à vos soins.

XXX

LES HÉMOPTYSIES DES TUBERCULEUX.

Étude clinique des hémoptysies des tuberculeux.

Les hémoptysies initiales. — Les hémoptysies du début : leur valeur pronostique favorable. — L'hémoptysie intermittente, fébrile : sa gravité.

Les hémoptysies du cours de la tuberculose pulmonaire.

Les hémoptysies de la période des cavernes : leur gravité.

Les hémoptysies de la tuberculose aiguë.

Diagnostic des hémoptysies des tuberculeux.

Le diagnostic avec la laryngorragie, la trachéorragie, la bronchorragie, les pneumorragies.

Pronostic des hémoptysies des tuberculeux.

Pronostic grave et pronostic favorable : les éléments d'appréciation.

Traitement des hémoptysies des tuberculeux.

Les mesures d'hygiène. — La médication par le chlorure de calcium et l'eau de Rabel. — La médication par l'ergotine et l'adrénaline. — La médication par l'ipéca, la stypticine, la trinitrine, le nitrite d'amyle.

Messieurs,

Je vais vous parler encore aujourd'hui d'un sujet de médecine pratique, les hémoptysies des tuberculeux. Je me propose de l'examiner au point de vue clinique et au point de vue thérapeutique.

Chez les tuberculeux chroniques, j'entends les tuberculeux pulmonaires, il existe trois classes d'hémoptysies, les hémoptysies initiales, les hémoptysies du cours de la tuberculose, et les hémoptysies de la période des cavernes.

*
* *

Examinons maintenant les uns après les autres ces divers *types cliniques*.

Les hémoptysies initiales, celles du début de la tuberculose, comprennent trois variétés cliniques distinctes : les hémoptysies, premier signe de tuberculose, les hémoptysies survenant dans le cours de la première période de la bacillose, et les hémoptysies intermittentes précoces fébriles.

L'hémoptysie est parfois le premier signe de la tuberculose pulmonaire et devance les autres symptômes de plusieurs mois et même de plusieurs années. Dans le cours de la santé la plus florissante, une hémoptysie se déclare, puis surviennent ensuite la toux, l'amaigrissement et les signes pulmonaires dont je vous ai parlé à propos du diagnostic précoce de la tuberculose pulmonaire. Parfois, — le cas est exceptionnel, — l'hémoptysie est le seul signe de la tuberculose observé pendant la vie : tel le cas d'Andral, où la mort survint soixante ans après une hémoptysie unique, seul témoin de la tuberculose, retrouvée à l'autopsie sous forme de tubercules crétacés dans le poumon.

L'hémoptysie initiale a été interprétée récemment par M. Triboulet et son élève M. A. Poujade (1) comme étant d'un pronostic favorable pour l'évolution de la bacillose. Ces auteurs basent leur opinion sur l'observation clinique, les tuberculoses hémoptoïques leur ayant semblé, ainsi qu'à un grand nombre d'auteurs, d'une bénignité relative. Mais ils se fondent surtout sur des statistiques, et notamment sur la statistique des malades traités par M. Turban dans son sanatorium de Davos, statistiques où ils ont trouvé « une majorité énorme de tuberculoses à évolution défavorable sans hémoptysie initiale ». Les auteurs font une grande différence entre les « défendants », malades à réactions intenses parmi lesquelles l'hémoptysie figure en bonne place,

(1) A. Poujade, Valeur pronostique de l'hémoptysie chez les tuberculeux à la période de germination. *Thèse de Paris*, 1905.

et les « consentants », atteints au contraire de tuberculoses torpides, sans lutte organique appréciable. Je partage les idées de MM. Triboulet et Poujade pour certaines formes de tuberculoses, celles évoluant chez les arthritiques, et je n'en veux pour preuve que mes remarques faites dans une conférence antérieure à propos de la tuberculose diabétique à forme hémoptoïque. Ce sont les seules tuberculoses diabétiques qui ont chance de guérison. Mais, à côté de ces cas, il en est d'autres, comme vous le verrez tout à l'heure, où l'hémoptysie aggrave singulièrement la situation des tuberculeux.

Souvent les hémoptysies surviennent dans le cours de la première période de la tuberculose. Le malade a maigri, il est pris d'une toux sèche et répétée, il a un peu de fièvre le soir; il s'inquiète, et, un jour, à l'occasion d'un séjour dans un endroit où la température est élevée, après une marche ou un effort quelconque, il est pris d'un crachement de sang, en général peu abondant. Les inquiétudes du malade deviennent de suite plus grandes. Cette hémoptysie tient soit à une congestion de défense, selon la manière de voir de mon maître, M. le professeur Dieulafoy, soit à une artérite bacillaire, soit à une élévation de pression artérielle par suite de l'obstruction des vaisseaux de la région atteinte.

Est-il possible de faire la recherche du bacille dans le sang de l'hémoptysie ? D'après l'opinion classique, c'est dans le sang de l'hémoptysie que l'on trouve le plus souvent le bacille, et ce serait, de toutes les sécrétions, celle qui le contiendrait le plus. D'après MM. Piery et Mandoul (1), il n'en est pas ainsi. Pour ces auteurs, le nombre des

(1) Piery et Mandoul, Les variations morphologiques et numériques du bacille de Koch, et la séméiologie de la tuberculose pulmonaire. *Arch. gén. de médecine*, 9 mai 1905.

bacilles est toujours diminué dans le sang de l'hémoptysie, et il y est d'autant plus diminué que le volume du sang est plus abondant. Par contre, les bacilles pourraient se rencontrer dans l'hémoptysie de la phtisie galopante, où on les trouverait moniliformes et homogènes.

L'hémoptysie intermittente précoce fébrile, bien mise en lumière par M. Huguenin, présente les caractères cliniques suivants : un malade a une hémoptysie abondante, d'une heure de durée environ ; l'hémoptysie s'arrête, mais elle recommence le lendemain matin au réveil, s'arrête de nouveau, et se répète d'une façon identique et cyclique, pendant six, huit ou dix jours. Ces quelques jours suffisent pour amener une aggravation considérable de l'état général du malade. La fièvre s'allume avec intensité, et cette succession d'hémoptysies est souvent le prélude d'une marche rapide, amenant l'extension des lésions tuberculeuses dans un lobe pulmonaire intact jusque-là. J'ai vu, dans ma pratique médicale, une série de faits semblables, et l'hémoptysie fébrile à répétition m'a toujours paru du plus fâcheux augure. Quinze jours de cet état hémoptoïque annihilent souvent les effets de plusieurs mois et même de plusieurs années de traitement. Le sang de cette variété d'hémoptysie vient, pour M. Huguenin, d'une veinule et non d'une artère. Le caillot oblitérant la veine est dissocié par une suppuration superficielle due au streptocoque, et, dans les quintes de toux du matin, il est expulsé, provoquant une nouvelle hémoptysie. Il y a aussi un rapport entre la répétition de l'hémoptysie et la continuité de la fièvre.

Les hémoptysies du cours de la tuberculose pulmonaire peuvent revêtir l'allure clinique de toutes les hémoptysies de la période de début. Elles sont beaucoup plus rares à cette époque de la maladie. Elles peuvent indiquer l'extension des lésions aux parties encore intactes d'un poumon ou à l'autre poumon indemne jusque-là. Elles peuvent être aussi l'indice du passage de la maladie à la forme fibreuse. Elles sont fréquentes dans le pseudo-asthme tuberculeux, et je vous ai montré tout à l'heure leur valeur pronostique au cours de la tuberculose pulmonaire diabétique. Je n'y reviens pas.

Les hémoptysies de la période des cavernes ont une tout autre cause et une tout autre signification. Elles sont dues dans une caverne, soit à la rupture d'un anévrysme de Rasmussen, soit à l'ulcération d'une veine pulmonaire. Il s'agit alors d'une hémorragie abondante, faisant irruption dans la caverne, puis dans les bronches et la trachée. Parfois, le malheureux phtisique succombe en quelques instants ; quelquefois, la mort n'arrive qu'au bout de quelques heures, à la suite d'un suintement sanguin ininterrompu ; exceptionnellement, cette redoutable hémoptysie se termine par la guérison.

Les hémoptysies de la tuberculose aiguë peuvent se rencontrer dans la phtisie aiguë et dans la pneumonie caséeuse. Elles n'ont pas l'importance observée dans la tuberculose pulmonaire chronique. Elles ne sont qu'un signe accessoire tenant une place restreinte au milieu des autres symptômes plus bruyants de l'affection. Toutefois, dans la pneumonie caséeuse arrivée à la période d'ulcérations, on peut redouter l'apparition d'hémoptysies plus ou moins considérables.

*
* *

Le *diagnostic* des hémoptysies des tuberculeux est rela-

.ivement aisé dans la plupart des cas, quand elles s'accompagnent de tous les signes de la bacillose. Il est difficile au contraire, quand vous ne trouvez pas de symptômes suspects de tuberculose, car il faut distinguer l'hémoptysie des tuberculeux de la laryngorragie, de la trachéorragie, de la bronchorragie et des hémoptysies pulmonaires non tuberculeuses. Ce sont là des points qui méritent d'être développés.

Les hémorragies du larynx peuvent dépendre de causes multiples, mais elles s'accompagnent toujours d'altérations de la voix. Pensez d'abord au cancer de l'organe, et faites examiner les cordes vocales au laryngoscope. Le miroir vous dira de suite si vous êtes en présence d'une ulcération épithéliomateuse, d'un ulcère veineux résultant de varices laryngées arthritiques ou cirrhotiques, ou d'une simple rupture vasculaire par hypertension, comme on les a observées dans quelques cas de néphrite interstitielle.

Les hémorragies de la trachée sont beaucoup plus rares. J'en ai observé plusieurs exemples depuis une dizaine d'années. Elles étaient consécutives à de simples trachéites grippales ou arthritiques. L'hémorragie est en général très peu abondante; elle se manifeste après une série de quintes de toux extrêmement pénibles, accompagnées d'une impression de déchirement derrière le sternum. La partie supérieure de la trachée, qu'on peut apercevoir par l'examen laryngoscopique, est d'une coloration rouge vineuse avec des arborisations vasculaires nettement dessinées. Parfois, ces trachéorragies se répètent, et, chez une de mes malades, essentiellement arthritique, l'affection a duré plus d'un an; elle n'a cédé qu'à l'insufflation quotidienne de poudres décongestives dans la trachée.

Les hémorragies des bronches proviennent le plus souvent soit d'un cancer primitif ou secondaire, soit de la rupture d'un anévrysme de l'aorte, soit d'une bronchectasie. Le cancer des bronches s'annonce par une dyspnée des plus intenses, par un bruit de cornage perçu pendant la respiration, par une expectoration dans laquelle on peut reconnaître parfois des fragments organiques, petites parcelles plus ou moins effritées de productions néoplasiques en forme de choux-fleurs ou de champignons : l'examen histologique lèvera tous les doutes. Au cas d'anévrysme de l'aorte, la rupture aura été précédée des signes propres à l'anévrysme, souvent un anévrysme type récurrent, le plus hémorragipare des anévrysmes. Souvenez-vous de tous les signes décrits par le professeur Dieulafoy, notamment des signes laryngés, et vous arriverez à faire le diagnostic. Parfois, ce sera le syndrome de Babinski, perte des réflexes lumineux, perte des réflexes rotuliens ou achilléens, qui vous mettra sur la voie de la vérité. La dilatation des bronches s'accompagne quelquefois d'hémoptysies; en plus des signes classiques de la bronchectasie, l'examen bronchoscopique, pratiqué d'après la méthode de Killian, lèvera tous les doutes.

Les hémorragies du poumon sont 95 fois sur 100 sous la dépendance de la tuberculose. A mon avis, 5 p. 100 des hémoptysies ne sont pas de nature bacillaire. Elles peuvent tenir soit à une congestion pulmonaire active ou passive, soit à un infarctus pulmonaire, soit aux pneumokonioses, soit aux kystes hydatiques, soit au cancer, à la gangrène, soit enfin aux pseudo-tuberculoses. Il vous faudra donc examiner sérieusement les symptômes de ces diverses affections. Je vous ai parlé de quelques-uns de ces signes, à propos des difficultés du diagnostic de la tuberculose pulmonaire chronique à son début; je n'insisterai pas, car une conférence entière serait nécessaire à l'exposé complet du diagnostic différentiel des hémoptysies. Laissez-moi toutefois vous donner le conseil, au cas de suspicion d'un kyste hydatique du poumon ou de la plèvre, de ne pas pratiquer de ponction exploratrice. Vous auriez alors neu chances sur dix de voir votre malade succomber en quelques heures ou en quelques jours à l'intoxication hydatique. Les choses se sont passées de cette façon dans les faits des auteurs qui ont eu le courage de publier leurs observations malheureuses. Au cas de doute, surtout si l'examen du sang révèle une éosinophilie marquée, c'est à l'intervention chirurgicale seule, largement pratiquée, qu'il faut avoir recours.

Le *pronostic* des hémoptysies est le plus souvent grave chez les tuberculeux. Exception faite pour quelques hémoptysies de la période initiale qui indiquent une tendance vers l'évolution fibreuse de la bacillose, l'hémoptysie est toujours un symptôme sévère. Je ne connais pas de signe ayant un effet plus démoralisant et plus déprimant sur le malade. Sans doute, toute hémorragie, quelle qu'elle soit, est effrayante par elle-même ; mais l'hémoptysie l'est beaucoup plus que l'épistaxis et que l'hématémèse : elle jette le patient dans une angoisse inexprimable. L'hémoptysie de la période des cavernes est fort grave, puisqu'elle peut terminer brusquement l'existence. La gravité de l'hémoptysie fébrile n'est pas moindre. Je vous ai déjà dit combien, en pareil cas, on perdait de terrain en peu de temps. En face d'une hémoptysie fébrile, surtout si elle se répète, n'hésitez pas à vous montrer pessimistes, et souvent l'événement vous donnera raison.

*
* *

Quel *traitement* allez-vous opposer aux hémoptysies des tuberculeux ?

Si vous êtes appelé près d'un malade venant de rompre dans une caverne un anévrysme de Rasmussen, vos moyens d'action seront très limités devant l'abondance de l'hémorragie. En dehors de la ligature des quatre membres et des stimulants généraux, la médication est désarmée. Il n'en est pas de même au cas d'hémoptysie de la première et de la seconde période de la bacillose, où vous pourrez agir efficacement.

Tout d'abord, exigez de l'entourage du malade certaines précautions hygiéniques indispensables. Recommandez le calme, l'absence de toute question au patient qui doit garder le silence le plus absolu. La chambre ne doit pas avoir une température trop élevée. L'alimentation comprendra des petits repas, du lait, des boissons fraîches, des glaces alimentaires.

La médication peut répondre à trois indications principales : augmenter la coagulabilité du sang, faire contracter les fibres musculaires des vaisseaux ou abaisser la tension artérielle. Chacun de ces procédés a donné des résultats ; vous pouvez les utiliser les uns après les autres.

Commencez d'abord par donner le chlorure de calcium et l'eau de Rabel qui ont une action propre sur la fibrine sanguine. Faites prendre toutes les heures la solution suivante, par cuillerées à soupe, en la diluant dans un peu d'eau glacée :

Chlorure de calcium.............	4	grammes.
Julep gommeux..................	140	—

Prescrivez ensuite la potion suivante, que vous ferez mettre dans la glace :

Eau de Rabel.....................	2	grammes.
Sirop de ratanhia................	40	—
Julep gommeux..................	120	—

A prendre dans les vingt-quatre heures, par cuillerée à soupe

Si ces préparations n'amènent pas la cessation de l'hémoptysie, vous pourrez recourir aux préparations agissant sur la contraction de la fibre musculaire des vaisseaux, c'est-à-dire à l'ergotine et à l'adrénaline.

Vous pourrez pratiquer une ou deux injections de un centimètre cube d'ergotine d'Yvon ou de Bonjean, ou vous ferez prendre la potion suivante, par cuillerées à soupe toutes les demi-heures :

Ergotine........................	2	grammes.
Eau de laurier-cerise............	10	—
Sirop de morphine................	30	—
Eau de tilleul...................	100	—

J'ai utilisé, il y a quelques années, avec M. Louste, l'adrénaline contre l'hémoptysie. Vous pouvez sans danger faire prendre dans les vingt-quatre heures la potion suivante :

Adrénaline au millième..........	XX gouttes.
Julep gommeux...................	120 grammes.

La médication précédente, agissant sur les fibres musculaires vasculaires, élève la tension artérielle. Si son action a été inutile, il faut alors opposer à l'hémoptysie un traitement tout à fait inverse, basé sur une action sédative et hypotensive sur les vaisseaux. Vous pourrez employer l'ipéca, la stypticine, la trinitrine et le nitrite d'amyle.

Donnez d'abord de petites doses d'ipéca, par exemple de six à dix des pilules suivantes, jusqu'à production de l'état nauséeux :

Poudre d'ipéca...................	*trois* centigrammes.
Extrait thébaïque................	*un* centigramme.

Pour une pilule, non argentée, n° 30.

Si l'ipéca, utilisé à faibles doses, ne donne pas de résultat, vous aurez le droit de recourir au vomitif, d'après la formule suivante, exempte de tartre stibié :

Ipéca........................... 1gr,50

Divisez en trois paquets.

Donner les trois paquets à cinq minutes d'intervalle dans un verre d'eau chaude.

C'est une médication émotionnante ; pour l'appliquer, vous aurez à lutter contre la résistance de la famille du malade. L'effet est parfois remarquable, et l'hémoptysie cesse comme par enchantement. Je vous conseille toutefois de ne l'utiliser que dans une famille dont vous aurez capté l'entière confiance.

La stypticine est employée surtout à l'étranger. Elle donne parfois de bons résultats. Faites-la prendre par pilules ou tablettes de 5 centigrammes chaque, dont vous donnerez de quatre à huit par jour.

La trinitrine m'a donné, dans plusieurs cas, d'excellents effets. Je vous conseille d'avoir recours à la solution alcoolique au centième, et de donner trois à quatre fois III gouttes de cette solution par vingt-quatre heures dans un peu d'eau.

M. Rouget a été plus loin encore, et il a conseillé les inhalations de nitrite d'amyle. Il fait respirer le contenu de trois ampoules dans les vingt-quatre heures, et il a vu des hémoptysies rebelles à tout traitement antérieur céder à cette médication. Il se produit une vaso-dilatation périphérique, qui n'a aucune action sur les capillaires pulmonaires. Je désirais vous faire connaître ce procédé, car il pourra vous rendre des services.

Messieurs, je tiens à vous rappeler que certains médicaments exagèrent ou même provoquent les tendances aux hémoptysies, au cours de la tuberculose pulmonaire : telle est la créosote et tels sont les cacodylates. Je vous engage donc à vous abstenir de leur emploi dans les formes hémorragiques.

En traitant de la climatologie de la tuberculose, je vous ai montré les climats congestifs et les climats sédatifs; je ne reviens pas sur cette question, mais je vous prie de bien réfléchir à ces indications, quand vous aurez à prendre la responsabilité de l'envoi d'un tuberculeux hémoptoïque dans une station climatique. De votre choix dépend souvent la diminution ou l'aggravation de la maladie.

Telles sont, Messieurs, les considérations cliniques et thérapeutiques que je désirais vous développer sur les hémoptysies des tuberculeux. J'espère qu'elles pourront vous rendre quelques services dans votre pratique médicale.

XXXI

LA FIÈVRE DES TUBERCULEUX

Types cliniques de la fièvre des tuberculeux.
Fièvre initiale subjective, subaiguë, continue, rémittente, hectique, intermittente, irrégulière.
Pathogénie de la fièvre des tuberculeux.
L'équilibre calorique à l'état sain et à l'état pathologique.
L'augmentation de production de chaleur chez les tuberculeux et la diminution du processus de déperdition du calorique. — La polypnée est diminuée chez les tuberculeux.
Valeur diagnostique et pronostique de la fièvre des tuberculeux.
La fièvre au début de la tuberculose. — La gravité de l'hémoptysie fébrile.
Le traitement de la fièvre des tuberculeux.
Doit-on traiter cette fièvre? — Médication par les divers agents physiques et médicamenteux. — Les sels de quinine; les préparations salicylées, l'aspirine; l'antipyrine; l'acétanilide; le pyramidon; les badigeonnages de gaïacol; la cryogénine; la marétine.

Messieurs,

Nous avons beaucoup de tuberculeux dans nos salles, et la plupart de ces malades sont atteints d'accidents fébriles plus ou moins violents. Aussi l'occasion me semble-t-elle propice pour traiter devant vous de la fièvre des tuberculeux; c'est là une question de médecine journalière qui se présentera tous les jours dans votre pratique médicale courante.

La tuberculose est une maladie essentiellement fébrile. Les cas apyrétiques sont une exception, et, chez les malades apyrétiques, on observe par instants une légère élévation de température. La fièvre existe donc dans les diverses variétés de tuberculose. On la trouve dans la tuberculose du poumon, tuberculose aiguë, granulique ou broncho-pneumonique, pneumonie caséeuse, tuberculose chronique, et dans toutes les tuberculoses viscérales, osseuses et articulaires.

Cette fièvre revêt certains *types cliniques*. On peut en décrire six variétés principales :

1° *Fièvre initiale subjective* (Chrétien). — On ne constate pas d'accès décelables au thermomètre dans ce type morbide ; mais, vers les quatre ou cinq heures de l'après-midi, le malade éprouve un grand malaise, de l'abattement, de la fatigue et une sensation de chaleur excessive.

2° *Fièvre subaiguë*. — Ici, la température du matin est normale. Par contre, la température du soir s'élève à 37,8, 38° ou 38°,2 ; elle ne dépasse pas 38°,5.

3° *Fièvre continue*. — On observe cette variété thermique dans la tuberculose à début aigu et dans la granulie. Les oscillations thermiques ressemblent beaucoup à celles de la fièvre typhoïde et ne dépassent pas un degré.

4° *Fièvre rémittente*. — Dans ce type fébrile, la température, élevée le soir, baisse le matin ; mais elle ne redescend jamais à la normale du matin.

5° *Fièvre hectique, intermittente*. — Cette fièvre est la plus commune ; c'est la fièvre des phtisiques atteints de cavernes pulmonaires. La température baisse le matin, puis elle remonte le soir, entre quatre et six heures, dans un accès violent jusqu'à 39°, 39°,5 ou 40°, et elle baisse dans la nuit, en inondant le malade de sueurs. Cette fièvre, qui survient chez les malheureux tuberculeux amaigris, cachectiques même, en proie à une toux plus ou moins émétisante, à une diarrhée plus ou moins profuse, est des plus pénibles. Et parfois, dans leur optimisme, ces pauvres phtisiques essaient d'en diminuer les douloureux effets ; mais c'est là un des plus durs symptômes de la tuberculose cavitaire, signe précurseur d'une terminaison fatale, plus ou moins rapide.

6° *Fièvre irrégulière.* — Elle se manifeste dans la seconde ou dans la troisième période de la tuberculose. Elle est souvent consécutive à des hémoptysies, non pas aux hémoptysies du début, mais aux hémoptysies survenant au cours de lésions pulmonaires déjà indiscutables. L'hémoptysie fébrile de ces périodes est d'une gravité considérable, comme j'ai déjà eu l'occasion de vous le dire dans la conférence précédente. Beaucoup de malades, dont la situation s'était améliorée, perdent en quelques semaines tout le bénéfice d'un traitement bien compris de plusieurs mois et même de plusieurs années, s'ils sont atteints d'hémoptysies fébriles. J'ai vu souvent la maladie marcher ensuite avec une très grande rapidité et se terminer par la mort, alors que le pronostic du début avait été favorable. Retenez bien la valeur fâcheuse de ce symptôme, dû, selon toute probabilité, à un réensemencement bacillaire sur des parties du parenchyme infiltrées de sang, MM. Bezançon et Griffon ayant démontré la grande facilité avec laquelle le bacille de Koch pousse sur les milieux de culture additionnés de sang (1).

Tels sont, Messieurs, les types cliniques de la fièvre dans la tuberculose. Examinons maintenant la *cause* de cette fièvre.

Et, tout d'abord, qu'est-ce que la fièvre ? Le professeur

(1) Ces réinfections pulmonaires, dont le type fébrile irrégulier est le témoin, pourraient peut-être tenir à la déglutition des crachats virulents par les malades. Cette opinion a été soutenue par MM. Calmette et Guérin, dans un très intéressant article sur l'*Origine intestinale de la tuberculose pulmonaire* (Annales de l'Institut Pasteur, 25 octobre 1905).

Bouchard disait, en 1885, qu'il n'en savait rien, et il ajoutait même que c'était assez humiliant pour un professeur de pathologie générale. Sommes-nous plus avancés aujourd'hui ? Peut-être, car vous me verrez tout à l'heure développer des considérations qui ne manquent pas d'intérêt.

A l'état normal, il existe un équilibre entre la production de chaleur dans les tissus et la déperdition de calorique au niveau des surfaces cutanées et respiratoires, d'où la constance de la température à l'état sain. Cet équilibre peut être rompu par l'augmentation de production de chaleur ou par diminution de déperdition de calorique. La fièvre tient à ce défaut d'équilibre, et, dans la tuberculose, elle tient à ces deux causes modifiant à la fois cet équilibre : l'augmentation de production de chaleur, d'une part, la diminution de déperdition du calorique, d'autre part. Examinons ces deux causes l'une après l'autre.

La tuberculose produit une augmentation de production de chaleur par la tuberculine et par les poisons des infections associées. Tous, vous connaissez les expériences de Koch sur l'élévation de température consécutive, chez l'animal, à l'injection de tuberculine. C'est la tuberculin-réaction, utilisée dans le diagnostic de la tuberculose chez les animaux et même chez l'homme ; je n'insiste par sur ce point, qui vous est familier. Par contre, les poisons des infections associées, des infections secondaires, ont une action évidente dans la genèse de la fièvre hectique des phtisiques. Dans sa thèse de 1896 sur un *Essai clinique et expérimental sur la fièvre des tuberculeux*, M. Chrétien nous a montré l'influence des agents de suppuration sur la fièvre des tuberculeux cavitaires ; les microorganismes, streptocoques, staphylocoques, etc., ne pénètrent pas dans la circulation sanguine ; mais l'injection à des animaux du reliquat de la filtration des crachats sur les bougies en porcelaine augmente très nettement et très considérablement la température. M. Mangin-Bocquet, dans un travail publié à la même époque, arrive à des résultats identiques. C'est donc bien d'une fièvre toxique qu'il s'agit. Pourquoi les poisons des microbes des cavernes augmentent-ils la température ? Il m'est difficile de vous répondre. Peut-être faut-il incriminer une inhibition toxique des centres thermogènes ?

Vous voyez, Messieurs, que le tuberculeux crée, par sa maladie, une augmentation de production de chaleur ; mais, chose fâcheuse, il jouit aussi d'un pouvoir moindre de diminution du calorique ; je m'explique, et je demande toute votre attention pour l'exposé de faits me paraissant intéressants.

Nous luttons, à l'état normal, contre la chaleur par la sudation et par la polypnée. La polypnée, différente de la dyspnée, est une augmentation du nombre des respirations. Les travaux des physiologistes comme M. Charles Richet, M. Langlois, M. Gautrelet (*Etude expérimentale sur l'hyperthermie*, Thèse de Paris, 1904), ont montré, chez les animaux dépourvus de système sudoripare, l'action essentielle de la polypnée pour régulariser la température de l'animal. Chez l'homme, l'action de la polypnée est secondaire, mais elle existe, et, chose curieuse, cette action semble annihilée au cas de tuberculose avancée. En effet, la polypnée est considérablement diminuée par l'inanition et la perte de poids. Or, chez l'homme, dans la période de consomption fébrile, la perte de poids est, selon Leyden, de $6^{gr},67$ par kilo et par jour, c'est-à-dire quatorze fois plus forte que chez le sujet sain. Et M. Gautrelet nous montre, dans ses expériences, que la polypnée ne se produit plus chez les lapins, quand ils ont perdu de 16 à 33 p. 100 de leur poids. Il nous est facile de comprendre la diminution de l'influence de la polypnée pour régulariser la température du tuberculeux. Dans la tuberculose non pulmonaire et même dans la tuberculose pulmonaire à la première période, le processus de défense thermique dû à la polypnée est limité par l'inanition ; dans la tuberculose pulmonaire, à la seconde et à la troisième période, en plus de l'inanition, il faut tenir compte, pour expliquer la diminution de la polypnée, de facteurs mécaniques, comme l'infiltration pulmonaire, les cavernes, la congestion du poumon, les adhérences pleurales, etc. Alors, la température s'élève, et, pour lutter contre elle, le malheureux tuberculeux n'a plus que la sudation et les transpirations profuses. Aussi, à cette période de la maladie, le phtisique use-t-il et abuse-t-il de ce moyen de défense, à son grand détriment d'ailleurs, puisque les sueurs l'affaiblissent considérablement. Toutes ces considérations projettent quelque clarté, sinon sur la fièvre en général, du moins sur la genèse de la fièvre des tuberculeux.

Reprenons maintenant le chemin de la clinique, et examinons la valeur *diagnostique* et *pronostique* de la fièvre dans la tuberculose.

La fièvre, survenant sans raison apparente, sans attaque antérieure de paludisme, au milieu de la santé la plus parfaite, a une valeur très grande en faveur de l'existence d'une tuberculose à son début. MM. Daremberg et Chuquet (je vous l'ai dit dans une conférence antérieure) ont bien montré l'influence de la marche et du repos sur la température en pareil cas. Dans la tuberculose à l'état latent, une promenade à pied élève la température de plus de cinq dixièmes de degré ; cette élévation disparaît après un repos d'une demi-heure. Dans les cas douteux, faites marcher les malades pendant une heure, six jours de suite, et prenez la température centrale, buccale ou rectale, avant la marche, immédiatement après la marche, et ensuite une heure après. Si la première et la troisième température sont égales, et si la deuxième les dépasse de plus de cinq dixièmes, MM. Daremberg et Chuquet pensent qu'on peut affirmer la tuberculose.

La fièvre des tuberculeux a une valeur pronostique, et sa signification est des plus mauvaises. Je vous ai montré toute la gravité de l'hémoptysie fébrile, et je ne reviens pas sur son pronostic redoutable.

*
* *

Je vais aborder maintenant une question pratique de premier ordre, le *traitement* de la fièvre des tuberculeux.

Et tout d'abord doit-on traiter cette fièvre ? C'est là une question très discutée. Pour les uns, la fièvre est une réaction salutaire de l'organisme, indiquant l'énergie de la lutte et la vigueur des moyens de défense, et ils montrent, à l'appui de leur opinion, la réaction fébrile très marquée chez l'enfant, même dans des maladies insignifiantes. Pour eux, la fièvre serait moins à craindre que l'hypothermie, et, en donnant des médicaments contre l'hyperthermie, on ne ferait que masquer la situation et déprimer l'énergie défensive de l'organisme. Pour les autres, au contraire, la fièvre est pleine d'inconvénients ; elle accélère les échanges, brûle et consume l'organisme ; la fièvre amaigrit, et elle diminue la polypnée de défense, la fièvre ayant pour ainsi dire une part dans la production de la fièvre. Je ne parle pas des ennuis de la fièvre, si pénibles pour le malade, si affolants pour son entourage, et dont il faut cependant tenir compte. De ces deux opinions, quelle est la vraie ? Messieurs, je pense qu'on doit traiter la fièvre, car elle présente de nombreux inconvénients ; mais, en plus de sa cause propre, on doit traiter en lui-même le symptôme fébrile.

Comment traiter la fièvre des tuberculeux? Vous pouvez opposer à cette fièvre une action physique et une action médicamenteuse.

Parmi les moyens physiques, je vous citerai d'abord le repos, non le repos relatif, mais le repos le plus absolu au lit. J'ai traité de cette manière, il y a quelques années, avec M. Roux (de l'Institut Pasteur), une jeune fille de dix-sept ans que nous avons laissée couchée au lit pendant cinq mois. La température est tombée de 39 et de 40° à la normale le quatrième mois, et le poids a augmenté de 10 kilos, sans l'emploi d'aucun médicament. L'alimentation supplémentaire raisonnée peut avoir aussi un heureux effet sur la cause fébrile. J'en dirai autant de l'aération, puisque dans les sanatoriums, comme dans la cure libre, on voit la cure d'air amener souvent à elle seule la diminution de la fièvre. Les lotions fraîches, les douches et l'hydrothérapie peuvent parfois donner des résultats analogues, mais il faut user de ces moyens avec une extrême prudence.

On a traité la fièvre des tuberculeux par une série de médicaments. Je vais d'abord vous énumérer leur longue liste, puis je vous indiquerai comment je comprends le traitement des accidents fébriles des tuberculeux.

On a d'abord employé les sels de quinine à la dose de $0^{gr},50$, $0^{gr},80$ à un gramme par jour, soit le sulfate de quinine, soit le chlorhydrate de quinine ou le chlorhydro-sulfate, soit l'euquinine ou l'aristochine, préparation contenant 96 p. 100 de quinine, complètement insipide, ce qui en rend l'usage précieux en médecine infantile.

On a ensuite utilisé les préparations salicylées, et MM. Jaccoud et Vulpian ont préconisé l'emploi de l'acide salicylique. Avec M. Latron, nous avons fait connaître (*Soc. méd. des hôpitaux*, 22 juin 1900) les propriétés antithermiques de l'aspirine sur la fièvre hectique des phtisiques ; avec un et deux grammes, nous obtenions rapidement, sans collapsus, une chute de température de 2 à 3 degrés, mais au prix d'abondantes transpirations.

On s'est servi de l'antipyrine, à la dose de 0gr,50 à un gramme, de l'acétanilide, à la dose de 0gr,20, du pyramidon, à la dose de 0gr,25 répétée deux ou trois fois par jour.

On a obtenu, par l'usage des badigeonnages de gaïacol synthétique, un abaissement considérable de la température des tuberculeux. Il s'agit très probablement là d'une action nerveuse d'origine périphérique, car on a noté le même effet avec des badigeonnages de cocaïne, d'elléborine, de spartéine et de solanine.

Il me reste à vous parler de l'action de deux médicaments, dont l'effet n'est pas douteux, la cryogénine et la marétine. La cryogénine, ou benzamido-semicarbazide, se donne aux doses de 0gr,20 à un gramme. La marétine, ou carbaminate de m-tolylhydrazide, dont nous avons indiqué avec M. Verliac les effets à la *Société d'Etudes scientifiques sur la tuberculose* le 3 mars 1905, se donne à la dose de 0gr,15 à 0gr,60. Je n'ai jamais observé le moindre inconvénient dans l'emploi de cet antithermique, bien qu'on ait signalé en Allemagne quelques rares accidents après son usage.

Voilà, Messieurs, les médications à opposer à la fièvre des tuberculeux. Comment devez-vous les appliquer?

Je vous donnerai d'abord le conseil de commencer par le traitement diététique et le traitement hygiénique, en prescrivant la cure de repos, la cure d'air et l'alimentation supplémentaire raisonnée. Vous pourrez ajouter ensuite des lotions fraîches, faites l'après-midi au moment de la poussée thermique. Si cela ne donne pas de résultats appréciables, vous serez autorisés à recourir à l'emploi des médicaments, et, parmi ceux-ci, vous pouvez alterner l'usage de la marétine et de la cryogénine. Prescrivez d'abord de très petites doses de marétine, des cachets de $0^{gr},15$ dont vous ferez prendre l'un le matin vers neuf heures et l'autre vers midi, bien avant le début de la période fébrile. Si l'accès n'est pas coupé au bout de quarante-huit heures à trois jours, augmentez un peu la dose, et donnez deux cachets de $0^{gr},20$ ou $0^{gr},25$ chaque, mais toujours aux mêmes heures; si aucune action ne se produit, augmentez jusqu'à $0^{gr},30$ par dose. L'action de la marétine dure rarement au delà de huit à dix jours, et il faut alors en cesser l'emploi; vous agiriez de même si la marétine provoquait de la diarrhée. Prescrivez alors la cryogénine; commencez par deux cachets de $0^{gr},20$ donnés aux mêmes heures que la marétine, et, si l'action est insuffisante, vous pouvez augmenter jusqu'à $0^{gr},40$ par cachet. Quand l'effet antithermique de la cryogénine est épuisé, reprenez l'usage de la marétine et alternez ainsi autant qu'il sera nécessaire.

Si la température se maintenait très élevée malgré l'usage des deux préparations précédentes, et si cette fièvre devenait par trop insupportable au malade, vous aurez le droit de recourir à l'aspirine. Je vous donne très vivement le conseil de vous limiter aux petites doses d'aspirine; un cachet de $0^{gr},10$ d'aspirine à onze heures et à trois heures de l'après-midi sont la plupart du temps suffisants; l'aspirine ne m'a pas semblé avoir sur la fièvre une action préventive aussi grande que celle des autres préparations, et il me paraît utile de la donner à une heure plus tardive. Vous pourrez aller jusqu'à $0^{gr},30$, $0^{gr},40$, sans dépasser $0^{gr},50$. Sans doute, vos malades auront des transpirations plus ou moins abondantes, car l'aspirine n'abaisse la température qu'en raison même de cette sudation; aussi devrez-vous ne pas trop prolonger son emploi chez les malades très cachectiques.

Telle est, Messieurs, ma manière de comprendre la lutte contre la fièvre des tuberculeux. Vous ne ferez la plupart du temps qu'œuvre palliative; mais, en utilisant sans danger les antithermiques, vous rendrez grand service à vos malades, et vous les mettrez à l'abri des inconvénients toujours très grands de l'hyperthermie.

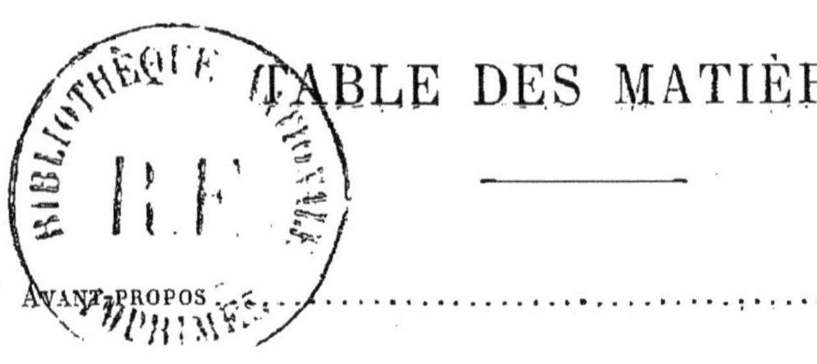

TABLE DES MATIÈRES

I

LE MÉDECIN DANS LA SOCIÉTÉ MODERNE.

MALADIES DU CŒUR ET DES VAISSEAUX

II

LA QUESTION DES CHLORURES.

III

L'ALIMENTATION ET LA VIE DES CARDIAQUES.

IV

LES GRANDES MÉDICATIONS CARDIAQUES.

V

LA CACHEXIE CARDIO-RÉNALE.

VI

ANÉVRYSME AIGU DE LA CROSSE DE L'AORTE AU COURS DU RHUMATISME ARTICULAIRE AIGU.

XI

LES EMBOLIES DU RÉTRÉCISSEMENT MITRAL.

XII

LA PLEURÉSIE DROITE DES CARDIAQUES.

XIII

DEUX CAS DE CARDIOSCLÉROSE A FORME ARYTHMIQUE ET TACHYCARDIQUE.

XIV

LE TABAC ET L'APPAREIL VASCULAIRE.

XVIII

LES CONGESTIONS PULMONAIRES PRIMITIVES, TRAÎNANTES ET PROLONGÉES.

XIX

LA PNEUMONIE DES ALCOOLIQUES.

XX

LA PLEURÉSIE RHUMATISMALE.

XXI

DE LA GRAVITÉ DE LA PNEUMONIE FRANCHE AU COURS DE LA TUBERCULOSE PULMONAIRE.

XXII

L'EMPHYSÈME SOUS-CUTANÉ DANS LA TUBERCULOSE PULMONAIRE CHRONIQUE.

XXIII

LA TUBERCULOSE PULMONAIRE ET LE DIABÈTE SUCRÉ.

XXIV

L'ÉVOLUTION DE LA TUBERCULOSE PULMONAIRE CHEZ LES SYPHILITIQUES.

XXVIII

LE TRAITEMENT PRÉCOCE DE LA TUBERCULOSE PULMONAIRE CHRONIQUE.

II. — Le traitement médicamenteux.

XXIX

LE TRAITEMENT PRÉCOCE DE LA TUBERCULOSE PULMONAIRE CHRONIQUE.

III. — La cure d'air.

XXX

LES HÉMOPTYSIES DES TUBERCULEUX.

XXXI

LA FIÈVRE DES TUBERCULEUX.

7481-06. CORBEIL. — IMPRIMERIE ÉD. CRÉTÉ.

A LA MÊME LIBRAIRIE

Étude sur l'Aspergillose chez les animaux et chez l'homme, par L. Rénon, ancien interne des hôpitaux de Paris. 1 vol. in-8, avec figures dans le texte.. .... 5 fr.

Manuel des Maladies des reins et des capsules surrénales, sous la direction de MM. G.-M. Debove, doyen de la Faculté de médecine de Paris, membre de l'Académie de médecine; Ch. Achard, professeur agrégé à la Faculté, médecin des hôpitaux et J. Castaigne, chef de Laboratoire à la Faculté, médaille d'or des hôpitaux; par MM. J. Castaigne, E. Feuillié, A. Lavenant, M. Loeper, R. Oppenheim, F. Rathery. 1 vol. in-8, avec figures dans le texte.............. 14 fr.

Traité de Microscopie clinique, par le Dr M. Deguy, ancien interne des hôpitaux de Paris, ancien chef de Laboratoire à l'hôpital des Enfants-Malades et A. Guillaumin, docteur en pharmacie, ancien interne des hôpitaux de Paris. 1 vol. gr. in-8 de 428 pages, avec 38 figures dans le texte, 93 planches en couleurs, relié toile.... 50 fr.

Le Livre de l'Infirmière, Guide pratique de M. N. Oxford, adapté de l'anglais, par L. Chaptal. Préface par le Dr Maurice Letulle. 1 vol. petit in-8 de 312 pages.............................. 3 fr. 50

Traité élémentaire de Clinique médicale, par G.-M. Debove, doyen de la Faculté de médecine de Paris, professeur de Clinique médicale, médecin des hôpitaux, membre de l'Académie de médecine et A. Sallard, ancien interne des hôpitaux. 1 vol. gr. in-8 de 1296 pages, avec 275 figures, relié toile............................ 25 fr.

Traité élémentaire de Clinique thérapeutique, par le Dr Gaston Lyon, ancien chef de clinique médicale à la Faculté de médecine de Paris. 6e *édition, revue et augmentée.* 1 vol. grand in-8 de 1700 pages, relié toile.................................. 25 fr.

Formulaire thérapeutique, par MM. G. Lyon, ancien chef de clinique à la Faculté de médecine, et P. Loiseau, ancien préparateur à l'École supérieure de Pharmacie, avec la collaboration de E. Lacaille, assistant à la Clinique médicale de la Faculté de l'Hôtel-Dieu; M. Marchais et Paul-Émile Lévy, anciens internes des hôpitaux de Paris. 4e *édition, revue.* 1 vol. in-18 tiré sur papier indien très mince, relié maroquin souple.. 6 fr.

Traité de Chirurgie d'urgence, par Félix Lejars, professeur agrégé à la Faculté de médecine de Paris, chirurgien de l'hôpital Saint-Antoine, membre de la Société de chirurgie. 5e *édition, revue et augmentée.* 1 vol. grand in-8 de VIII-1144 pages, illustré de 904 figures d'après nature, dont 417 dessinées par le Dr E. Daleine, et 181 photographies originales; avec 20 planches hors texte. Relié toile.... 30 fr.

7481-06. — Corbeil. Imprimerie Éd. Crété.

www.ingramcontent.com/pod-product-compliance
Ingram Content Group UK Ltd.
Pitfield, Milton Keynes, MK11 3LW, UK
UKHW012150240726
13966UKWH00001B/238